U0278885

荆楚中医药继承与创新出版工程·荆楚医学流派名家系列

（第一辑）

总　主　编　　吕文亮

编　　　委　　（按姓氏笔画排序）

巴元明　　左新河　　叶松　　李家庚

编写秘书　　孙易娜　　杨云松　　周琳

荆楚中医药继承与创新出版工程

荆楚医学流派名家系列（第一辑）

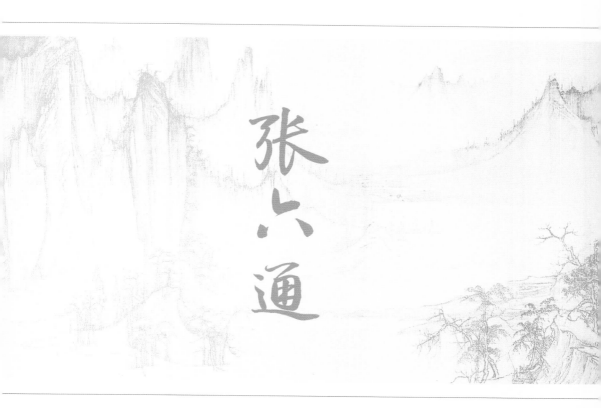

编　著　张六通　马作峰

副主编　张　劲

编　者　（按姓氏笔画排序）

丁建中　马作峰　张　劲　张六通

张金玺　殷　涛　黄志红　韩永明

翟华强

华中科技大学出版社

http://www.hustp.com

中国·武汉

图书在版编目(CIP)数据

张六通/张六通,马作峰编著.—武汉:华中科技大学出版社,2022.4

(荆楚中医药继承与创新出版工程·荆楚医学流派名家系列.第一辑)

ISBN 978-7-5680-7665-4

Ⅰ.①张…　Ⅱ.①张…　②马…　Ⅲ.①中医临床-经验-中国-现代　Ⅳ.①R249.7

中国版本图书馆 CIP 数据核字(2022)第 051850 号

张六通　　　　　　　　　　　　　　　张六通　马作峰　编著
Zhang Liutong

策划编辑:周　琳

责任编辑:丁　平

封面设计:廖亚萍

责任校对:阮　敏

责任监印:周治超

出版发行:华中科技大学出版社(中国·武汉)　　电话:(027)81321913
　　　　　武汉市东湖新技术开发区华工科技园　　邮编:430223

录　　排:华中科技大学惠友文印中心

印　　刷:湖北新华印务有限公司

开　　本:710mm×1000mm　1/16

印　　张:20.25　插页:14

字　　数:322 千字

版　　次:2022 年 4 月第 1 版第 1 次印刷

定　　价:108.00 元

本书若有印装质量问题,请向出版社营销中心调换

全国免费服务热线:400-6679-118　竭诚为您服务

版权所有　侵权必究

张六通

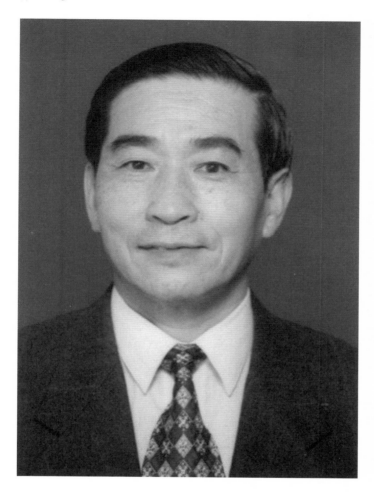

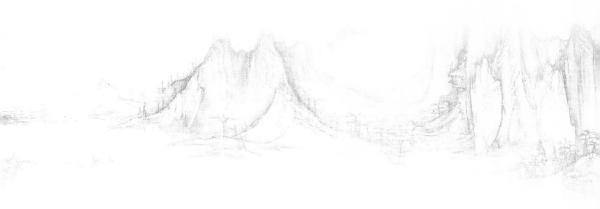

童年时期

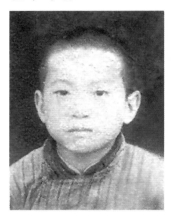

青年时期

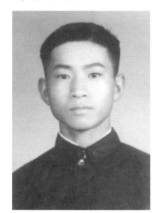

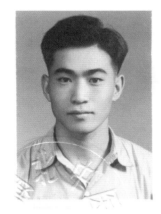

中年时期

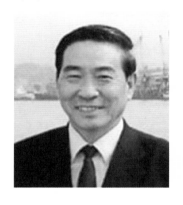

老年时期

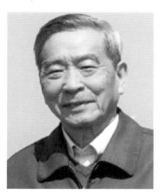

工作照

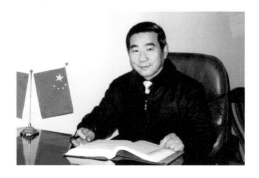

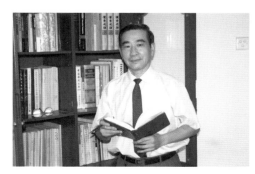

毕业文凭

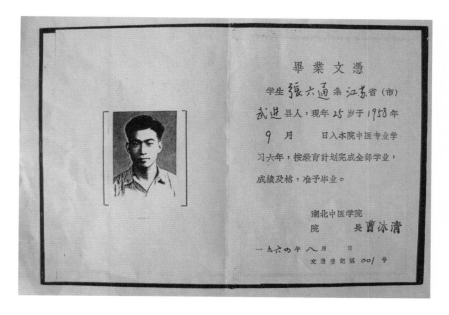

湖北中医学院五八一班毕业留念

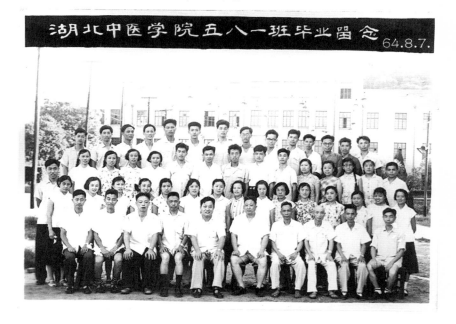

湖北中医学院 584 班毕业合影留念

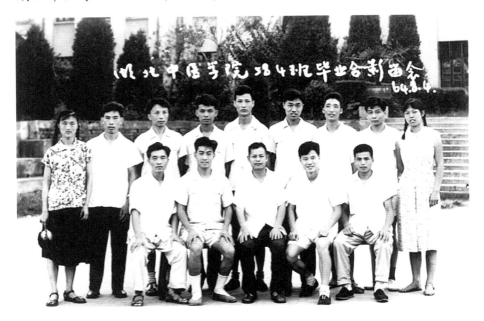

湖北中医学院本科 58 级 2008 年聚会

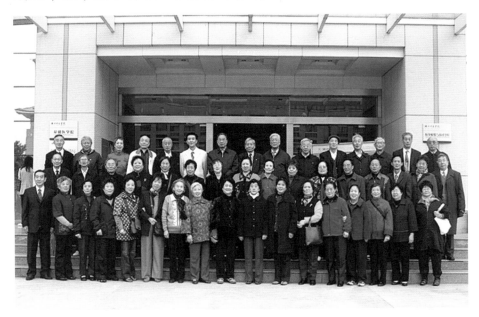

临床导师叶国芝教授

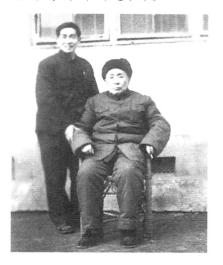

名师金寿山教授

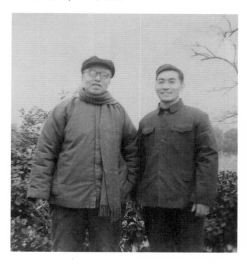

临床导师黄致知教授

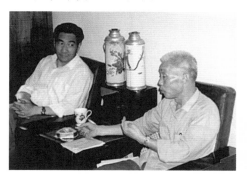

临床导师刘云鹏教授

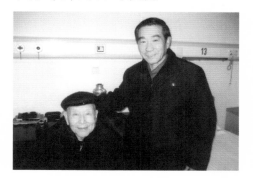

门诊诊疗

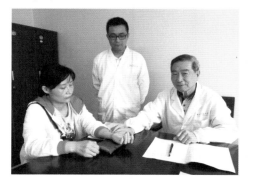

临床诊疗

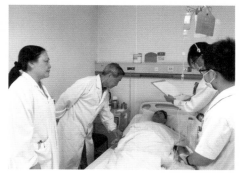

收藏导师蒋笠庵先生手迹

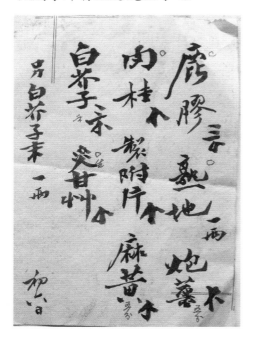

导师蒋笠庵先生治验录

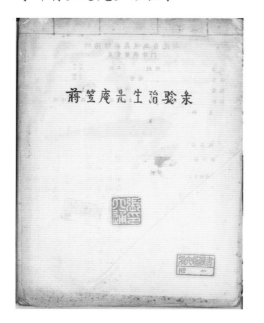

跟师临证笔记

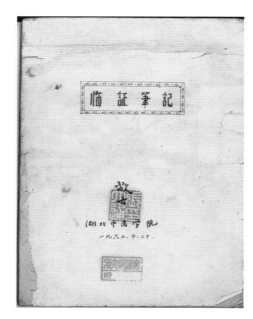

湖北省人民政府任命书

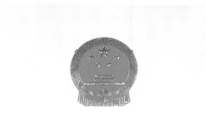

任命张六通为湖北中医学院院长

省 长 郑××

19 年 月 日

第×××号

院长工作照

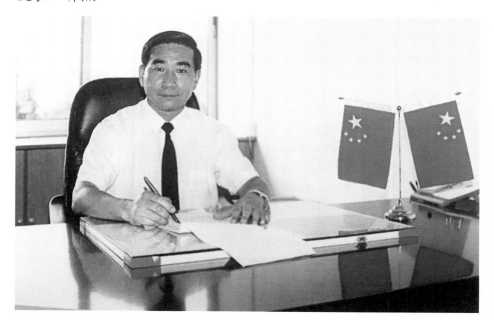

原中华人民共和国卫生部部长张文康来校指导

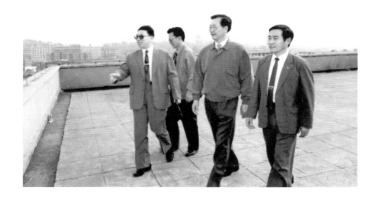

湖北省原副省长韩南鹏检查实验室

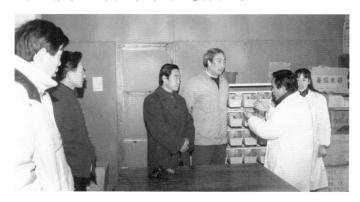

主持研究学校发展规划

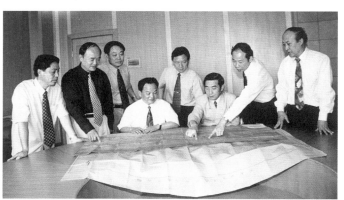

1978 年参加中基教材编写会（金寿山、刘渡舟、印会河、王玉川、张珍玉等教授参会）

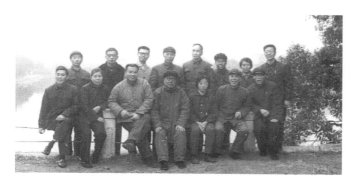

1987 年参加中医教学研讨会（邓铁涛、班秀文等教授参会）

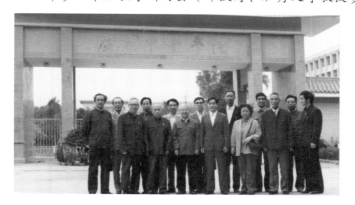

2008 年长春会议内经界同仁留影

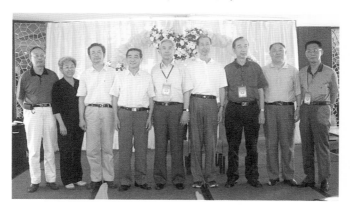

1985 年《中医心理学》教材定稿会

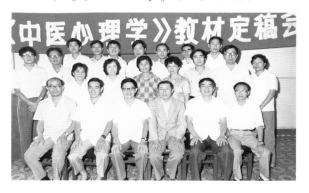

与肖培根院士参加日本学术会议

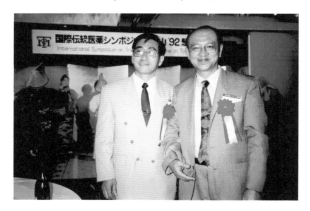

全国络病会议时在吴以岭院士办公室

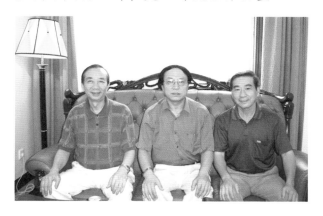

张伯礼院士来鄂评审

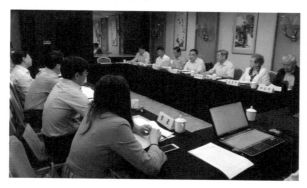

1997年8月中国中医药学会第三届会员代表大会

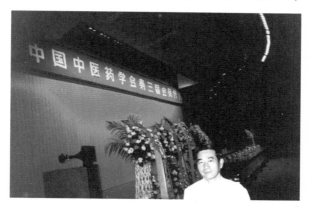

1991年参加国家中医药管理局中医药科技进步奖初审会

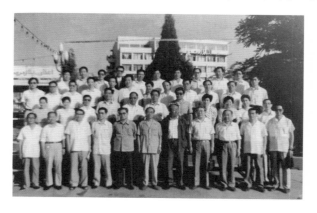

1995年中南六省（区）中医院校（系）
第十四次协作会（李任先等五位校长参会）

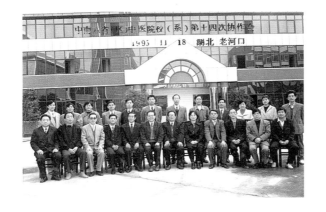

1996年全国中医药高等教育学会三届一次理事会

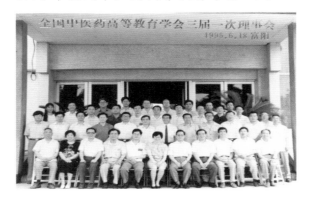

'97鄂·港·澳·台中医药学术研讨会

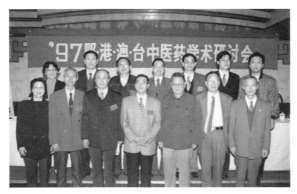

参与主持 1997 年首届国际内经学术研讨会

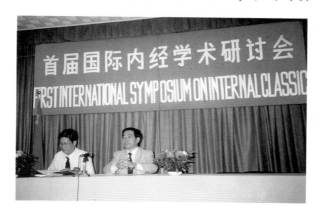

《湖北中医杂志》特约编委会

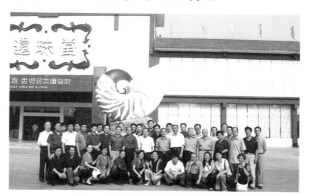

2008 年中医药大学校长联谊会

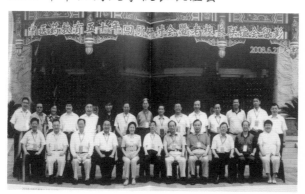

2017 年湖北省中医师协会

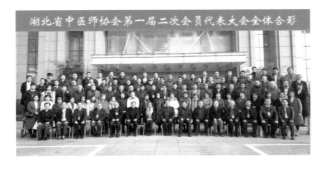

1989 年作为湖北教育代表团成员访问澳大利亚

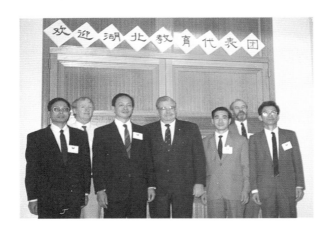

富山 1992 年国际传统医药研讨会主席团

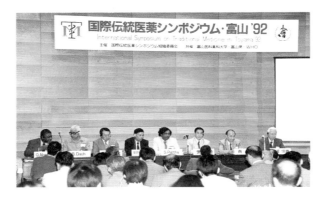

在 1993 年美国纽约第一届国际东方医学
学术研讨会上做学术报告

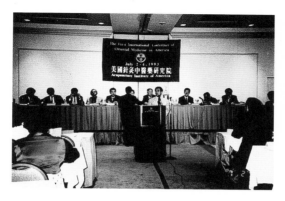

1994 年率团访问韩国

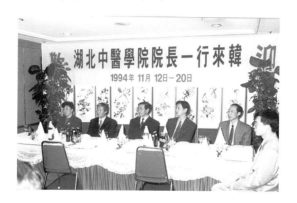

2008 年塞舌尔总统接见学术访问团

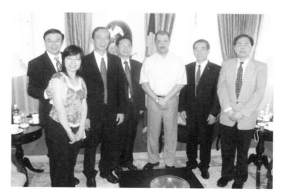

日本富山医科药科大学难波恒雄教授来校进行学术交流

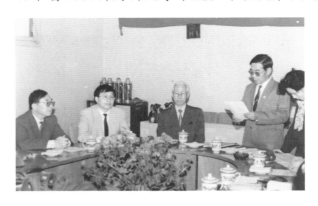

英国朴次茅斯大学布朗顿教授来校进行学术访问

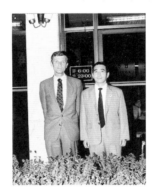

世界中医药学会联合会首届中医药发展非洲论坛

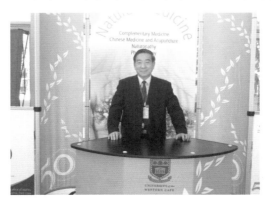

中欧中医药论坛（伦敦）

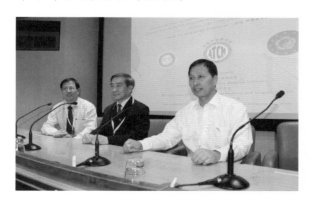

第十三届世界中医药大会（新西兰）

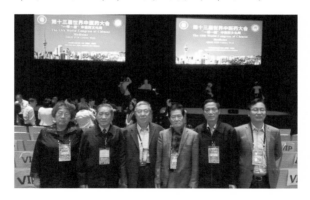

任博士研究生导师后培养的首位博士黄志红（北中医94届）

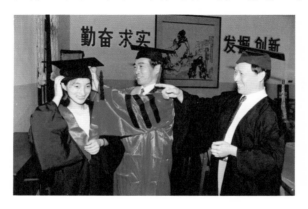

为湖北中医学院培养的第一位中医博士王平（鄂中医98届）

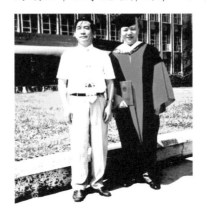

向楠博士（01届）

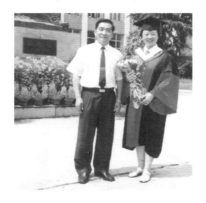

陈刚博士（01届）

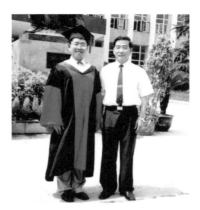

马作峰博士（08 届）

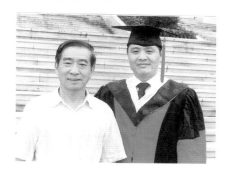

湖北中医学院基础医学院 2008 届博、硕士授位
毕业合影留念

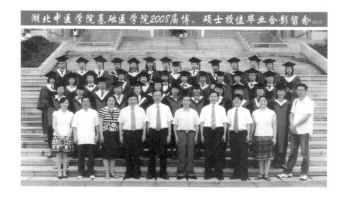

博士（研究）生开题报告会

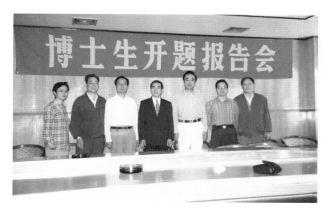

南京中医药大学博士研究生论文答辩会

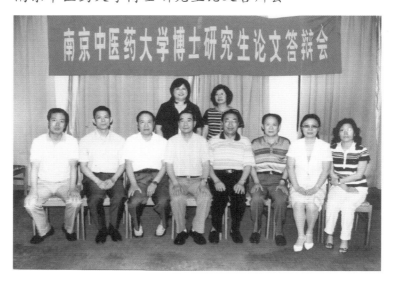

与本科生讨论学术

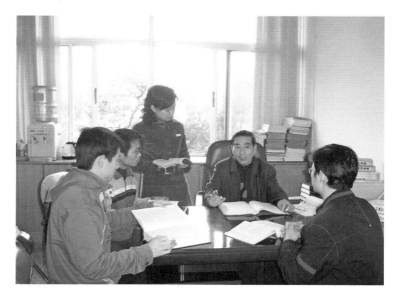

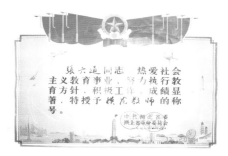

张六通同志，热爱社会主义教育事业，努力执行教育方针，积极工作，成绩显著，特授予模范教师的称号。

中共湖北省委
湖北省革命委员会

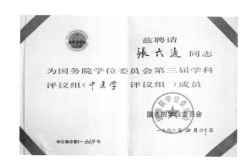

兹聘请

张六通 同志

为国务院学位委员会第三届学科评议组（中医学 评议组）成员

国务院学位委员会

一九九三年十月二十日

学位聘字第3－669号

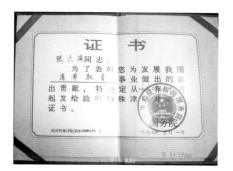

证　书

张六通同志：

为了表彰您为发展我国高等教育事业做出的突出贡献，特决定从一九九二年十月起发给政府特殊津贴并颁发证书。

国务院

一九九二年十月一日

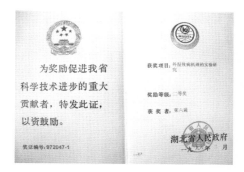

为奖励促进我省科学技术进步的重大贡献者，特发此证，以资鼓励。

获奖项目：外感致病机理的实验研究

奖励等级：二等奖

获 奖 者：张六通

湖北省人民政府

一九九六年 月

奖证编号：972047-1

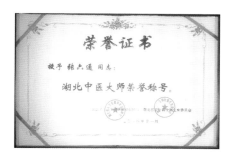

荣誉证书

授予 张六通同志：

湖北中医大师荣誉称号。

湖北省中医药管理局

二〇〇八年十一月

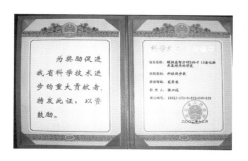

为奖励促进我省科学技术进步的重大贡献者，特发此证，以资鼓励。

湖北省人民政府

二〇〇二年三月

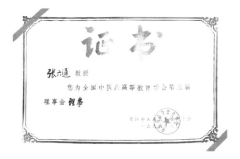

证　书

张六通 教授

您为全国中医药高等教育学会第三届理事会 理事

全国中医药高等教育学会

一九九六年

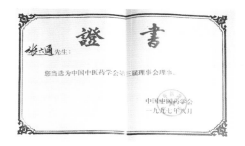

證　書

张六通 先生：

您当选为中国中医药学会第三届理事会理事。

中国中医药学会

一九九七年八月

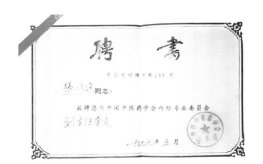

聘　书

中会专业聘字第233号

张六通 同志

兹聘您为中国中医药学会内经专业委员会

副主任委员

一九九七年五月

证　书

张六通 同志

荣幸地当选为湖北省中医药学会第三届理事会 副理事长 特发此证。

湖北省中医药学会
一九九九年四月

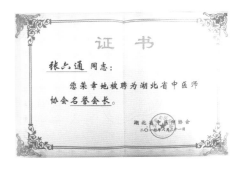

证　书

张六通 同志：

您荣幸地被聘为湖北省中医师协会名誉会长。

湖北省中医师协会
二〇一五年八月三十一日

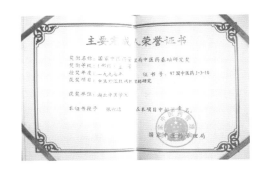

主要完成人荣誉证书

奖励名称：国家中医药管理局中医药基础研究奖
奖励等级：（部级）三等
授奖年度：一九九七年度　证书号：97国中医药J-3-10
获奖项目：中医外湿致病机理的研究
获奖单位：湖北中医学院
本证书授予 张六通 系本项目中的完成者。

国家中医药管理局

国务院学位委员会学科评议组成员在学位授权审核、评估等工作中的行为规范

兹聘请

张六通 同志为国务院学位委员会第四届学科评议组（中医学·中药学 评议组）成员

国务院学位委员会
一九九七年五月二十日

学位聘字第：6309号

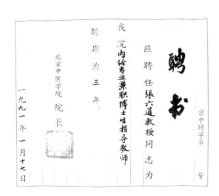

聘　书

京中聘字第　号

我院内经专业兼职博士生指导教师

兹聘 任张六通教授同志为

北京中医学院 院长

聘期为三年。

一九九一年一月十七日

内容简介

　　本书是"荆楚中医药继承与创新出版工程·荆楚医学流派名家系列(第一辑)"丛书之一。

　　全书主体分为六个部分,包括医家传略、学术特色、著作简介、医论医话、医案精选、创新成果。本书记载了张六通的生平经历、学术研究、诊治疑难杂症的经验,对张六通的学术思想进行了较全面的论述。书末附大事记,记载张六通教授经历的重要历史事件。

　　本书可供中医及中西医结合临床医师、中医药院校师生以及中医爱好者参考阅读。

总 序

　　中医药传承与创新非常重要，没有传承，创新就是无根之木、无源之水，而只有不断实践、创新，才能发展，并得以很好地传承。因此，要加强中医药文献整理和学术流派的研究，以及地方名医学术经验的整理与发掘工作。近些年来，很多业内人士已经清楚地看到，中医药文献与学术流派是现代中医药科学研究、教育以及临床发展的重要基础，系统梳理中医药历史源流，整理中医药学术思想精华，总结历代名医名家临证经验、学术思想和治学方法，尤其是对具有地域特色的医学体系、学术流派和临证经验进行整理，对于继承和发展中医药事业具有重要意义，也是践行习近平总书记提出的"传承精华，守正创新"指示的具体举措。在这方面尚有很多工作可做，值得大家重视。

　　中医学术流派是在长期的历史过程中通过不断积淀、传承、演变并凝练出独具特色的学术思想和诊疗技术而形成的，具有一定的历史影响和社会公认度，也是中医药文化传承发展的重要载体。中医学术流派特别是名医的学术思想和临证经验作为中医传统技艺的重要组成部分，已经成为中医理论和临床经验传承发展的关键。湖北省（荆楚）地域辽阔，历史悠久，九省通衢，交通便利，文化积淀深厚，药物资源丰富，历代名医辈出，具有鲜明的发展特色和规律。

　　荆楚医学源远流长。神农尝百草是荆楚医药学研究的开端。到了商周时期，荆楚医学开始发展，出现了具有个别性、自发性的零散的经验和认识，这一点从先秦的文献中可以看出。正是这些前期积累为战国到两汉时期医学体系的构建奠定了基础。湖北江陵张家山汉墓出土的医书竹简包括《脉书》《引书》。从内容可以看出，其出现的时间早于《黄帝内经》。毫无疑问，这些著作为《黄帝内经》的成书做出了贡献。晋唐到宋这一时期可以说是荆楚医学的兴起时期，这一时期出现了以王叔和、庞安时为代表的名医大家。王叔和精于脉学，整理编次了《伤寒论》，庞安时提出寒温分治，两人对《伤寒论》都深有研究。明清时期是荆楚医学发展的鼎盛时期，这一时期出现了临床大家万全、伟大的医药学家李时珍，此外，还有本草学家刘若金、"戒毒神医"杨际泰、内科名家梁学孟、制药名家叶文机以及他开设的知名药店"叶开泰"。近现代，荆楚地域更是名医辈出，有倡导扶阳的王和安，有内科名家蒋玉伯、张梦侬、熊魁梧，有与哈荔田有"南黄北哈"之称的妇科名家黄绳武，有伤寒名家李培生、洪子云，除此之外，还有很多当代的名医名家，他们所做的工作不仅推动了荆楚地域中医学的发展，而且对中国传统医学的发展做出了巨大的贡献。因此，对荆楚地域医家的学术思想以及临证经验进行研究既有必要，也有可为。

　　本丛书通过深入研究文献，勾勒出从汉水流域至长江中段荆楚医学从源到流的发展脉络，揭示了从东汉末年到明清的荆楚中医药学的发展历史，延续至今，一代代中医名家学术相承赓续，不断地传承与创新，特别是通过对当代代表性医家的医学思想、理论、技术的挖掘，系统而深刻地梳理出荆楚医学的传承与发展脉络，具有重要的社会意义和文化影响，亦是对中医药传承创新的贡献，也为全国各地中医流派整理、发掘研究做出了示范。

　　本丛书适合中医医史学、中医学术流派、中医药临床及中医药文化的研究和学习者阅读。

　　书将付梓，先睹为快，不揣粗简，乐而为序。

张伯礼

中国工程院　院　　士

天津中医药大学　名誉校长

中国中医科学院　名誉院长

2021 年 7 月于天津团泊湖畔

前　言

　　上启洪荒，下迄今日，广袤的荆楚大地上涌现出了灿若星辰的名医大家，他们为中华民族的繁衍生息做出了巨大贡献。

　　张六通教授出生于江苏省武进县大运河畔，他从一个普通的农家子弟成长为大学校长、博士研究生导师，荣获"湖北中医大师""湖北国医楷模"等荣誉称号，集学者、师者、医者、管理者于一身。这漫长的人生道路无不浸透着他辛勤耕耘的汗水和矢志不渝的努力与执着。张六通教授一生以德立学，学以修身，普洒仁惠之心，终成一代名医，其学术思想传播海内外，是蜚声中外的当代中医大家。

　　本书是"荆楚中医药继承与创新出版工程·荆楚医学流派名家系列（第一辑）"丛书之一。本书作者马作峰在张六通教授的指导下，开展了深入细致的调查工作，经过多次讨论，按照丛书编委会的要求，拟定了全书的编写体例和内容。经丛书编委会逐级审核，全书确定分为医家传略、学术特色、著作简介、医论医话、医案精选、创新成果六个部分。正文前有插页，收录张六通教授具有代表性和重大价值的照片。书末附大事记，记载张六通教授经历的重要历史事件。

　　本书内容包括张六通教授的生平，学习、工作经历，在业内和社会上具有影响力的事件，主要学术思想和学术观点，以及代表性著作的主要内容和出版情况等。本书摘录了张六通教授不同历史时期撰写的论文、会议报告和学术交流讲稿，收录了张六通教授治疗疑难杂症的经典医案，汇总了张六通教授几十年来取得的中医药创新成果。全书五易其稿，终于付梓。本书如能为传承荆楚医学思想、引导后学做出点滴贡献，将深慰作者之初心。

　　"莫道桑榆晚，为霞尚满天"，年过八旬的张六通教授如今精神矍铄，身体康健,仍在指导着中医界的晚辈后学,热诚地为患者服务,继续传承着博大精深的中医文化,其精湛的医术和仁惠之心,广受业界内外的尊敬与好评。

由于张六通教授在教学、管理、科研等领域均取得了丰硕的成果,本书收录的内容难免会有不足。本书挂一漏万、以管窥豹之处在所难免,不当之处,敬请广大读者批评指正。

本书中引文,因来源资料年代久远,已无从查对最原始的版本,在编写过程中,编者和编辑对引文中少量明显错误之处,按现在的出版规范做了修改。

本书中方剂组成尽量与原方保持一致,但需关注国家重点保护野生药材的应用,此类药物在临床应用中应灵活处理,不可照搬照抄原方。

谨以此书献给张六通教授!并衷心地祝愿张老福如东海,寿比南山!

马作峰

目 录 |

■■■■ **医家传略** ………………………………………………………… 1

一、小荷露尖角——少年时光 ………………………………… 3

二、风华正茂时——武汉求学 ………………………………… 4

三、悬壶救厄难——医疗实践 ………………………………… 7

四、十年磨一剑——学院管理 ………………………………… 9

（一）重点学科的确立 ……………………………………… 10

（二）重点学科的建设 ……………………………………… 10

（三）重点学科建设成效 …………………………………… 11

五、矢志研岐黄——学术研究 ………………………………… 13

六、论道在讲坛——学术交流 ………………………………… 15

七、蜚声杏林间——社会兼职 ………………………………… 16

八、海内存知己——挚友情深 ………………………………… 17

九、春风桃李艳——学生风采 ………………………………… 18

十、为霞尚满天——幸福家庭 ………………………………… 19

■■■■ **学术特色** ………………………………………………………… 23

一、始终不渝地开展《黄帝内经》研究 …………………… 25

（一）《黄帝内经》思维模式研究 ………………………… 25

（二）《黄帝内经》天人合一观 …………………………… 27

（三）《黄帝内经》全息论思想 ………………………… 31

（四）《黄帝内经》阳气理论研究 ………………………… 34

（五）《黄帝内经》情志学说研究 ………………………… 36

（六）《黄帝内经》药性与用法 …………………………… 39

二、坚持开展藏象学说及其应用研究 ……………………… 43

（一）强调以五脏为中心的中医整体生理观 …………… 43

（二）提出"脑脏相关"的脑病防治理论 ……………… 49

三、开创对六淫外邪致病机理的实验研究 ………………… 50

（一）外湿致病机理的实验研究 ………………………… 51

（二）外燥致病机理的实验研究 ………………………… 53

（三）外寒致病机理的实验研究 ………………………… 56

四、长期致力于衰老相关理论的文献与实验研究 ………… 58

（一）开展衰老与五脏关系的理论与实验研究 ………… 58

（二）提出"脏虚络痹"衰老理论 ……………………… 58

（三）提出衰老与老年病不可分割论 …………………… 59

五、强调"治未病"的研究与运用 ………………………… 59

（一）"治未病"的概念 ………………………………… 59

（二）"治未病"的渊源 ………………………………… 61

（三）"治未病"的内涵 ………………………………… 63

（四）"治未病"的运用 ………………………………… 65

（五）"治未病"的研究 ………………………………… 66

（六）"治未病"的意义 ………………………………… 67

六、坚持开展老年痴呆防治的理论与实验研究 …………… 69

（一）以肾虚为主的五脏虚衰是老年痴呆发生的内在机理 …… 69

（二）痰浊、血瘀是加速脑衰老从而导致老年痴呆发生的重要

因素 ……………………………………………………… 70

（三）老年痴呆的实验研究 ……………………………… 71

七、对中医药教学的体会 ⋯⋯⋯⋯⋯⋯⋯⋯⋯⋯⋯⋯⋯ 72

（一）提倡"两个熟悉"，做到因材施教 ⋯⋯⋯⋯ 72

（二）倡导启发式教学，调动学生学习的主动性和积极性 ⋯⋯⋯ 72

（三）主张中医"经典"课程应安排为后期临床提高课程 ⋯⋯⋯ 73

八、注重疑难病症的临床和实验研究 ⋯⋯⋯⋯⋯⋯⋯⋯ 73

（一）慢性肝病的临床和实验研究 ⋯⋯⋯⋯⋯⋯ 73

（二）清热解毒法治疗糖尿病的实验研究 ⋯⋯⋯ 74

（三）手术后疲劳的临床与实验研究 ⋯⋯⋯⋯⋯ 76

（四）补肾健脾活血法治疗骨质疏松症的实验研究 ⋯⋯⋯ 77

（五）脑梗死相关的临床和实验研究 ⋯⋯⋯⋯⋯ 78

（六）中成药开发研究 ⋯⋯⋯⋯⋯⋯⋯⋯⋯⋯⋯ 80

著作简介 ⋯⋯⋯⋯⋯⋯⋯⋯⋯⋯⋯⋯⋯⋯⋯⋯⋯⋯⋯⋯ 83

一、《中医心理学》 ⋯⋯⋯⋯⋯⋯⋯⋯⋯⋯⋯⋯⋯⋯⋯ 85

二、《中医脏象学》 ⋯⋯⋯⋯⋯⋯⋯⋯⋯⋯⋯⋯⋯⋯⋯ 86

三、《新编黄帝内经纲目》 ⋯⋯⋯⋯⋯⋯⋯⋯⋯⋯⋯ 87

四、《黄帝内经研究大成》 ⋯⋯⋯⋯⋯⋯⋯⋯⋯⋯⋯ 87

五、"中医学基础"（英文版）系列教材 ⋯⋯⋯⋯⋯ 90

六、《气功入门》 ⋯⋯⋯⋯⋯⋯⋯⋯⋯⋯⋯⋯⋯⋯⋯⋯ 91

七、《医疗健身气功》 ⋯⋯⋯⋯⋯⋯⋯⋯⋯⋯⋯⋯⋯⋯ 92

八、《老年人饮食与养生》 ⋯⋯⋯⋯⋯⋯⋯⋯⋯⋯⋯ 92

九、《现代中医男科学》 ⋯⋯⋯⋯⋯⋯⋯⋯⋯⋯⋯⋯ 94

十、其他著作目录 ⋯⋯⋯⋯⋯⋯⋯⋯⋯⋯⋯⋯⋯⋯⋯ 95

医论医话 ⋯⋯⋯⋯⋯⋯⋯⋯⋯⋯⋯⋯⋯⋯⋯⋯⋯⋯⋯⋯ 97

一、略论《黄帝内经》中的汗 ⋯⋯⋯⋯⋯⋯⋯⋯⋯⋯ 99

（一）汗生于谷，以脏腑为本 ⋯⋯⋯⋯⋯⋯⋯⋯ 99

（二）汗出腠疏，易感邪罹病 ·· 100

（三）辨汗证，明邪正阴阳盛衰 ······································ 101

（四）施汗法，以祛邪气调阴阳 ······································ 103

二、《黄帝内经》自然疗法 ·· 104

（一）关于自然疗法 ·· 104

（二）自然疗法与天人合一的关系 ···································· 106

（三）关于自然疗法的几点讨论 ······································ 108

三、《黄帝内经》体质学说述要 ··· 109

（一）体质的构成 ·· 110

（二）影响体质形成的因素 ·· 110

（三）体质的分型 ·· 111

（四）体质的应用 ·· 112

四、试论杨上善著《黄帝内经太素》的学术成就 ·························· 113

（一）科学分类，开类注《黄帝内经》之先河 ······················ 114

（二）校对勘误，保存《黄帝内经》原貌 ·························· 115

（三）阐义释音，揭示《黄帝内经》义理 ·························· 116

五、《黄帝内经》中的"府" ·· 117

（一）关于"府"的概念 ·· 117

（二）传化之腑与六腑 ·· 118

（三）奇恒之腑与五脏 ·· 120

（四）小结 ·· 121

六、《黄帝内经》全息论思想的临床应用 ·································· 122

七、《黄帝内经》病因学说浅析 ··· 125

（一）病因学说的形成基础 ·· 125

（二）病因学说的主要内容 ·· 127

（三）病因学说在实践中不断完善 ···································· 132

八、《黄帝内经》"气分为三"相关问题研究 ······························ 132

（一）精、气、血、阴阳、津液的概念及其逻辑关系 …………… 133

（二）"气分阴阳"学说的合理之处 ………………………… 136

（三）"气分阴阳"学说的不合理之处 ………………………… 138

（四）广义脏气的"气分为三"假说之建立 ………………… 142

（五）基于"气分为三"假说的若干问题 …………………… 144

九、《黄帝内经》中的二分思维和三分思维 …………………… 145

（一）病因分类 ……………………………………… 145

（二）人体部位划分 ………………………………… 146

（三）阴阳之气再分 ………………………………… 147

（四）经络分类 ……………………………………… 147

（五）脉诊部位划分 ………………………………… 148

十、《黄帝内经》养生方法的层次观 ………………………… 149

（一）保养形体 ……………………………………… 149

（二）形神共养 ……………………………………… 152

（三）天人合一 ……………………………………… 153

（四）结语 …………………………………………… 155

十一、《黄帝内经》饮食养生的基本原则 …………………… 155

（一）节五味，避免五味偏嗜 ……………………… 155

（二）节饥饱，避免饥饱失宜 ……………………… 156

（三）节寒热，防止过寒过热 ……………………… 157

（四）结合体质，辨证选食 ………………………… 158

（五）顺应四时，灵活选食 ………………………… 159

（六）饮食多元，合理调配 ………………………… 159

十二、《黄帝内经》情志养生方法 …………………………… 160

（一）乐观愉悦 ……………………………………… 161

（二）志闲少欲 ……………………………………… 161

（三）凝神敛思 ……………………………………… 162

（四）御神有节 ……………………………………………… 162

（五）与人为善 ……………………………………………… 163

（六）以情胜情 ……………………………………………… 163

（七）顺时调神 ……………………………………………… 164

（八）疏导宣泄 ……………………………………………… 164

十三、谈谈学习脏腑辨证 …………………………………… 165

（一）从生理功能研究每个脏腑的基本病变及证候特点 …… 165

（二）从脏腑病变的共性与个性关系中找出证候规律 ……… 166

（三）从有关证型的对比分析中明确其联系和区别 ………… 168

（四）结语 …………………………………………………… 169

十四、谈脏腑不"相"表里 …………………………………… 170

十五、《黄帝内经》脏腑"藏""泻"辨 ……………………… 170

十六、外湿浅析 ……………………………………………… 172

（一）外湿的形成因素 ……………………………………… 173

（二）病位方面 ……………………………………………… 173

（三）病理方面 ……………………………………………… 174

（四）病程及症状方面 ……………………………………… 175

十七、关于外感湿邪致病机理的研究 ……………………… 175

十八、浅议寒与寒邪 ………………………………………… 178

（一）寒 ……………………………………………………… 178

（二）寒邪 …………………………………………………… 179

（三）寒邪致病的特点 ……………………………………… 179

（四）寒邪致病的思考 ……………………………………… 180

（五）结语 …………………………………………………… 181

十九、析中医学延缓衰老机理——兼论多因素综合致衰老 …… 181

（一）清代之前的中医学衰老机理观点 …………………… 181

（二）当前的中医学衰老机理观点 ………………………… 182

（三）衰老是多因素综合作用的结果 …………………… 183

二十、肾虚、血瘀、痰浊阻络为衰老的基本病机 ………… 184

（一）肾虚是衰老的病理生理基础 ………………… 185

（二）痰、瘀是衰老的催化剂 ……………………… 186

（三）痰瘀与络脉的关系 …………………………… 188

（四）肾虚与络痹的关系 …………………………… 189

二十一、补脾抗衰老理论的形成与发展 …………………… 189

二十二、脾虚络阻与衰老关系的理论探讨 ………………… 192

（一）中医学对脾虚致衰老机理的认识 …………… 192

（二）脾胃虚是导致衰老的重要因素之一 ………… 193

（三）脾虚络阻是衰老的基本病理生理变化 ……… 194

二十三、中医五神脏理论与老年痴呆发病机理研究 ……… 195

（一）五脏藏五神主五志是对脑与神关系的高度概括 ……… 195

（二）以肾虚为主的五脏虚衰是脑衰老、老年痴呆发生的内在机理

………………………………………………… 196

（三）痰浊、血瘀是加速脑衰老导致老年痴呆发生的重要因素

………………………………………………… 198

二十四、中医药防治老年痴呆的研究现状与思路 ………… 200

（一）老年痴呆的定义与分类 ……………………… 200

（二）中医药治疗老年痴呆的优势 ………………… 201

（三）中医药治疗老年痴呆存在的问题 …………… 202

（四）中医药治疗老年痴呆的研究思路 …………… 203

二十五、关于中医药高等教育之思考 ……………………… 205

（一）回顾与评价 …………………………………… 205

（二）挑战与对策 …………………………………… 206

二十六、中医学的传统优势与现代发展的思考 …………… 210

（一）正确理解中医学文化内涵和医学理论体系 … 211

（二）中医学逻辑思维的自知之明 …………………………… 212

（三）保持中医传统优势，融入时代科学发展 ……………… 213

二十七、亚健康相关研究 …………………………………………… 215

（一）亚健康概念的产生背景 ………………………………… 215

（二）亚健康的分类方法 ……………………………………… 216

（三）亚健康人群的分布状况 ………………………………… 217

（四）亚健康的成因 …………………………………………… 218

（五）中医学对亚健康表现的认识 …………………………… 219

（六）中医药调理亚健康的优势 ……………………………… 220

（七）肝与亚健康的关系 ……………………………………… 222

（八）补肝法对亚健康模型动物作用的实验研究 …………… 226

二十八、络脉理论相关研究 ………………………………………… 228

（一）ECM 的结构、分布与络脉的一致性 ………………… 228

（二）ECM 构成的网络、组织液的流动特点与络脉的相似性 … 229

（三）ECM 与络脉生理功能的相似性 ……………………… 229

二十九、络病与血瘀证之辨析 ……………………………………… 232

（一）络脉与血液的构成及功能 ……………………………… 232

（二）络病与血瘀证的病机范畴 ……………………………… 233

三十、补气通络方治疗慢性疲劳综合征的临床和实验研究 ……… 234

（一）实验研究 ………………………………………………… 234

（二）临床研究 ………………………………………………… 238

三十一、"祛瘀生新"内涵及机理探讨 …………………………… 238

（一）"祛瘀生新"的内涵 …………………………………… 238

（二）"祛瘀生新"的机理 …………………………………… 240

（三）祛瘀与生新的关系 ……………………………………… 240

三十二、益气化瘀通络法对心肌梗死大鼠血管新生影响的研究

…………………………………………………………… 241

（一）古代中医学对"胸痹心痛"病因病机的认识 ·················· 242

（二）现代中医学对急性心肌梗死病因病机的认识 ·············· 243

（三）益气化瘀通络是急性心肌梗死的重要治法 ·············· 244

（四）益气化瘀通络法对急性心肌梗死大鼠血管新生的影响

·················· 245

三十三、从"肺络"探讨肺纤维化的防治 ·················· 247

（一）络脉理论与肺 ·················· 248

（二）肺络 ·················· 248

（三）"肺虚络痹"是肺纤维化的基本病机 ·················· 250

（四）肺纤维化的治则 ·················· 251

三十四、基于"肺朝百脉"理论治疗特发性肺纤维化的实验研究

·················· 252

（一）"肺朝百脉"释义 ·················· 252

（二）"肺朝百脉"的生理病理 ·················· 254

（三）从"肺朝百脉不利"论治特发性肺纤维化 ·············· 257

（四）实验研究 ·················· 260

三十五、从"毒"论消渴的病因病机 ·················· 261

（一）毒的定义及特性 ·················· 261

（二）毒与消渴 ·················· 262

（三）结语 ·················· 264

三十六、骨质疏松症病因病机探讨 ·················· 265

（一）肾虚为本 ·················· 265

（二）脾虚是重要病机 ·················· 267

（三）血瘀是骨质疏松症的促进因素 ·················· 268

医案精选 ·················· 271

一、非温无以化气 ·················· 273

二、消积扶正种双子 ·························· 274

三、补中益气汤临床验案集 ·················· 274

  （一）益气升阳治感冒 ···················· 275

  （二）健脾升清愈头痛 ···················· 276

  （三）甘温除热案 ························ 276

  （四）补中固涩治遗尿 ···················· 277

  （五）补气升提愈脱肛 ···················· 277

  （六）补中暖肝愈疝气 ···················· 278

创新成果 ······························ 279

一、开创六淫外邪致病机理的实验研究 ·········· 281

  （一）外湿研究的主要创新点 ················ 281

  （二）外燥研究的主要创新点 ················ 282

  （三）外寒研究的主要创新点 ················ 283

二、提出了"脏虚络痹"的中医衰老理论 ·········· 284

三、强调以五脏为中心的中医整体生理观 ·········· 284

四、中医药的学术传承与世界性学术交流 ·········· 285

大事记 ······························ 287

参考文献 ······························ 295

荆楚中医药继承与创新出版工程·
荆楚医学流派名家系列（第一辑）

张六通

医家传略

张六通,男,汉族,江苏省武进县人,原湖北中医学院院长、二级教授、博士研究生导师。1964年毕业于原湖北中医学院中医专业(本科六年制)。1978年晋升讲师,1983年晋升副教授,1987年晋升教授,1990年被国务院学位委员会批准为第四批内经博士研究生导师。1992年起享受国务院政府特殊津贴。

张六通出生在大运河畔,从一个普通的农家子弟成长为大学校长、博士研究生导师、著名学者和"湖北中医大师""湖北国医楷模",集学者、师者、医者与管理者于一身,这漫长的人生道路无不浸透着他辛勤耕耘的汗水和矢志不渝的努力与执着。其一生以德立学,学以修身,普洒仁惠之心,终成一代名医。

一、小荷露尖角——少年时光

1939年2月25日,张六通出生在美丽的江南水乡——江苏省武进县薛家镇张家村。这里有一条德胜河,连接长江和大运河,每天船只往来,帆影点点,一派渔家风光。

6岁时,张六通生母因病去世,生父带着他妹妹,无暇照顾他,他便与慈爱的祖母住在村西头半间土坯茅屋中(祖父早逝)。遥望水乡明亮或朦胧的星辰,他忽生小小的梦想:当一名医生,就能挽救像母亲一样的人。

从小,张六通便经受了艰苦环境的磨炼。放学归来,或寒暑假期,张六通都要帮父亲做农活,从翻土播种,到除草收割,几乎所有农活他都干过。每天天蒙蒙亮,他便扛着锄头,挑着畚箕,去干农家通常都不愿沾边的捡粪活儿。那时起,他稚嫩的肩膀,已有了担当。

后来,他有了继母,又添了一个妹妹和一个弟弟。贫困的家境有时恰能锤炼心智,培养勇毅。对一个少年来说,顽而不学,是为失志,唯有读书,方能改变命运。张六通敏捷、聪慧,更知道要发愤学习,无论是小学,还是初中,他在班上的成绩一直名列前茅,各种奖状、证书,贴满了土坯茅屋的墙壁。

在张六通上小学前夕,村里发生了一场霍乱(又称为1号病),其生母就是在这场霍乱中因受感染而病逝,村里死了十几个人,他的祖母、父亲也受到感染，一种令人恐怖的气氛笼罩全村，经过当地医生的救治，最终霍乱的进一步流行被遏制，他和祖母、父亲亦转危为安。这场霍乱，在一个少年的心里，埋下了治病救人的种子。

有水则灵。长江、大运河的纵横水系，鱼儿在水中的欢腾跳跃，使张六通拥有一颗纯净和喜爱自由的心。水润泽万物，也润泽了他稚嫩的心灵。在父亲的严格教导下，张六通从小忠诚朴实，尊老爱幼，勤劳善良，谦虚谨慎，与人为善。而在经历一场霍乱，而且这场霍乱导致生母早亡后，张六通隐隐看见一盏救死扶伤的医学神灯，指引着自己人生的方向。

初中毕业后，因为家里实在太穷，张六通上不起高中，去了上海，投奔他的小舅舅。小舅舅在上海跟一个朋友学中医，在人家开的诊所帮忙，专治鹅掌风（灰指甲）等顽疾。张六通在诊所帮忙。由于早早辍学，张六通对自己的前途感到迷茫。

家乡大运河的浩荡和水乡的韵致，远非上海的繁华可比。那是 1955 年，16 岁的张六通初萌志向，一心想学医，以安放一只动荡的游魂，实现悬壶济世的人生梦想。

二、风华正茂时——武汉求学

1955 年底，张六通从上海回到家乡。此时，武汉的十几所学校正在江苏招生，其中就有武昌医校。他几乎没有犹豫，就报考了这所医校，并以优异的成绩被录取。

1956 年，17 岁的张六通告别祖母、父亲、继母和弟妹等亲人，离开家乡，从南京乘"江安"轮逆江流而上。长江烟波浩渺，两岸风光尽收眼底，他的心像江水一样起伏跌宕。此时，他感觉自己打开了一道通向世界的大门，那里有光的照耀和神奇的一切。

张六通来到武昌医校，每个月国家统一供给生活费，他一头扎进知识的海洋，带着一颗虔敬的心，一点点靠近医学的圣殿。在生活上，他是节俭的；而在学习上,他是贪婪的,只能用如饥似渴来形容。每学到一点医学知识,他都如获至宝,并把它们当作登上医学圣殿的基石,他必须把基石一块块铺好,成就一条通向医学圣殿的光明之路。

无论上学时间还是假期,无论清晨还是傍晚,一个少年清瘦的身影,总会出现在教室或校园一角。无论周围热闹还是静谧,张六通都能心无旁骛,专心致志。班上同学戏称他是"读书佬"。他喜欢这个带有调侃意味的称呼,因为读书让他成熟、明智,他似乎离当初那个梦想越来越近了。

由于学习成绩优异,张六通深得老师喜爱,得到名师的悉心指导和关心(后面专章介绍),这让他终身受益。

1958年初夏,张六通参加了学校组织的医疗队,到湖北省潜江县(现潜江市)开展血吸虫病防治工作。在两个多月中,他和老师、同学冒着被感染的危险,涉水过河,走村串户,既要宣传卫生常识,收集粪便,化验检查;又要昼夜严密治疗,观察患者(当时抗血吸虫病药只有静脉注射的锑剂,漏出一滴即会引起皮肤糜烂,且反应严重)。

这是张六通难以忘怀的第一次医学实践,这次医学实践让他意识到医生的责任,也意识到这条路绝非鲜花铺锦,不仅要严格认真,忠于职守,而且要有一颗仁慈之心。

1958年,张六通和同学们转入武昌医学专科学校学习。同年,湖北省筹办并成立中医学院,湖北省原卫生厅副厅长、老红军曹冰清(后兼任湖北中医学院第一任院长)到武昌医学专科学校做报告,结合自己的切身体会,生动地讲述了为何要办中医学院,讲述了中医药的历史和贡献,以及广大群众对中医药的信任等,并动员学生报名转校。

曹冰清的报告讲得大家热血沸腾,张六通彻夜难眠,也和其他同学一样踊跃报名。最后,领导从武昌医学专科学校挑选了近百名学生,省里又从湖北医学院本科58级调了一个班,一并转入新建的湖北中医学院,分别编为湖北中医学院581、582、583班,张六通被分在581班。

张六通本来学的是西医,现在突然转向中医,起初他像其他同学一样有点不适应。学中医,古文基础要好。学院的老中医、名家教授们从之乎者也、阴阳五行讲起,学生们听得一头雾水。院长曹冰清像学生一样坐在底下,亲自给学生们"翻译"和解释,以安抚学生们躁动的情绪。

张六通听从曹冰清院长的教导,把原来学到的西医知识和概念先放一边,开始系统地学习中医知识和理论体系。他勤奋、刻苦,注重听讲,坚持实践和自学相结合,闯过对中医阴阳五行及藏象经络等基础理论不理解、难接受等学习关口,逐步进入学习中医药的高深殿堂。他熟读了《黄帝内经》《难经》《伤寒论》《神农本草经》等中医经典著作以及后世医家的名篇名著,全面系统地掌握了中医学的基本理论和基本技能。他还先后担任班级学习委员、班长等职务。

1959年冬,他敬爱的祖母去世。当时张六通在沔阳县(现仙桃市)参加除害灭病工作,父亲怕影响他学习,加上通信不便,没能通知张六通,这是他一生的憾事。

在湖北中医学院学习的六年中,张六通享受国家助学金的待遇,但他还是常常组织部分来自农村的同学,开展勤工俭学活动,利用节假日,用板车到车站、仓库,给学校拖米、拖面、拖煤。寒暑假期,他到码头工地挑砖挑沙、扛水泥包,以补充日用,减轻家庭和国家的负担。一次,他在勤工俭学活动结束后坐轮渡过江时,轮渡在大雾中失去方向,撞向别的船只,情况十分危急,最后总算平安靠岸。像这样的险境,张六通不止一次遇到。

1962年,校园内的学习氛围很浓厚,教室、寝室甚至食堂,到处张贴着供学生背诵的方剂、中药口诀,早晚洋溢着琅琅读书声。学校领导为探索中医教学内容和方法的改革,在院校教育的基本课程完成后,发挥中医传统师承教育的优势,从三个班级中抽调了13名同学,组成584班,分配到各教研室拜师,在参与临床实践的过程中继续学习。此举受到原中华人民共和国卫生部领导的高度赞扬,原卫生部副部长郭子化和原中医司司长吕炳奎专程来到武汉,参加了在湖北省政府宾馆举行的拜师会,亲切接见师生,并给予热情鼓励和重要指示。

张六通被分配到内经教研室,理论指导老师是原副院长、著名的老中医蒋树人先生,临床指导老师是名医叶国芝教授。每天上午,他在学校教研室学习,下午到医院病房,跟随老师学习,参与临床实践。通过在教研室学习和参与临床实践,他不仅掌握了扎实的理论基础知识,也有了日渐丰富的临床经验。

1964年,张六通以全优成绩毕业,并留校工作。

三、悬壶救厄难——医疗实践

临床是学医者获取医疗知识和技能的基本平台,临床实践是医生为广大患者服务的基础活动。张六通学医时所处的年代,从一开始就为他们提供了许多临床实践的机会。

早在1958年大办钢铁时,张六通就联合几名同学到湖北蒲圻县(现赤壁市)的金龙和桂家畈,白手起家,先后创办了两个卫生所,几乎昼夜不停地为工地上的施工民众和当地老乡诊病服务。是年,咸宁县(现咸宁市)农村暴发麻疹,由于严重缺医少药,麻疹在当地流行和肆虐,死了不少人,甚至有一家四口因此而惨遭灭门。张六通被临时抽调去参加防疫工作,他深深感受到四乡八邻弥漫着一种恐怖的气氛。学医是为了救死扶伤,悬壶济世,面对此番情景,他陡生出十足的勇气和强烈的责任感。张六通和几名同学用刚学到的中医药方,上山采药,就地取材,煮成汤药,发送到每村每户,很快控制了麻疹的大流行,使村里没再因麻疹死人,这让他们更加信服中医和中医的专业思想,也坚定了医者必须为人民服务的决心。

实习是医学生学习过程中的重要环节。1961年,张六通和同学到沙市中医院(现荆州市中医医院)进行阶段实习,历时半年。当时沙市有七大名医,张六通跟随王毓青、徐辑阶、刘云鹏三位名医,诊疗了大量内科、妇科及温病的患者,由于他勤奋好学,老师们都特别青睐他,很快便放手让他独立应诊,他也得到了患者的赞誉。

张六通毕业以后,在从事中医药教学、科研和行政管理等工作的同时,还进行门诊诊疗和临床诊疗工作,并多次在湖北中医学院附属医院(现湖北省中医院)、武汉市第一医院的病房,从事中医医疗工作。

1967年，沔阳县（现仙桃市）大面积暴发急性流行性脑脊髓膜炎（简称流脑），情况十分危急。张六通受命和另一位医生带领湖北中医学院60级一个班的学生奔赴现场，当晚赶到住满患者的县政府大礼堂，发现一夜竟因病去世了十余人。由于严重缺乏磺胺、抗生素等西药，他带领学生，不畏艰险，大胆决定对轻型和普通型的流脑患者进行中医药治疗，按照辨证，风温患者用清瘟败毒饮化裁灌服。流脑患者吃什么都吐，师生们昼夜守着患者灌药，灌了吐，吐了再灌，直到药物生效。他们还想方设法用芹菜榨汁，来代替降低颅内压的甘露醇等。为了抢救患者，他们夜以继日，一个多月里，每天只能睡三四小时，经过艰难困苦的奋斗，他们在一所中学中设立的几个临时病房里，用中药治愈了96例流脑患者，仅有1例抢救无效死亡。并且，他们还发现在该病流行后期，患者辨证普遍由风温转变成了湿温，改用相应的处方才能获效。

在二十世纪七八十年代，还有一项特殊的医疗任务，就是到广大农村为群众服务，张六通曾多次带领学生上山下乡，从江汉平原，到鄂西深山，广泛开展除害灭病工作。为查访、治疗和观察患者，他们走村串户，经常通宵达旦，全心全意为患者服务，这既锻炼了他们刻苦耐劳的精神，也让他们广泛接触到各种各样的病证。如他们到沔阳县（现仙桃市）长埫口防治疟疾等四病，在发放中药鸡鸣散治疗血丝虫病时，意外发现一位因冬季下水劳动而闭经且已卧床不起年余的女孩，服药后竟恢复月经并完全康复。由此，他们深深领会到中医辨证施治、异病同治的精髓。

张六通在中医药的临床实践中，并不排斥西医的检查和诊断方法，但他认为必须按照中医药的理论思维分析病情，确定治疗法则和处方用药。湖北中医学院附属医院（现湖北省中医院）病房曾收治1例从汉口某大医院转来的97岁患者，该患者持续发热，近一星期不退，张六通观其神情不振，且午后热甚，口微苦，脉弦细，他处以小柴胡汤化裁，即药到病除。另一壮年男子突遭儿子打脸，导致尿闭住院，经历肾部X线检查、膀胱镜检查、生化检查及导尿，又请武汉市某权威泌尿科专家会诊，甚至一次用120毫克呋塞米静脉滴注强迫利尿，仍三天滴尿全无，患者奄奄一息，已向家属下病危通知。张六通在中医会诊后，解析为暴怒伤气,气化不行,气闭水停。拟通阳化气以利尿,处滋肾丸(熟地、肉桂、牛膝)急煎灌服;他还亲自用炒盐加麝香、葱白给患者的肚脐熨敷,半小时后竟发生奇迹,患者诉说有尿下流的感觉,1小时后自行排尿1000多毫升,很快痊愈出院。

四、十年磨一剑——学院管理

1987年,张六通开始担任湖北中医学院院长。他抓住改革开放的时代机遇,始终以发展中医药教育为己任,确立"勤奋求实,发掘创新"的校训,坚持走中医药特色的办学方向,在改善办学条件、调整专业设置、加强重点学科建设、招收留学生、培养高层次人才、拓宽国际交流,以及探索中医国际化办学模式等方面,都倾注了大量的心血,并取得了显著的成绩。

张六通在长达13年的主政时间里,与学院领导班子一起,不断深入开展教学改革。

改革招生和毕业生分配制度。湖北中医学院是湖北省"供需见面,双向选择"的三个试点院校之一。

注重专业学科建设,开办七年制本科教育。1987年以来,学院突破学科单一、专业设置偏窄的格局,主动适应市场经济和社会发展的需要,积极采取措施,加强基础学科,发展应用学科,增设新型学科及专业。措施如下:一是增设中医学科专业,二是实施七年制本科教育,三是重视中医药专业建设,四是加强中医基础理论学科建设。1998年上半年,学院将内经学科与中医基础理论学科合并,组成新的中医基础理论学科,这一举措不仅促进了内经学科的发展,还扩大了中医基础理论学科的专业范围。

发展特色专业课程。1987—1997年间,在张六通的主持下,学院学科专业结构进一步优化,办学层次不断完善,素质教育得到加强,发展了以下中医特色专业课程。中医基础理论学科方面,增设中医病机学、中医藏象学、中医心理学等课程；临床专业方面增设中医男科学、中医痰病学、中医食疗学、中医养生康复学、中医急诊学、专业英语等课程；中药学方面，增设中药制剂分析、市场营销学、中药资源学等课程；方法论方面，增设中西医结合方法学、医药信息学、医药论文写作等课程；科研方面，增设科研与设计、中医文献检索学、伤寒论实验课等课程。

建设重点学科。进入"八五"时期，学院开始加强重点学科建设，先后有六个学科被确定为省级重点学科。

（一）重点学科的确立

经过学院申报，湖北省教学委员会（后文简称省教委，现湖北省教育厅）审定，相继确定第一批、第二批省级重点学科。

（二）重点学科的建设

1. 领导与管理

张六通主持的学院党委重视重点学科建设工作，指定了一名副院长分管此项工作，确定教务处为重点学科建设工作的职能部门，提出了各重点学科"通过五年建设，使本学科内涵、综合实力达到国内同行先进水平"的总体目标。

2. 实行学科带头人负责制

学科带头人是学科建设的组织者。为此，学院坚持把学术造诣深、治学严谨、为人师表、教书育人、团结创新和教授职称等作为选定学科带头人的基本条件。

3. 检查、评估与验收

"八五"期间，学院获准建设的三个省级重点学科——内经、针灸学、伤寒论经过五年建设，圆满完成既定目标，至 1996 年 9 月，全部顺利通过省教委组织的检查、评估和验收。

（三）重点学科建设成效

1. 科学研究

"八五"期间，三个学科（内经、针灸学、伤寒论）共承担46项科研课题。在已鉴定的课题中，达到国内先进水平2项，达到国内领先水平6项，达到国际领先水平2项；有4项成果获得湖北省科学技术进步奖及湖北省卫生厅科技进步奖二等奖或三等奖；1项成果获国家中医药管理局中医药科技进步奖二等奖。出版专著（教材）75部，发表论文316篇。

2. 人才培养

各学科均能承担本科生、硕士研究生、留学生的教学任务，有四个学科（内经、针灸学、伤寒论、中医内科学）获得了博士学位授予权。

3. 梯队建设

各学科带头人在国内同类学科中均具有较高的学术地位，教师技术职称层次大幅度提高。三个学科（内经、针灸学、伤寒论）共37名专业技术人员，其中正教授11人，副教授23人。各学科人才梯队结构完备，各级梯队学术带头人明确，学科群体的教学、科研、临床综合实力不断增强。

4. 实验室建设方面

内经、伤寒论两个学科的实验室从无到有，已初具规模；针灸学实验室得到了扩充。1996年5月，学院以重点学科实验室为基础，组建湖北中医学院省级重点学科实验室（实验中心），仪器设备价值从原来的110余万元增至200余万元；实验室面积由200多平方米增至500多平方米；各学科订有报刊60余种，存有专业书籍5000余册。

重点学科建设经费：到1998年，共得到省教委建设资助经费近300万元，这对实验室建设起到了重要的促进作用。

张六通主持了教学内容和教学方法的深入改革，规划建设优质课程，革新教学方式，扩建临床教学基地和壮大临床带教队伍，建设中医综合、中医专科及重点学科实验室。

在师资队伍建设方面，学院实施了教师职务聘任制，加强学术人才梯队建设，注重青年教师培养。

① 选留、引进人才；

② 重视学术继承；

③ 培养中青年学术骨干；

④ 改善中青年教师的工作、生活条件。

科研方面，尤其注重对中医药理论的继承和发扬，并运用现代技术手段，探索中医学的科学内涵，开展实验研究，这在当时的中医药院校中属于先进范畴。

在张六通的主持下，学院开展了卓有成效的科学研究与学术工作。具体如下。

① 成立了科协，加强科研规划。

② 加强科研工作管理。

③ 调整科研机构，充实科研实力。

④ 加大科研投入。

研究生教育初期，在张六通的主持下，学院主要培养研究生对古典医籍的整理能力和教学能力，二十世纪八十年代中后期，随着社会对中医、中西医结合、中药人才需求的变化，学院培养研究生的重点逐渐转移到应用型、复合型、临床型人才方向，在不断适应人才市场需求的变革中发展。

① 培养应用型、复合型人才：二十世纪八十年代中期以来，学院注意到经济发展和科技进步对中医、中药、中西医结合人才的素质和数量提出的新要求，主动适应社会，积极改革本科生与研究生教育。首先，顺应社会需要，调整招生比例；其次，改革课程设置，拓宽知识领域。

② 探索联合培养方式。

③ 开始临床医学专业学位试点工作。

张六通为学院争取建设了第一个博士学位授权点，并亲自培养了学院的第一名博士研究生；至 1998 年，学院已建立了三个一级学科的 10 个硕士学位授权点,并拥有 4 个博士学位授权点和 11 名博士研究生导师,招收了 7 届共 23 名博士研究生,居省属高校之首。

在国际合作、交流及培训方面,截至 1998 年,学院与美澳欧亚 10 多个国家和地区就教学、科研、医疗项目建立了合作关系,先后派去国外考察、讲学、进修的教师近 100 人次,接待来校访问、教学的国外专家、教师共 100 多人次,累计为 19 个国家和地区培养了 500 余名专科、本科和硕士、博士人才,进入当时国内中医院校先进行列。

在张六通的主持下,学院成立国际培训部,聘请外籍教师,培养留学生。学院持续开展国际培训交流与合作,使中医、中药走向世界,让世界了解和接受中医、中药;在进行教学、医疗、科研、培训、交流与合作的同时,更增进了不同地域、不同肤色、不同信仰的人们的了解与友谊,加强了祖国与海外侨胞的联系和沟通,为人类健康的百花园增添了绚丽的色彩。

作为院长,张六通为湖北中医学院的建设和发展可谓呕心沥血,兢兢业业。在某个特殊时刻,他甚至不惜以辞职的方式,避免了湖北中医学院被兼并,保证了中医教育今天的独立和发展。

在张六通的主持下,学院还开展了一系列科教扶贫工作,为基层群众解忧纾困,受到了群众的欢迎。

五、矢志研岐黄——学术研究

除主持学院的科学研究与学术工作外,张六通本人在学术和科学研究上也取得了非凡的成就。

张六通有系统而坚实的中西医理论基础,从事教学、科研和医疗工作 50 余年,积累了丰富的经验。几十年来,他在《中医杂志》等国内外学术期刊上发表了《外湿致病机理的实验研究》《外燥伤肺的生物学指标研究》《〈内经〉脏象学说的特点》等论文 33 篇,参写 193 篇;主编《中医脏象学》《中医心理学》《中医学基础》等著作 5 部,担任《黄帝内经研究大成》等 2 部著作副主编,参编著作 5 部。

他先后主持了"外湿致病机理的实验研究""外燥伤肺的分子机制研究"等国家级、省级科研课题 18 项,其中国家自然科学基金项目 4 项,在国内中医界开创了对六淫外邪致病机理的实验研究,并取得显著成果;课题成果经鉴定均达国内先进或以上水平,其中获湖北省卫生厅科技进步奖一、二、三等奖各 1 项,湖北省中医药科学技术奖二等奖 1 项,中华中医药学会科学技术奖三等奖 2 项,湖北省科学技术进步奖二等奖 3 项、三等奖 4 项,国家中医药管理局中医药基础研究奖三等奖 1 项。"八五"期间,作为学科带头人,张六通负责筹建的省重点学科——内经学科,经评估达到国内先进水平。

1992 年,张六通享受国务院政府特殊津贴。2013 年、2014 年、2019 年,他分别被授予"武汉中医大师""湖北中医大师""湖北国医楷模"荣誉称号。其传略被载入 1993 年《中国大学校长名典》、英国剑桥《世界名人传记辞典》(第 24 版)。

张六通的主要学术思想如下。

1. 强调以五脏为中心的中医整体生理观

在中医临床工作和理论研究的实践中,张六通主张五脏是人体生命活动的核心,五脏概括和代表了人体五个功能系统,它们之间既明确分工又密切合作,并分别联系六腑、十二经、五体、五窍、五液等;人体以五脏为中心,又分别与自然界四时、五气、五方、五色、五味等相联系,从而形成中医学所特有的"五脏一体""天人一体"的整体观理论,并贯穿于中医对人体生理、病理的认识过程中,指导中医对疾病的诊断和治疗。

2. 开创对六淫外邪致病机理的实验研究

从 1992 年开始,张六通开创国内对中医六淫外邪(风、寒、暑、湿、燥、火)致病机理的实验研究,成功设计、复制了外湿、外燥、外寒动物模型,完成研究外湿、外燥的湖北省自然科学基金项目 2 项、国家自然科学基金项目 4 项,发表外湿、外燥、外寒研究论文 59 篇,提出了外湿、外燥的科学内涵,取得原创性的研究成果,获湖北省科学技术进步奖二等奖 1 项、国家中医药管理局中医药基础研究奖三等奖1项。他的研究为科学认识中医六淫外邪提供了实验证据，为进一步开展六淫外邪研究奠定了基础。他先后指导硕士研究生（1名）、博士研究生（9名）进行六淫外邪相关研究。

3. 提出了"脏虚络痹"的中医衰老理论

张六通认为，现有的中医衰老理论如肾虚说、肾虚夹瘀说等，不能全面反映中医衰老理论的整体观、辩证观，易与老年病病理证型相混淆，强调以五脏为本的整体观、虚实相关的辩证观为理论指导，提出人体内在的衰老是随增龄而发生的以脾肾为主的五脏衰虚、痰瘀阻滞络脉、机体内外失荣、功能逐渐衰退的渐进过程，从而概括出了具有中医理论特色的"脏虚络痹"衰老理论。他先后指导硕士研究生（5名）、博士研究生（10名）进行中医衰老理论相关研究。

4. 强调衰老与老年病不可分割

张六通认为，广义的衰老是一个由衰致病、由病促衰的生理病理过程，由体质衰虚而致瘀滞，或感受外邪为其基本病机，提倡扶正祛邪是防治老年病的基本法则，老年病治疗当辨虚之部位、轻重，邪之属性、多少而立法处方。单纯攻补，较少相宜。张六通注重发挥中医"治未病"思想在防治老年病中的优势。

六、论道在讲坛——学术交流

张六通作为中医药教育和研究领域的知名专家，接受、参与国务院学位委员会办公室、国家自然科学基金委员会、国家中医药管理局和湖北省教育厅、科学技术厅等领导部门安排的相关学术任务、活动，应邀到兄弟院校参加硕士和博士研究生论文答辩、讲学，参加有关各级学会及相关部门或单位举办的各类学术会议，还先后到澳大利亚、日本、美国、韩国、德国、法国等30多个国家和地区访问、参会，开展学术交流，并参与、主持"富山1992年国际传统医药研讨会"、美国纽约"第一届国际东方医学学术研讨会""纪念李时珍逝世400周年暨国际传统医药学术研讨会"''97鄂·港·澳·台中医药学术研讨会""首届国际内经学术研讨会"、德国"国际老年医学研讨会"等国际性中医药学术大会，为促进中医药学术交流和发展，为中医药走向世界做出了积极的贡献。

七、蜚声杏林间——社会兼职

张六通于 1984 年任湖北中医学院教务处处长，1987 年任湖北中医学院院长、院党委常委，是湖北省第八届、第九届人大代表。曾任湖北中医学院学术委员会主任委员，湖北中医学院学位评定委员会主席，《湖北中医杂志》《湖北中医学院学报》主编，叶开泰中医发展研究院特聘顾问，武汉市科技智囊团成员，武汉市卫生技术高级职务评审委员会副主任委员，武汉市科技进步奖励评审委员会委员，湖北省卫生厅专家咨询委员会委员，湖北省中医医院分级管理评审委员会主任委员，湖北省卫生技术高级职务评审委员会副主任委员，湖北省高等学校教师职务评审委员会委员、医学学科评议组组长，湖北省自然科学基金项目评审委员会委员、专业评审专家，湖北省科学技术进步奖励评审委员会委员、专业评审专家，湖北省首届学位委员会委员、学科评议组成员，国家中医药管理局中医药科技进步奖励评审委员会委员，国家自然科学基金项目评审专家，国务院学位委员会第三届、第四届学科评议组成员，国际东方医药基金会（纽约）顾问，澳洲传统中医学院名誉教授、名誉院长等职。

张六通还先后兼任武汉中医药学会副理事长，湖北省中医药学会第一届副理事长，湖北省气功科学研究会常务副理事长兼秘书长，湖北省老年学会第二届、第三届、第四届常务理事，中国气功科学研究会第二届理事，中国药文化研究会老年医药委员会常务委员，中国老年学学会衰老与抗衰老科学委员会常务委员，全国中医药高等教育国际交流与合作学会顾问、指导委员会委员，全国中医药高等教育学会第一届、第二届、第三届理事，中国中医药学会（后改名为中华中医药学会）第三届理事会理事、内经专业委员会副主任委员、养生保健专业委员会常务理事，现在仍担任湖北省中医师协会名誉会长等职。

张六通担任这么多的兼职，一来证明他蜚声学界和医界，二来也是他服务社会的需要。兼职多，操心的事多，必然忙碌，但能在自己服务的岗位上多做一点实事，为中医的推广和中医药文化的发扬光大多尽心力，也是他作为一个中医专家和教育工作者义不容辞的职责。

八、海内存知己——挚友情深

张六通刚从江苏考到武汉时，得到了班主任刘绍簏老师及其夫人和病理学老师董良士的关爱。董老师是董必武的亲侄女，却无半点架子，为人非常和善。他们不仅课讲得好，且为人师表，对家庭穷困、爱读书的张六通甚为喜爱，节假日常让张六通去家里吃饭，指导张六通的为人处事和业务学习等。

关为政老师是武昌医校的学术权威，文化底蕴和学术造诣深厚，他对张六通喜爱有加、十分关心（例如1957年暑假，关老师曾带着张六通经南京到上海看望自己的亲妹妹——时任上海市提篮桥区委书记的关建同志），关老师几乎每周都让张六通等几位同学到他家中，给他们传道授业解惑，讨论学习、处世、时政诸事，让张六通明白了读书、做人的许多道理。关老师是对张六通的人生有重大影响的第一位导师。

在关老师家里，张六通还遇到了之后成为一生挚友的舒治树。舒治树比张六通年长6岁，刚到中学任体育老师，家住武汉郊区。舒治树了解到张六通家乡和在学校的情况，知道他没钱，没有换洗衣服，尽力关心他的生活，在衣、食上给他提供了很多帮助，就像一位可信、可亲的兄长。张六通的爱人出国援外时，他们放心地把女儿放在舒家上小学，舒治树一家悉心照顾张六通女儿，这份真挚的友情受到朋友们赞许。60多年后，他们都到了耄耋之年，分住武昌、汉口，至今仍保持着密切往来，几乎亲如一家。

邱幸凡教授与张六通亦师亦友。张六通是比邱幸凡高四届的校友。大学毕业后，邱幸凡分到基层工作，担任建始卫校校长，后考取湖北中医学院研究生，张六通成了他的导师。邱幸凡研究生毕业后留校任教，与担任学院内经教研室主任的张六通又成了同事，两人配合默契，使整个教研室的教学和研究工作始终位于全院前列。张六通调任教务处处长后，邱幸凡接任了内经教研室主任。邱幸凡经努力成为教授、博士研究生导师，有颇多建树。张六通和他共带博士研究生，培养中医界的后起之秀，无论在管理还是业务方面，他们都配合得十分默契。可惜，邱幸凡教授在 68 岁时因病离世。两人的友情可谓亦师亦友的典范。

1978 年，在桂林的一次教材编写会上，张六通与福建中医药大学的白介辰教授相识，即被其良好的个人修养深深吸引。几十年来，两人虽远隔万水千山，但一直保持着密切联系，在节假日总是首先向彼此发出问候和祝福，看到好的文章立即在第一时间分享给对方。在张六通 70 岁生日时，白教授不辞辛劳，专程从福州赶到武汉祝贺，晚宴上两位老人的深情拥抱，令在场的人深深动容，并传为一段佳话。

来校访问或学习过的国外专家学者，如美国洪伯荣博士、英国布朗顿教授、韩国金兑镇会长等，都与张六通保持着很好的友情，日本的难波恒雄教授还专程邀请张六通赴日本主持富山医科药科大学举办的国际中医药学术大会。

海内存知己，天涯若比邻。年轻求学的时候，张六通得到老师和友人的关爱，是基于他的朴实、勤奋。在人到中年、担任学院领导后，他仍保持着朴实的作风。正是其正直、友善、忠厚、诚恳、乐于助人的品格，让他在生活、学习和工作的过程中，结识了这么多志趣相投的朋友。他们中有人豪放，有人内敛，有人粗犷，有人细腻，但都无一例外地被张六通的人格魅力所吸引，成为张六通一生的挚友。

九、春风桃李艳——学生风采

自 1964 年留校，张六通先后主讲本科班、西学中班、青年教师培训班、师资班等各班级的"中医基础理论""内经选读""中药学"等课程，以及 78—84 级硕士研究生班"内经选读"课程，编写《中医基础理论》《内经选读》讲义等。1971 年，张六通任武汉大学兼职教师，1991 年被聘为北京中医学院博士研究生导师。

1978年,他开始参与指导硕士研究生,1984年招收硕士研究生,1991年招收博士研究生,指导了硕士研究生19名、博士研究生35名(还协助指导硕士研究生24名、博士研究生23名)。

1979年,张六通被授予湖北省"模范教师"称号,1986年被评为湖北省高教战线优秀思想政治工作者。2001年、2007年两次获湖北省优秀博士学位论文(导师)荣誉证书,2002年被评为湖北中医学院优秀研究生指导老师。他培养的硕士研究生、博士研究生,除留学生外,20余人已晋升正高职称,成为中医药临床、科研、教学领域的重要骨干或知名专家,有10余人任处级或厅级业务领导干部。还有1人任美国国立卫生研究院知名科学家。

张介眉教授(曾任武汉市第一医院院长、湖北中医药大学博士研究生导师、华中科技大学博士研究生导师,退休后开设雨之堂中医门诊,名扬江城)是湖北中医学院73级学生,几十年来,他与张六通在业务和工作中保持着深厚的师生情谊,2018年,张介眉教授还举例称赞其老师当年课讲得好,让人印象深刻。

桃李不言,下自成蹊。从教近60年的张六通,桃李满天下,带过的毕业生大多已成为国内中医药领域的栋梁之材,湖北省所有的市、县都有中医院,其院长和业务骨干中很多都是他的学生。在国外,张六通的学生遍布亚、欧、美、澳的不少国家和地区。一次,他去美国参加学术交流,会议完毕后,从纽约到费城,从费城到华盛顿,从华盛顿到休斯敦,他的几名学生放下手中繁忙的工作,一路上为他驾车、购票、安排食宿,陪他旅游。还有几次,学生为他买机票,请他专程去访问和指导。每当遇到此情此景,张六通心中总是涌动着一名教师特有的幸福感和责任感。

十、为霞尚满天——幸福家庭

年逾八旬的张六通,依然鹤发童颜、精神矍铄,面目和善,温文尔雅。慈祥睿智的双眸,几道浅浅的皱纹,让人感受不到他经历的风霜。在80余年的风风雨雨中,张六通历经磨难和坎坷,有过困扰,受过屈辱,赢得过荣誉,经历过失败，但他都能心态淡定，宠辱不惊。

研究《黄帝内经》几十年的张六通，对中医学的养生之道自然熟稔于心，"食饮有节，起居有常，不妄作劳"是他最简单、有效的养生方法。退休以后，他生活俭朴，以读书为平生的偏好。研读医书不仅是他最大的兴趣爱好，也是他的养生秘诀。

张六通能保持健康快乐，心态淡泊，也源于他有一个和谐完美的家庭。张六通的夫人朱蓉秀女士是江苏江阴人，早年与张六通坐同一条船到武汉，一起开始武昌医校的学习生活，此后 8 年同窗。张六通曾是班长，朱蓉秀曾是生活委员，两人砥志研学，携手并进。在湖北中医学院学习后期，两人因相知而相恋，虽没有山盟海誓，但有的是脉脉温情，志同道合。两人结婚后，养育了一双聪颖的儿女。朱蓉秀是一位贤妻良母，同时事业有成。尤为难得的是，她从不与同事争利，甘于奉献。早年，孩子尚小，张六通忙于工作，她将孩子寄放在友人家里，两次赴非援外，加起来共有五六年时间，其间经历了种种艰难和离别之苦，她从不叫苦，作为一位援非医生，她在异国他乡广受尊敬。

在张六通担任湖北中医学院院长后，朱蓉秀全力支持丈夫的工作，从不过问或干预他的行政事务，还常叮嘱他要注意廉洁奉公，被同事、友人誉为"贤内助"。朱蓉秀不仅是相夫教子的贤内助，还是一位出色的专家，是湖北省中医院主任医师、教授。尤其难得的是，她性格温润、谦逊、贤淑，上敬父母公婆，下爱儿女孙辈，勤劳节俭，与家人和睦相处，婆媳一起生活十余年都没红过脸，一家人其乐融融。她待同事、友人亦朴实厚道，重情重义。

如今，张六通和夫人朱蓉秀女士已过金婚，仍十分恩爱。他们的两个孩子事业有成、家庭幸福。女儿毕业于华中科技大学计算机专业，后到美国留学，现在美国芝加哥从事生物技术统计工作；女婿毕业于华南理工大学，在南京读研后到美国攻读博士学位，如今在美国从事材料科学研究工作。儿子、儿媳留在国内，子承父业，儿子如今是武汉市中医医院副主任医师，儿媳则是一位富有经验的生物医学工程师。他们的外孙、外孙女和孙子亦聪颖、优秀，或在读书，或已参加工作，生活幸福。

张六通原在江苏农村的弟妹诸亲,也在改革开放的大潮中,从农村走向城镇,家家人丁兴旺,事业顺达!

老骥伏枥,志在千里。"莫道桑榆晚,为霞尚满天",年过八旬的张六通教授身康体健,仍在指导中医界的晚辈后生热忱地为患者服务,继续传承着博大精深的中医文化,其精湛的医术和普世的仁惠之心,广受业界内外的尊敬与好评,而其幸福和谐的家庭,也助其延年益寿,福如东海。

荆楚中医药继承与创新出版工程·
荆楚医学流派名家系列（第一辑）

张六通

学术特色

一、始终不渝地开展《黄帝内经》研究

几十年来,张六通始终不渝地开展《黄帝内经》相关研究,"八五"期间,他作为学科带头人负责筹建省重点学科——内经,此学科经评估达国内先进水平。目前,张六通在国内外内经和中医基础理论学术界具有较高声誉和较大影响力,是国内外知名的中医药专家。

(一)《黄帝内经》思维模式研究

《黄帝内经》中的阴阳学说观点,充分体现了"一分为二"的思维方法。与此同时,《黄帝内经》大量使用了"一分为三"的三分思维,并且常将其与"一分为二"的二分思维综合运用。

1. 病因分类

《黄帝内经》将病因分为阴、阳两类,体现了二分思维。《素问·调经论》云:"夫邪之生也,或生于阴,或生于阳。其生于阳者,得之风雨寒暑;其生于阴者,得之饮食居处,阴阳喜怒。"此段经文,将病因分为外感和内伤两类。《黄帝内经》对病因的分类,除取二分思维外,还采用了"一分为三"的三分思维。如《灵枢·百病始生》云:"夫百病之始生也,皆生于风雨寒暑,清湿喜怒。喜怒不节则伤藏,风雨则伤上,清湿则伤下。三部之气,所伤异类……三部之气各不同,或起于阴,或起于阳……喜怒不节则伤藏,藏伤则病起于阴也;清湿袭虚,则病起于下;风雨袭虚,则病起于上,是谓三部。"此段经文,以三分思维将病因分为三类,即伤人上部之风雨寒暑之气、伤人下部之水湿之气和伤人内脏之喜怒之气,此为该文"上下中外,分为三员"之谓。

2. 人体部位划分

在人体部位的划分上,《黄帝内经》采用了阴阳学说的二分思维,如《素问·金匮真言论》云:"夫言人之阴阳,则外为阳,内为阴;言人身之阴阳,则背为阳,腹为阴；言人身之藏府中阴阳，则藏者为阴，府者为阳。"此段经文，即以阴阳学说的二分法，将人体之外和内、背和腹、腑和脏分别以相对的"阳"和"阴"命之，属于"一分为二"的二分思维。《灵枢·营卫生会》云："上焦出于胃上口，并咽以上，贯膈而布胸中，走腋……中焦亦并胃中，出上焦之后……下焦者，别回肠，注于膀胱，而渗入焉。"此段经文，即以三分思维对人体部位进行三焦划分。

3. 阴阳之气再分

《素问·生气通天论》云："夫自古通天者，生之本，本于阴阳……其生五，其气三，数犯此者，则邪气伤人，此寿命之本也。"《素问·六节藏象论》亦云："故其生五，其气三，三而成天，三而成地，三而成人。"此段经文，在坚持阴阳"一分为二"的基础上，运用"一分为三"的三分思维，又将阴阳之气再分为三阴三阳，这是目前比较统一的认识。

《黄帝内经太素》解释"其生五，其气三"时云："谓天地间九州等物，其生皆在阴阳及和三气。"在此，杨上善将"和"与"阴""阳"并称，用于解释经文中的"其气三"。他认为"阴""阳"和合，化生"和"气，此"和"气与"阴""阳"二气并称，是以为三。此般解释，深合《道德经》中"道生一，一生二，二生三，三生万物。万物负阴而抱阳，冲气以为和"之论。

不管是将阴阳之气分为三阴三阳，还是将气分为"阴""阳""和"三个方面，都说明了其思维方法是在二分思维基础上的三分思维。

4. 经络分类

《黄帝内经》将经络分为"阴经"和"阳经"，是为阴阳之二分思维。但在此基础上，《黄帝内经》又将"阴经"和"阳经"分别一分为三。阳经分为阳明经、少阳经、太阳经，阴经分为太阴经、厥阴经、少阴经。经络系统整体分为阴经和阳经，此为二分思维，阴经和阳经又分别分为三阴经和三阳经，此为三分思维。由此可见，二分思维和三分思维是共存互补的。

5. 脉诊部位划分

《黄帝内经》有人迎、寸口脉诊法，如《灵枢·终始》云："持其脉口人迎，以知阴阳有余不足,平与不平,天道毕矣。"《灵枢·四时气》则明确指出:"气口候阴,人迎候阳也。"一般认为,寸口主要反映内脏情况,人迎主要反映体表情况,在生理情况下,此两处脉象是相应的,来去大小亦相一致。此般脉诊法是将脉诊部位以二分思维分之。但是,《素问·三部九候论》云:"人有三部,部有三候,以决死生,以处百病,以调虚实,而除邪疾。帝曰:何谓三部? 岐伯曰:有下部,有中部,有上部,部各有三候。三候者,有天有地有人也,必指而导之,乃以为真。"此处脉诊部位的划分是基于三分思维的。

6. 结语

综上所述,《黄帝内经》所采用的分类方法,绝不限于"一分为二"的二分思维,还大量使用了"一分为三"的三分思维,并且有时将两者综合运用而互相补充。可以看出,在对事物进行分类时,中医学中"一分为二"的二分思维不具有排他性,在解决实际问题时,假若一以贯之地以阴阳学说的二分思维进行思考,则很有可能走向误区。

因此,全面看待《黄帝内经》的分类方法,不仅是简单的文献整理问题,更重要的是启发我们自觉地运用多元思维方式解决问题。在对事物进行分类时,将"一分为二""一分为三"甚至"一分为多"的思维有机结合起来,对中医基础理论研究和临床研究具有重要的现实意义。

(二)《黄帝内经》天人合一观

1. 天人合一观的概念

天人合一观是中国古典哲学的基本观念,这里的"天"主要有三种解释:①天用来指代包括万物在内的整个自然界,即"天然之天"。这种解释以国学大师季羡林先生的学说为代表,季羡林先生认为天就是大自然,人就是人类。②天是赋予人吉凶祸福,主宰人的命运,并可以与人发生感应关系的存在,是人们敬畏和事奉的对象,即"天命之天"。在几千年的封建社会中,这一直是统治阶级所极力倡导的主流解释。③天是赋予人仁义礼智本性的存在,即"天理之天"。这种解释以儒家思想为代表。

一般认为，天人合一有两层含义：一是人与自然界事物具有一致的发生和发展规律，即"宇宙大天地，人身小天地"；二是人与自然万物起源相同，二者在本质上是相通的，即"天"与"人"是合而为一的。如《庄子·达生》的"天地者，万物之父母也"提出，人作为万物之一，与其他事物一样也来源于天地。汉代董仲舒则明确提出："天人之际，合而为一。"（《春秋繁露·深察名号》）上述两种解释虽然略有出入，但本质上都强调人要服从自然界的客观规律。即《道德经》所谓"人法地，地法天，天法道，道法自然"，明确地将人、地、天、道、自然联系起来，表明人与自然的一致与相通。

2. 提出天人合一观的依据

中国古代哲学家提出天人合一观主要是基于三个方面的认识，即人与自然的同源、同构、同道。

（1）人与自然同源于气：中国古代哲学家认为，气是世界的本原，是构成天地万物的最基本元素，是构成世界万物的本源。东汉王充谓："天地合气，万物自生。"（《论衡·自然》）北宋张载认为"太虚不能无气，气不能不聚而为万物"（《正蒙·太和》）。中医学借用了哲学范畴中气的概念，认为人也是由气构成的，人与自然界万物一样都源于气。《素问·宝命全形论》中"夫人生于地，悬命于天，天地合气，命之曰人""人以天地之气生，四时之法成"等都表达了同样的思想。

（2）人与自然同构：人与自然具有相同或相似的结构。《灵枢·邪客》曰："天圆地方，人头圆足方以应之。天有日月，人有两目；地有九州，人有九窍；天有风雨，人有喜怒；天有雷电，人有声音；天有四时，人有四肢；天有五音，人有五藏；天有六律，人有六府；天有冬夏，人有寒热。"其将自然现象与人的结构和生理现象对应起来，指出人与自然具有相似的结构。

（3）人与自然同道：人与自然万物一样，具有阴阳消长及五行生克制化的规律。《素问·生气通天论》曰："夫自古通天者，生之本，本于阴阳。天地之间，六合之内,其气九州、九窍、五藏、十二节,皆通乎天气。"这段经文说明自然界阴阳之气与人体五脏、九窍相应。《素问·脉要精微论》更具体地描述了人与自然同道的具体表现:"四变之动,脉与之上下。"脉象可随季节而出现春弦、夏洪、秋毛、冬石的变化。一天之中,阳气会随时间的推移出现"人气始生""人气长""人气始衰""人气入藏"的变化。

3. 天人合一观的核心理念是整体观

中医学的整体观包含三层含义,即人体自身是一个整体、人与自然环境是一个整体、人与社会环境是一个整体。自然环境和社会环境都属于中国古代哲学中"天"的范畴,因此,哲学范畴的天人合一观与中医学的整体观基本一致,天人合一观的核心理念是整体观。《黄帝内经》全书讨论了季节、环境、昼夜、晨昏、气候、阴晴、月相等天然因素对人的作用,从养生、诊断、治疗等多个方面构建了人与自然相统一的整体观。

(1) 人与季节相应:自然界四季有生长收藏的变化,人体生理活动也会随之发生相应的改变。《素问·脉要精微论》云:"春日浮,如鱼之游在波;夏日在肤,泛泛乎万物有余;秋日下肤,蛰虫将去;冬日在骨,蛰虫周密,君子居室。"这段经文形象地描述了人体脉象随季节而发生相应变化的基本规律。《素问·四气调神大论》中的"春夏养阳,秋冬养阴"、《灵枢·本神》中的"智者之养生也,必顺四时而适寒暑"等,都强调养生保健要与季节同步。这成为后世养生学家普遍遵循的原则。《黄帝内经》论季节与人的关系时,对有些方面论述得非常具体,比如《素问·热论》云:"凡病伤寒而成温者,先夏至日者为病温,后夏至日者为病暑。"其将季节影响疾病种类的规律精确到某一天,这在中医理论体系中是比较少见。

(2) 地理环境影响生理病理:《黄帝内经》关于环境影响人的生理活动的描述占有很大的比例。如《素问·异法方宜论》云:"故东方之域,天地之所始生也。鱼盐之地,海滨傍水……故其民皆黑色疏理,其病皆为痈疡。……西方者,金玉之域,沙石之处,天地之所收引也。……其病生于内,其治宜毒药。……北方者，天地所闭藏之域也。其地高陵居，风寒冰冽，其民乐野处而乳食，藏寒生满病。……南方者，天地所长养，阳之所盛处也。其地下，水土弱，雾露之所聚也。其民嗜酸而食胕，故其民皆致理而赤色，其病挛痹。……中央者，其地平以湿，天地所以生万物也众。其民食杂而不劳，故其病多痿厥寒热。"这段经文从生存环境、饮食习惯、气候特点、风土人情等多个方面探讨了五方民众的生理病理特点，解释了不同地域治病手段具有差异性的原因。这段经文成为中医学因地制宜治法理论的主要依据，是天人合一观在治疗学中的体现。

（3）月相影响人体气血的盛衰：月相是天人合一观中属于"天"范畴的直接而重要的因素，《灵枢·岁露论》和《素问·八正神明论》都有关于月相影响人体气血的描述。《素问·八正神明论》云："是故天温日明，则人血淖液而卫气浮，故血易泻，气易行；天寒日阴，则人血凝泣而卫气沉。月始生，则血气始精，卫气始行；月郭满，则血气实，肌肉坚，月郭空，则肌肉减，经络虚，卫气去，形独居。是以因天时而调血气也。"这段经文不但描述了月相变化与气血的关系，而且还提出了"因天时而调血气"的治疗原则，对后世形成的包括自然疗法在内的中医治法理论起到了奠基石的作用。

（4）昼夜晨昏影响阳气的盛衰：《素问·生气通天论》中的"平旦人气生，日中而阳气隆，日西而阳气已虚，气门乃闭"描述了一天当中阳气的盛衰变化。阳气是人体疾病康复的主要影响因素，所以，疾病会随昼夜的变化而变化，故《灵枢·顺气一日分为四时》云："夫百病者，多以旦慧昼安，夕加夜甚。"自然疗法中的日光浴、子午流注针法、顺时锻炼等的理论依据均来源于此。

（5）疾病变化与风雨阴晴有关：人体的生理病理除了与季节、时间、地域等天然因素有关以外，《黄帝内经》中还有关于气象、气候影响疾病的描述。《素问·风论》曰："首风之状，头面多汗，恶风，当先风一日则病甚，头痛不可以出内，至其风日，则病少愈。""首风"这一病名现在已经基本不用，但首风的病情会在起风的前一天加重，这种疾病变化的规律，对现代临床仍有重要的价值，并且告诉后人遇到具有这种规律的疾病时，需要从风论治，这是天人合一观在中医治疗学中的具体体现。

（6）从整体出发确定治疗原则：关于天人合一观在治疗原则方面的运用，《黄帝内经》进行了多层次描述。《素问·疏五过论》中的"圣人之治病也，必知天地阴阳，四时经纪"提出，确立治疗原则需要与天地四时阴阳结合，这是宏观的要求。《灵枢·逆顺肥瘦》中的"圣人之为道者，上合于天，下合于地，中合于人事，必有明法"，一方面简练地描述了天人合一的基本思想，另一方面提出了治疗疾病需要从天、地、人入手，更全面地体现了天人合一观。《素问·五常政大论》曰："西北之气散而寒之，东南之气收而温之，所谓同病异治也。"这段经文规定了四方疾病治疗的具体原则，确立了"同病异治"的治疗法则，具有较强的可操作性，是最直接的体现天人合一观的治疗原则。

（三）《黄帝内经》全息论思想

全息一词由匈牙利物理学家嘎伯提出，它源于物理学激光全息照相。全息的概念已被引入许多学科，我国学者张颖清在全息论的启发下发现了生物全息现象，并创立了"全息生物学"。中医学的全息论思想源于《黄帝内经》，在整体观的高度，自发、朴素而全面地探讨了人体生命的全息现象和规律，并将其思想应用于临床，有效地指导着临床实践。《黄帝内经》的全息论思想涉及人与自然、人与社会和人体内部三个方面。

1. 人是自然的全息元

所谓全息元，就是局部可以反映整体的信息，换言之，即局部是整体的缩影。人居天地之间、气交之中，因此人体生命活动乃自然界整体信息的反映。

（1）人与自然界阴阳五行之气全息相通：《素问·宝命全形论》指出："人以天地之气生，四时之法成。"自然界阴阳五行之气无时无刻不与人体之气相通，从而使人体之气打上自然界的烙印。《素问·阴阳应象大论》说，"天有四时五行，以生长收藏，以生寒暑燥湿风"，说明四时阴阳五行之气分别与人体五脏之气相通。如肝主生，为"阴中之少阳"，通于春气；"东方青色，入通于肝"。春气通于肝，肝便具有自然界少阳之气及五行中木的基本特性。

（2）人与自然界阴阳五行之气全息相应：姚止庵所著《素问经注节解》云："人得天地之气以为气，故常与四时生长收藏相应也。"对阴阳之气而言，"冬至四十五日，阳气微上，阴气微下；夏至四十五日，阴气微上，阳气微下"，从而人体脉象亦有"春夏脉浮大，秋冬脉沉小"的变化，反映了自然界阴阳之气对人体阴阳之气的影响。对五行之气而言，"春气在经脉，夏气在孙络，长夏气在肌肉，秋气在皮肤，冬气在骨髓中"，人体脏真之气，则春散于肝，夏散于心，长夏散于脾，秋散于肺，冬散于肾，分别与自然界五行之气相应；脉象亦有"春应中规，夏应中矩，秋应中衡，冬应中权"的变化。

《灵枢·岁露论》说："人与天地相参也，与日月相应也。"在长期生活实践中，人体逐步形成了与自然界阴阳五行之气全息相通相应的生命节律。因此，人体生命活动还能全息反映自然界的时间周期，表现出如亚日节律、周日节律、周月节律、周年节律和超年节律等时间周期节律。

2. 人是生物界的全息元

生物界中的动植物是人体营养物质的基本来源，即所谓"五谷（谷）为养，五果为助，五畜为益，五菜为充"。长期的物质生活，使人与动植物结下了不解之缘，动植物之气味与人体五脏之气相通相应。人体五脏亦反映出动植物五色、五味及五行的基本特性。如《素问·金匮真言论》指出："东方青色，入通于肝……其味酸，其类草木，其畜鸡，其谷（谷）麦……其臭臊"；"南方赤色，入通于心……其味苦，其类火，其畜羊，其谷（谷）黍……其臭焦"；"中央色黄，入通于脾……其味甘，其类土，其畜牛，其谷（谷）稷……其臭香"；"西方白色，入通于肺……其味辛，其类金，其畜马，其谷（谷）稻……其臭腥"；"北方黑色，入通于肾……其味咸，其类水，其畜彘，其谷（谷）豆……其臭腐"。这是自然界动植物与人体五脏色味相通相应的基本归类。

3. 人是社会的全息元

人与社会的全息关系，主要是通过政治、经济、道德、心理、信仰、民俗、饮食、劳逸等对人体的影响而反映出来的。

（1）身心状态是政治、经济、道德、心理的全息反映：《黄帝内经》将古代分为上古（远古）、中古、暮世（今时）三个历史阶段。《黄帝内经》认为：远古时代，人们群居群劳，私有观念尚未萌生，"内无眷慕之累，外无伸官之形"，道德高尚，情志内伤少，故身体健壮，心情恬愉而少病。暮世之时则不然，诸侯纷争，战乱频繁，百姓民不聊生，体弱多病；而王公大人"以酒为浆，以妄为常，醉以入房，以欲竭其精，以耗散其真"，"嗜欲无穷，而忧患不止"，道德衰败，故体弱心疲而多病。

（2）体质疾病是地域、环境、饮食、民俗的全息反映：五方之人，因环境、饮食和民俗等的不同，而表现出体质强弱和疾病易感性的差异。《素问·异法方宜论》指出：东方临海，其民食鱼而嗜咸，"其民皆黑色疏理，其病皆为痈疡"；西方沙漠之地，"水土刚强"，其民食肉而肥胖，"其病生于内"；北方高寒地带，"其民乐野处而乳食，藏寒生满病"；南方气候炎热潮湿，"其地下，水土弱"，"其民嗜酸而食胕，故其民皆致理而赤色，其病挛痹"；中央地平而沃，物产丰富，"其民食杂而不劳，故其病多痿厥寒热"。这说明五方之人的体质及疾病各具特点。

4. 脏腑组织是生命活动的全息元

整体生命活动的信息，可以从脏腑组织反映出来。

（1）每一脏腑与整体生命活动全息相关：人体是一个有机的整体，脏腑是人体生命活动的中心，脏腑相连，其气相通，所以每一脏腑均与整体生命活动全息相关。具体而言，五脏之气互渗互含，正如张介宾的《景岳全书》所说："五脏五气，无不相涉，故五脏中皆有神气，皆有肺气，皆有胃气，皆有肝气，皆有肾气……各有互相倚伏之妙。"这说明五脏之中每一脏还蕴含其他各脏气的物质或功能。清代何梦瑶的《医碥》指出："五脏各具五行。"可见每一脏又是一个更小的系统和全息元。由此说明，一脏之中，五脏之气存焉；五脏之中，一脏之气存焉。因此，一脏的功能可以反映五脏整体功能的状态。

（2）每一组织、器官与整体生命活动全息相关：每一组织、器官分属于相关脏腑，其与整体生命活动的联系，除所主脏腑外，还分别与其他脏腑经络相连。也可以说，人体的每一组织或器官均反映了整体生命活动的信息，即局部是整体的缩影。如面部有五脏六腑的分区，是因为"十二经脉，三百六十五络，其血气皆上于面而走空窍"，"五藏之气阅于面"。再如目，除了为肝窍外，还与五脏六腑有联系。《灵枢·大惑论》说："五藏六府之精气，皆上注于目而为之精。精之窠为眼，骨之精为瞳子，筋之精为黑眼，血之精为络，其窠气之精为白眼，肌肉之精为约束，裹撷筋骨血气之精，而与脉并为系。上属于脑，后出于项中。"因此，目的功能及外象亦是脏腑功能的全息反映。

5. 经络腧穴是脏腑的全息元

（1）经络是脏腑的全息元：经络发自脏腑，十二经脉各有所属脏腑，或属脏络腑，或属腑络脏，因此经络是所属脏腑的全息元，可全息反映所主脏腑及其他脏腑的生理、病理信息。如《灵枢·经脉》说："肺手太阴之脉，起于中焦，下络大肠，还循胃口，上膈属肺……其支者，从腕后直出次指内廉，出其端。"由于肺脉起于中焦，"肺朝百脉"，所以腕后寸口之脉既可反映肺的生理、病理状态，又可全息反映五脏六腑的生理、病理变化。同理，其他经脉亦应具有同样的作用。此外，每经的"是动病""所生病"便全息反映了本脏及相关脏腑的病变。

（2）腧穴是脏腑经络的全息元：腧穴源于经络，一般反映所属脏腑经络的生理、病理信息。如《灵枢·九针十二原》说："十二原者，五藏之所以禀三百六十五节气味也。五藏有疾也，应出十二原，十二原各有所出，明知其原，睹其应，而知五藏之害矣。"十二原即十二经之原穴，如肺之原太渊，心之原大陵，肝之原太冲等。张介宾注："此十二原者，乃五脏之气所注，三百六十五节气味之所出也。"此意即十二原穴是五脏精气向外输注于全身腧穴的要会之处，所以十二原是五脏之气的全息元。

（四）《黄帝内经》阳气理论研究

阳气理论是《黄帝内经》中的重要学术思想。在阴阳之气相对的关系中，古人更重视阳气的主导作用。《黄帝内经》从生理功能、病理变化、病因病机、疾病诊治、疾病预后及养生保健等方面阐述了人体阳气的重要性。其重视阳气的思想对后世医家影响颇深，也促生了重视阳气、偏于温补的学术流派。《黄帝内经》重视阳气的理论在各科疾病的发病学与治疗学上至今仍有重要的指导意义。

目前，温阳理论已成为中医学的重要治疗理论，但温阳理论的源流和传承研究尚不够系统。虽然时有学者论及，但多为对某一年代某一医家重视阳气思想的整理，颇不系统，对《伤寒论》阳气理论的论述居多，而对《黄帝内经》阳气理论及其对后世的影响的论述较少，这影响了对《黄帝内经》学术价值的评价，更使中医学之温阳理论失于连贯和全面。

正是基于以上方面，张六通之研究，辨析《黄帝内经》中气与阳气的概念，系统梳理、总结《黄帝内经》阳气理论，评述后世重视阳气之代表医家的学术思想，以及阳气理论在现代临床中的运用。

关于《黄帝内经》中的气与阳气研究，通过文献评析，结合临床实际，张六通认为《黄帝内经》中的气有四时之气、六淫之气、正气、邪气等诸多名称，但不离开三个层面，即本义之气、哲学之气和万物之气。《黄帝内经》中阳气的内涵和层次包括自然概念和人体概念，人体中阳气的概念是相对的。《黄帝内经》叙述气与阳气的概念清晰，叙述有条理，对理解经文字义大有裨益。

通过研究，张六通梳理出《黄帝内经》阳气理论包含三个部分：理论渊源、主要内容和阴阳一体，其中，"主要内容"是理论主体。张六通通过分析经文原旨，得出阳气理论的内容包括四个方面的结论：阳气有"若天与日"的重要作用；人与自然之间"阳气通天"；人与社会之间"烦劳则张"；阴气与阳气之间"阳密乃固"。这些研究从阳气角度论述了天、地、人之间的相互联系，讨论和分析了医学科学最基本的课题——生命的阳气规律。

历代医家正是在《黄帝内经》阳气理论所提供的理论原理及所采用的方法论的基础上，通过不断的探索、实践和创新，使阳气理论得到持续的发展，为人类的繁衍与健康做出了不可磨灭的贡献。通过研究《黄帝内经》阳气理论对后世医家学术思想的影响，张六通总结出后世代表医家阳气理论的内容和学术特点。

时至今日，《黄帝内经》阳气理论对中医学术的研究发展及临床实践，仍然具有重要的指导价值。

（五）《黄帝内经》情志学说研究

中医学的情志是指喜、怒、忧、思、悲、惊、恐七种情绪，又称"七情"，是人的精神意识对外界事物的反应。《黄帝内经》中有大量关于情志的论述，成为中医学情志学说的基础。

1. 影响情志的十个因素

《黄帝内经》讨论情志影响因素的论述散见于多个篇章，约而言之有十种。

（1）脏腑：《黄帝内经》论述情志与脏腑的关系既讲生理的，也讲病理的。《素问·阴阳应象大论》说："天有四时五行，以生长收藏，以生寒暑燥湿风。人有五藏化五气，以生喜怒悲忧恐。"这段经文说明情志发于五脏，是讲的生理情况。《灵枢·九针论》则论述了脏腑功能异常时情志变化的一般规律，云："精气并肝则忧，并心则喜，并肺则悲，并肾则恐，并脾则畏，是谓五精之气，并于藏也。"

（2）经络：《黄帝内经》从情志损伤经络和经络导致情志异常两个方面展开讨论。《素问·痿论》说："悲哀太甚，则胞络绝，胞络绝，则阳气内动，发则心下崩，数溲血也。"这段文字指出情志过极可以损伤胞络。《素问·缪刺论》则强调了经络的异常可导致情志变化，说："邪客于足少阴之络，令人嗌痛，不可内食，无故善怒，气上走贲上。"

（3）气血：气血是情志产生的物质基础，气血的盛衰和运行都会影响情志活动。《素问·调经论》云"血有余则怒，不足则恐"，又谓"血并于上，气并于下，心烦惋善怒。血并于下，气并于上，乱而喜忘"。

（4）阴阳：《素问·病能论》曰，"阳气者，因暴折而难决，故善怒也，病名曰阳厥"，说明阳气暴折可见善怒。《灵枢·口问》说，"大惊卒恐，则血气分离，阴阳破散，经络厥绝，脉道不通，阴阳相逆"，说明情志损伤阴阳。

（5）神：《素问·调经论》曰，"神有余则笑不休，神不足则悲"，说明喜怒与神相关。广义的神指整个生命活动的外在表现，狭义的神指精神意识、思维活动。《素问·调经论》所说的神应该包括广义和狭义两种含义。

（6）运气：《素问·至真要大论》云，"太阳司天，寒淫所胜，则寒气反至，水且冰，血变于中，发为痈疡，民病厥心痛，呕血、血泄、鼽衄，善悲，时眩仆"，说明在"太阳司天"的年代，人们的情志常常表现为"善悲"。

（7）月象：《素问·八正神明论》曰，"月始生，则血气始精，卫气始行；月郭满，则血气实，肌肉坚；月郭空，则肌肉减，经络虚，卫气去，形独居"，说明人体气血可以随月亮的圆缺而发生盛衰变化。气血是精神情志活动的物质基础，因此情志与月亮之间可以以气血为中介构成密切联系。

（8）体质：《灵枢·通天》曰，"少阴之人，小贪而贼心，见人有亡，常若有得，好伤好害，见人有荣，乃反愠怒"，说明体质会影响情志活动。

（9）年龄：《灵枢·天年》曰，"六十岁，心气始衰，苦忧悲，血气懈惰，故好卧"，说明年龄大导致"苦忧悲"。

（10）疾病：《灵枢·五邪》曰，"邪在心，则病心痛，喜悲时眩仆"，《灵枢·本神》曰，"肝气虚则恐，实则怒"，"心气虚则悲，实则笑不休"。这些经文指出五脏病变可以导致情志异常。

综上所述，《黄帝内经》认为影响情志的因素非常复杂，既有机体自身的因素，如脏腑、经络、气血、阴阳等，又有外界环境的因素，如运气变化、月亮周期等；既有生理活动的调节，又有病理情况的作用；既有体质等静态因素，又有年龄等动态因素。以《黄帝内经》的论述为基础，后世逐渐形成了颇具特色的中医情志学说。

2.《黄帝内经》制怒方法

基于上述情志相关理论，《黄帝内经》提出了很多调节情志的具体方法，关于制怒方法的论述最多。

（1）以情胜情：《黄帝内经》提出了用情志制怒的方法，后世称之为以情胜情。《素问·阴阳应象大论》和《素问·五运行大论》均有"怒伤肝，悲胜怒"的说法。

（2）调整脏腑功能：《灵枢·本神》曰，"肝藏血，血舍魂，肝气虚则恐，实则怒"。《杂病源流犀烛》指出："治怒为难，惟平肝可以治怒，此医家治怒之法也。"因此，从调整脏腑功能的角度来看，善怒者应从泻肝着手。

（3）调节阴阳平衡：《灵枢·行针》说，"多阳者多喜，多阴者多怒"，《素问·病能论》载，"帝曰：有病怒狂者，此病安生？歧（岐）伯曰：生于阳也"。因此，制怒的方法可以分为两种：一者，多阴者之郁怒，予疏理气机，解除阴盛所致的抑郁沉滞状态；二者，阳盛所致的愤怒，应平抑上亢之阳。

（4）驱邪以制怒：《素问·风论》云，"心风之状，多汗恶风，焦绝，善怒吓……肝风之状，多汗恶风，善悲，色微苍，嗌干，善怒"。此段经文说明心风和肝风均可导致善怒，也说明以驱邪祛风为手段能够达到制怒的目的。

（5）针刺制怒：《灵枢·杂病》曰，"喜怒而不欲食，言益小，刺足太阴；怒而多言，刺足少阳"，提出刺足太阴经、足少阳经以制怒的法则。

（6）顺应五运六气：《素问·气交变大论》说，"岁木太过……甚则忽忽善怒……岁土不及……善怒"，指出在"木太过"和"土不及"的年份，民众均可出现"善怒"，提示在这两类年份，人们应该注意控制情绪，最大限度地降低怒对健康的影响。

（7）修身养性：《灵枢·本神》云，"志意和则精神专直，魂魄不散，悔怒不起，五藏不受邪矣"。这里的"志意和"就是说心态保持乐观从容，心平气和，是修身养性的最佳境界。修身养性以减少发怒，应属制怒诸法中之最佳者。

综上所述，在《黄帝内经》理论中，怒的形成首先依赖于脏腑经络，又以气血阴阳作为物质基础。因此，怒作为一种不良的情绪刺激，对人体的损害就必然涉及五脏六腑、气血阴阳的多个方面。并且怒既是造成疾病的诱因，又是疾病的临床表现。在多数情况下，以怒为中介所导致的疾病，常常是怒与疾病互为因果，如肝病者善怒，怒又最易伤肝等。所以制怒不仅是治疗疾病的手段，也是养生防病的措施。由于怒的形成具有多元性，所以制怒就必须根据不同情况，辩证选择恰当的方法。随着现代社会生活工作节奏的逐渐加快,包括怒在内的情绪刺激对人们健康的影响也必将越来越大,因此,深入研究《黄帝内经》等经典著作中有关情绪致病和防止情绪刺激的内容具有较大的实践价值。

(六)《黄帝内经》药性与用法

《黄帝内经》对中药学做出了巨大贡献,是后世中药学理论的基础。

1. 确立了中药性能的基本理论

中药的性能,即四气五味、升降浮沉、归经、有毒无毒等,是中医临床用药的理论依据。《素问·阴阳应象大论》所载"阴味出下窍,阳气出上窍。味厚者为阴,薄为阴之阳,气厚者为阳,薄为阳之阴。味厚则泄,薄则通。气薄则发泄,厚则发热"从总体上提出药物(包括食物)具有气和味,并以其阴阳属性概括它们的功能特点。《素问·至真要大论》的"寒者热之,热者寒之",《素问·五常政大论》中的"治温以清""治清以温",即用寒性药治热病,用热性药治寒病,具体指出了药物的寒、热、温、凉四性及其作用。

对于药物的五味,《素问·至真要大论》有"辛甘发散为阳,酸苦涌泄为阴,咸味涌泄为阴,淡味渗泄为阳。六者或收或散,或缓或急,或燥或润,或软或坚,以所利而行之,调其气,使其平也"的记载,《素问·藏气法时论》载,"辛酸甘苦咸,各有所利","辛散,酸收,甘缓,苦坚,咸软",其对药食五味及其作用进行了高度概括。《素问·宣明五气》中"酸入肝,辛入肺,苦入心,咸入肾,甘入脾",以及《素问·藏气法时论》中的"肝苦急,急食甘以缓之""肝欲散,急食辛以散之"等论述,可以说是后世中药归经理论的先导。

从以上所论,不难看出,《黄帝内经》确实为认识中药性能奠定了理论基础。这些认识不仅已经被千余年的临床实践所反复检验而沿用至今,而且对后世相关理论的进一步发展完善无疑起到了重要的指导作用。

2. 建立了方剂学的制方法则

关于方剂,《黄帝内经》中载有十三方。其中除"生铁落饮""鸡矢醴""小金丹方"可谓已定方名外，其余的只载有具体的药名。《黄帝内经》按照药物的作用和病情的特点，分别提出了两类制方法则。

一是按所选药物作用的主次分君、臣、佐、使组方。《素问·至真要大论》说："方制君臣何谓也？岐伯曰：主病之谓君，佐君之谓臣，应臣之谓使。"这里首先提出了"方制"的概念，并借用当时国家体制中的官职地位说明了制方的内容和原则，至今仍属于方药配伍的规范。

二是针对病情分制"七方"。"七方"即奇方、偶方、大方、小方、缓方、急方、复方。《素问·至真要大论》说："气有高下，病有远近，证有中外，治有轻重，适其至所为故也。""适其至所"就是要使方药适至其病所而达到治疗目的，"七方"是为"适其至所"而设的。所谓奇方、偶方，是以方中药物味数之阴阳奇偶而定的组方法则，"近者奇之，远者偶之"，王冰谓："汗药不以偶方，泄下药不以奇制。"所谓大方、小方，是以药味多少和药量大小确定的组方原则，如"君一臣二，制之小也；君一臣三佐五，制之中也；君一臣三佐九，制之大也"，是以药味的多少分大方、小方。而"大者数少，小者数多，多则九之，少则二之"，则是以每味药的药量分大方、小方。

此二法各有所宜，在历代医家制方中屡见不鲜。

虽然后世对七方的概念和内容已经有较大的发展，但《黄帝内经》中针对病情，提出组方时注意药味多少、药量大小、药性峻缓等法则，是制方中因病制宜的具体体现。

3. 关于药物的炮制和制剂

药物的炮制和制剂，是中药学的重要内容。在《黄帝内经》十三方中，虽然涉的药物仅有三十余味，但在药物的选择、炮制和制剂等方面却包含了长期实践中积累的丰富经验。

在《黄帝内经》所载药物中，植物药有蜀椒、干姜、桂心、半夏等十四味，根、茎、果实皆收入药；动物药有雀卵、乌贼骨、鲍鱼汁、豕膏、马膏，虽只有五味，却包括动物的骨、肉、膏、卵；矿物药有紫金、雄黄、雌黄、辰砂、生铁落等，至今仍属常用药之列；其他还有酒、蜜、头发、鸡矢、马矢等。《黄帝内经》所载药物的品种，无疑对历代医药家在实践中进一步发现和运用药物起到了重要的启发和指导作用。

从现有文献看，药物的炮制和制剂不仅肇始于《黄帝内经》，而且其中所载内容反映出当时的医药家对药物及其运用的认识已达到了相当的水平。在药物的炮制方面，有直接对生药桂心、蜀椒、干姜的"㕮咀"，又有制作小金丹"研之三日"的研末法。《素问·缪刺论》对左角发的"燔治"（即成血余炭），当是烧炭为药的先例。在药物制剂方面，《黄帝内经》中不仅有汤剂、酒剂，而且已具丸、散、膏、丹等剂型，还有药巾之类。从剂型的制作来看，除水"煮"为汤剂，酒"渍"为"醪药"外，有些方剂制作之细腻、方法之多端，堪称生动活泼，丰富多彩。

4. 关于方药的煎、服、用法

《黄帝内经》所载十三方，包括内治、外用两大类。内治有煎汤内服、研散冲服、膏剂冷服、丸剂吞服，外用有药熨、涂膏、擦酒等，而在此中，又包含了对药物煎、服、用法的可贵经验和法则。

首先，对煎制、服用时用的水、火已有所选择，即除用一般的水、火外，煎半夏秫米汤宜取"以流水千里以外者八升，扬之万遍，取其清五升"；服小金丹时，当用"冰水下一丸"；而煮半夏秫米汤需"炊以苇薪火"，在马膏膏法中选用生桑炭火，在寒痹熨法中则用"马矢煴"。以上水和火的选择运用，都是针对一定病情而设，具有一定理法。

关于汤剂的煎煮法，陵翘饮中"以水一斗六升煮之，竭为取三升"，已大约指出了煎煮的程度。而半夏秫米汤之"炊以苇薪火，沸置秫米一升，治半夏五合，徐炊，令竭为一升半"，更提出了需水沸置药，而后"徐炊"的煎煮要求。后世医家发展的急煎、浓煎之类的方法，可能也是受启发于此。

对于内治药的服法，从时间上说，有小金丹的空腹晨服，又有泽泻散、乌贼骨丸的"为后饭"，而服半夏秫米汤则宜"日三稍益"。服用药末丸散，既有水送小金丹，亦有酒冲左角发；"饮鲍鱼汁"送服乌贼骨丸，已是法中有法；而《灵枢·

痈疽》指出豕膏宜"冷食"，陵翘饮需"强饮"并"厚衣，坐于釜上"，以及左角发酒治尸厥而"不能饮者，灌之"等，则又属法外之法了。此外，送泽泻散"三指撮"，服半夏秫米汤"一小杯"，吞乌贼骨丸"以五丸"，小金丹"服十粒"，则分别指出了不同剂型和病情的每次服药量。而所述服鸡矢醴"一剂知，二剂已"，虽未免有偏，但服半夏秫米汤以"汗出"为见效的征象则是可取的，其中指出的"以知为度"，更是历代医家乐于采用的判断药量、药效的说法。还需指出，《素问·五常政大论》中"治热以寒，温而行之；治寒以热，凉而行之"的记载，至今仍作为针对特殊病情的服药反佐法，如"承气热服""姜附寒饮"即是这种服药法的具体运用。

《黄帝内经》中外用方药用法的特点是综合施治。如治米疽"疏砭之，涂以豕膏"，是涂膏与砭刺合用；药巾治寒痹，"炙巾，以熨寒痹所刺之处……每刺必熨"，是强调药熨与针刺并施；治口僻（口歪）"以马膏，膏其急者；以白酒和桂，以涂其缓者，以桑钩钩之，即以生桑炭置之坎中，高下以坐等。以膏熨急颊，且饮美酒，噉美炙肉，不饮酒者，自强也，为之三拊（通"抚"）而已，治在燔针劫刺，以知为数"。此以面部两侧病证缓急之异而分别涂熨马膏，擦抚药酒，并合桑炭火烘、桑钩牵引以及烧针劫刺诸法，"以知为数"，以正其僻。

5. 结语

《黄帝内经》中关于中药的性能、方剂制方法则、中药的炮制和制剂，以及中药的煎、服、用法的部分论述，涉及中药学从理论到实践的各个方面。其中，按君、臣、佐、使的组方原则，根据中药性能和病情确定药味、药量的法度，长期指导着祖国中医药学的临床实践，可以之为准绳；对中药性能、药名、药量、炮制、方剂及制剂的记载，是中医药学的理论渊源和依据，对后世中药学、方剂学、炮制学、制剂学的形成和发展，有重要的指导和促进作用；其关于中药的煎、服、用法，内容丰富多彩，理法寓意深长，不仅足以启蒙当时，而且可以垂训后世。因此，《黄帝内经》不仅是中医学及其理论的渊源，而且为中药学的形成和发展奠定了基础。

二、坚持开展藏象学说及其应用研究

（一）强调以五脏为中心的中医整体生理观

《黄帝内经》所载藏象的基本概念和内容，形成了中医学藏象学说的理论体系，至今仍然是我们整理和研究的重要课题之一。本文拟从《黄帝内经》有关藏象学说的论述浅谈藏象学说的特点，以就正于同道。

1. 藏象是对整体机能的概括

中医学的藏象，从本质上讲，是对人体整体机能的分类概括。藏象的概念，始见于《素问·六节藏象论》。它从三个方面分别概括了心象系统、肺象系统、肾象系统、肝象系统、脾象系统的整体机能：一是各脏的中心功能，如心为"生之本，神之变"；二是各脏与形体器官的联系，如心，"其华在面，其充在血脉"；三是各脏的属性及与自然的关系，如心"为阳中之太阳，通于夏气"，从而形成了与自然界息息相关的整体机能活动。《素问·灵兰秘典论》又称十二脏为"十二官"，其意义殊深。官，职能也。唐容川说："官为所司之事也，无病则各守其职，有病则自失所司。"这说明十二官就是对人体十二个职能单位的概括。

诚然，《黄帝内经》虽已经粗略地提出了解剖的概念（"其死可解剖而视之"），但是，这些粗浅直观的解剖没有也不可能成为中医学系统深入地研究人体生理活动的认识基础。众所周知，西医是伴随现代工业和科学技术的发展而形成的，因而它有条件以实体解剖作为认识基础，以微观和各种实验手段来认识人体的功能活动；中医则是在生产和科学水平低下，缺乏显微观察和实验手段的条件下形成的，这就迫使它只能以活体生命活动为对象，依据正面的经验（主要是医疗经验）和对自然及生活的严密观察，去认识和总结生命活动的规律，表现为对整体机能的研究成果突出。正是由于中、西医在特定的历史条件下采用了不同的认识依据和研究方法，所以形成了各具特点的不同医学理论体系。《黄帝内经》记载，祖国医学主要从以下三个方面认识藏象。第一，通过长期的生产实践，从自然认识人体。恩格斯说：科学的发生和发展一开始就是由生产决定的。显然，人类的生产活动亦是医学科学发生和发展的基础。譬如，古代人类的生产活动，主要是与季节气候关系密切的畜牧业和农业，将自然界生物与季节气候的关系推论到人体，于是形成了藏象学说中脏腑与季节气候的关联性，从生产经验中的清沟排渍，推论疏通三焦有利水消肿的功能等，都是从生产中了解到的自然现象和规律对人体进行的推论。第二，通过反复地观察生活，从生理现象推论生理功能。"有诸内，必形诸外。"通过观察和体验生活，可以了解部分生理现象，这对推论脏腑的生理功能具有重要意义，如悲忧哭泣太过，则见气短、声嘶，由此可认识到肺"主气""在志为悲"，与声音有关。第三，通过大量的临床实践，从病理现象推论生理功能。《素问·玉机真藏论》说："善者不可得见，恶者可见。"正常的生理现象虽然亦可见于外，但是由于它们彼此协调，浑然一体，往往难以察知各脏的独特生理功能，而异常的病理现象则常常能显示出各脏的功能特点，特别是在一脏单独为病时，更易被人察觉。如风寒咳嗽患者，除见咳嗽外，还可见到发热恶寒、鼻塞或流清涕等症状，于是推知肺"在气为咳，在液为涕"，"在声为哭，在变动为咳……在志为忧"。由于病理现象的特异性及易被察觉，并且有治疗方面验证的基础，所以从病理现象反推生理功能是藏象学说形成的最主要的认识基础。《灵枢·本藏》中的"视其外应，以知其内藏，则知所病矣"就是这种方法运用的体现。

以上可见，藏象是对整体机能的分类概括，而不是形质脏器的单一反映。若将藏象等同于脏器，而用"脏腑学说"的名称代替"藏象学说"，是不能反映藏象理论的特点的，只有从整体机能的角度去认识、研究，才能把握藏象和藏象学说的实质。

2. 阴阳五行是总结藏象学说的思维方法

恩格斯说：不管自然科学家采取什么样的态度，他们还得受哲学的支配。阴阳五行学说作为我国古代重要的哲学思想，曾经对我国古代自然科学的发展产生了极大的影响。《黄帝内经》正是古代医家运用哲学中的阴阳五行学说对秦汉以前丰富的医疗经验及散在的医学理论进行总结概括而形成的医学专著。任继愈在《中国古代医学和哲学的关系——从黄帝内经来看中国古代医学的科学成就》一文中指出：如果没有秦汉之际的阴阳五行的唯物主义学说，就没有《黄帝内经》这部光辉的经典著作。换言之，在当时的条件下，如果没有阴阳五行学说作为祖国医学概括人体生理病理、指导诊断和治疗的思维方法，就不会有中医学独特的医学理论，更不会形成藏象学说。

阴阳五行学说认为，客观世界的事物和现象都存在着阴阳的对立、互根、消长、转化规律和五行的生克制化规律。《黄帝内经》采用当时的取象比类法，运用这些规律解释自然和说明人体的生命活动，如《素问·五藏生成》说："五藏之象，可以类推。"如何类推？王冰注曰："犹可以物类推之。何者？肝象木而曲直，心象火而炎上，脾象土而安静，肺象金而刚决，肾象水而润下。"《重广补注黄帝内经素问》亦说："乃与岐伯上穷天纪，下极地理，远取诸物，近取诸身，更相问难……而内经作矣。"由此可见，取象比类法亦是古代医家运用阴阳五行学说认识人体、概括医学理论过程中的重要说理方法和思想方法。在医疗实践的基础上，"援物比类"便能"化之冥冥"（《素问·示从容论》），进而把握事物的本质。正是运用阴阳五行学说的自发辩证法则，取象比类地从自然到人体、从实践到理论，才促进了中医学及藏象学说的形成和发展。《素问·阴阳应象大论》《素问·金匮真言论》等篇便运用五行比类法，按事物的不同性质、作用、形态等，对外而四时、六气、五方、五色、五味……内而五脏、六腑、五官、五体、五志等进行广泛的联系，分别归属于木、火、土、金、水五类之中，从而形成了以五脏为中心的各具特点的功能活动系统。这五大系统概括了人体全部的生理功能、病理变化及人与自然的关系，反映了整体生命活动。如依据《素问·阴阳应象大论》中"东方生风……在志为怒"这段文字和《灵枢·本藏》中"肝合胆"的论述，便形成了以肝木为中心的外与风气、苍色、酸味、东方，内与胆、目、筋、角音、呼声、握态等相联系的肝象系统。此种五行比类，借助五行生克制化规律在一定程度上反映了脏腑形体之间以及人与自然之间的内在联系，所以，一位外国学者指出，正是由于这种观点,五行动力模型很有意义,它对了解某些人类活动的机理可能具有潜在的帮助。《黄帝内经》还运用阴阳比类法概括说明藏象学说中脏腑及精、气、血、津液的功能特点和运行分布规律。孰者为脏? 孰者为腑? 古人也曾无定论,"或以脑髓为藏,或以肠胃为藏,或以为府"。但用阴阳比类脏腑时,结论便容易得出:阳动阴静,脏属阴,故藏精气而不泻;腑属阳,故化水谷行津液而不藏,各自显示出了不同的功能特点。再以精、气、血、津液来说,气属阳,气主煦之,血属阴,血主濡之;精属阴,为生命之根基,气属阳,是生命的动力;卫性剽悍,行于脉外,营性柔和,行于脉中;津属阳,质清稀,濡于表,液属阴,质浓稠,润于里。这些都是从阴阳、动静、刚柔、内外所推导出来的人体生理理论,不仅反映出脏腑及精、气、血、津液的各自不同属性,而且还反映了它们之间的对立、互根、消长、转化的生理联系及病理影响关系。

由此可见,阴阳五行学说作为自发辩证的方法论,指导了藏象学说的形成,是总结医学经验,使感性认识上升为理性认识的思想方法。在藏象学说中,阴阳五行学说概括说明了人体各组成部分的相关属性、联系和运动变化规律,甚至直接取代了医学的部分内容,而成为藏象学说不可分割的组成部分。

3. 五脏中心论是藏象学说的核心内容

藏象学说以五脏为中心,运用阴阳五行学说分别联系六腑、经络以及五官、五体等所属组织、器官,把人体所有的功能活动、病理变化分属于五个不同的功能活动系统,并以五脏为中心来阐明人体的生理、病理及诊断、治疗等,从而形成了"五脏中心论"。五脏为什么是人体生命活动的中心呢?《黄帝内经》解释如下。

(1) 五脏所藏之精气,是人体生命活动的物质基础。《黄帝内经》采用当时盛行的宋尹学派的"精气学说"作为认识论,提出精是构成人体的最基本物质。精,包括精、气、血、津液等,藏于五脏而为人体所用,如心主血脉,推动血行脉中以营养全身等。所以,五脏不能损伤,精气不可散失,否则伤脏耗精,甚至危及生命。故《灵枢·本神》说:"是故五藏主藏精者也,不可伤,伤则失守而阴虚,阴虚则无气,无气则死矣。"

（2）五脏生神,概括了整体的生命活动。神有广义和狭义之分,但是均源于肾脏所藏的先天之精,又养于五脏所藏的后天水谷之精,五脏精气的盛衰决定着神气的衰旺,神气的得失关系到生命的存亡。故《素问·移精变气论》说:"得神者昌,失神者亡。"以狭义的神而言,《黄帝内经》认为神生于五脏,舍于五脏,主导于心。《灵枢·卫气》说:"五藏者,所以藏精神魂魄者也。"《灵枢·邪客》又说:"心者,五藏六府之大主也,精神之所舍也。"神主于心而分属于五脏,心通过神而主导脏腑及全身的功能活动,体现了"以五脏为中心"的思想。

（3）五脏率腑,是六腑及奇恒之腑功能活动的本源。《黄帝内经》明确了脏腑的概念和分类,在论述脏腑功能活动时,指出六腑与五脏相表里,"受五藏浊气","传化物而不藏",并特别强调奇恒之腑隶属于五脏。奇恒之腑虽然具有与五脏相同的"藏而不泻"的特性,但是其所藏之精及个别功能均源于五脏,如肾藏精主骨生髓通脑,故脑、髓、骨主要隶属于肾。我们认为,腑隶属于脏的理论,对正确认识藏象学说有重要意义,例如目前有一种看法,即从脑是高级神经中枢这一西医学认识出发,据《素问·脉要精微论》中"头者,精明之府"等记载,而把中医的脑与高级神经中枢混为一谈,并否认心象中"主神明"的主要功能。这种观点,不但有碍对藏象理论的研究,实际上也否认了中医的临床实践。在藏象理论中,脑为"精明之府"的作用正是肾之精髓充聚的结果,其根本仍在于肾,肾精旺盛,髓海充盈,则"轻劲多力,自过其度";肾精亏虚,髓海不足,则"脑转耳鸣,胫酸眩冒,目无所见,懈怠安卧"。临床上,针对与脑有关的病变,也主要是从肾、心等有关脏腑着手来治疗的。

总之,五脏为人体生命活动的中心,是藏象学说的核心内容,故《素问·脉要精微论》称五脏为"身之强""中之守",并强调"得强者生,失强者死","得守者生,失守者死"。

4. 整体恒动观是藏象学说的指导思想

中医学运用阴阳五行学说为思维方法,"远取诸物,近取诸身",在从整体对人体机能进行研究的过程中，揭示了人体整体恒动的奥秘，形成了对医学具有指导性的理论——整体恒动观。整体恒动观不仅贯穿于整个中医学理论体系中，而且始终指导着医疗实践。其中，它与中医学理论体系的核心——藏象学说的关系尤为密切，其指导作用主要包括以下两个方面。

（1）认识生理、病理：从整体恒动观出发，人体的整体性表现在以下三个方面。一是五脏相关：五脏之间既分工，又合作，既密切联系，又相互影响。如《素问·玉机真藏论》中的"五藏相通，移皆有次，五藏有病，则各传其所胜"便反映了五脏之间的生理、病理关系。二是全身相联：在人体中，一方面，所有的脏腑分属于以五脏为中心的五个功能系统中，如胆、目、筋等便归属于肝象系统；另一方面，每一局部组织又均与整体脏腑紧密相联，如目属肝象系统，但目又接受五脏六腑精气的营养而与之发生密切联系，故《灵枢·大惑论》说："目者，五藏六府之精也，营卫魂魄之所常营也。"因此，在病理上既要看到局部病变，又要看到局部与整体的联系。三是天人相应：人是自然界的一个组成部分，其生理功能及病理变化均与自然界相通而受自然界变化的影响，故《素问·生气通天论》说："天地之间，六合之内，其气九州、九窍、五藏、十二节，皆通乎天气。"这对认识生理、病理有一定的指导意义。

整体恒动观还认为，人体是一个恒动不息的有机体，其脏腑组织、气血阴阳无时无刻不在运动着，由运动而产生变化，表现出生机。如《素问·六微旨大论》说："成败倚伏生乎动，动而不已，则变作矣。"下面以脏腑、气血为例来进行说明。一般认为，五脏主藏，六腑主泻，表现为脏静腑动的特点，但是这种动静是相对的，是以动为前提的。六腑传化物，动而不静，五脏藏精气，亦赖动而后成。脏精既藏，还要向所属组织及肾输布，肾精已蛰，仍有盈满外溢。倘若恒动失调，就会发生病变，如《灵枢·脉度》说："五藏不和则七窍不通，六府不和则留为痈。"气血亦是如此，它对人体的濡养作用是在流动中体现和发挥出来的，故《素问·生气通天论》说："气血以流，腠理以密。"《灵枢·脉度》亦说："气之不得无行也，如水之流，如日月之行不休。"证之临床，气行则煦，留则为滞，血行则濡，留则为瘀。可见，动是人体生理功能的需要，是生命活动的体现，它对生命体来说是永恒不息的。

（2）指导诊断、治疗：《黄帝内经》中的诊法，是以藏象学说为基础，在整体恒动观的指导下，逐渐形成的"以外知内"、由"象"察脏的独特诊断方法。首先，它强调四诊合参，全面诊察，主张在整体恒动观的指导下运用四诊。以脉诊为例，《素问·脉要精微论》指出，诊脉必须保持"虚静"，并指出要重视和掌握四时气候、脏腑经络与脉象的关系，作为脉诊的原则。其次，它还强调症变诊随，主张随病情的改变，不断利用四诊，随时对病情做出新的诊断，找出病机，这也就是"谨守病机，各司其属"的实质精神，体现了重视疾病变动的观念。

在治疗方面，首先强调因时因地因人制宜。时有春夏，地有高低，气有温凉，人有老幼、喜怒、劳逸等的不同，这些因素都能使人体脏腑的生理、病理发生不同的改变，从而直接或间接影响治疗效果。因此，在治疗中，必须综合考虑，区别对待，以提高治疗效果。故《素问·异法方宜论》说："故圣人杂合以治，各得其所宜。故治所以异而病皆愈者，得病之情，知治之大体也。"其次，提倡把握疾病传变规律，以治未病防传变。疾病不是一成不变的，其传变有一定的规律，如外邪伤人，多由表入里，治贵早期、及时；脏腑为病，则多以胜相传，虚处受邪，治宜扶虚去邪以防其传变。

由此观之，在用阴阳五行学说概括说明藏象等过程中所形成的整体恒动观，广泛用于认识生理、病理及指导诊断、治疗等方面，成为藏象学说独具一格的指导思想，有效地指导着中医的临床实践。

（二）提出"脑脏相关"的脑病防治理论

中医对脑的认识在《黄帝内经》成书之前曾经有一个争议的阶段，古人早就认识到神志活动与脑有关，《黄帝内经》则明确指出，脑的功能是通过依附于五脏而完成的。在中医理论体系中，藏象学说以五脏为中心，将脑的功能分属五脏，因而形成了中医独特的五神脏理论。五脏藏五神主五志是对脑与神关系的高度概括。

神是中国传统文化与中医理论中的一个复杂而重要的概念，《黄帝内经》中对神的论述相当丰富。概而言之，神是人体生命活动总的体现，是精神、意识、知觉、运动的概括，它的物质基础是精。《灵枢·经脉》说："人始生，先成精，精成而脑髓生。"《灵枢·平人绝谷》曰："神者，水谷（谷）之精气也。"在先天、后天的作用下，神随着生命活动逐渐成熟健全，如目之能视、耳之能听、口之能言，以及精力充沛、智能健全，对客观事物分析、判断、理解等能力，都是神气活动正常的体现。神在人体中居重要地位，神充则身强，神衰则身弱。只有神存在，才能有人的正常生命活动。

《灵枢·天年》云："黄帝曰：何者为神？岐伯曰：血气已和，营卫已通，五藏已成，神气舍心，魂魄毕具，乃成为人。"这段话所表达的意思可以分为两个层次，一是神要以五脏已成、气血营卫和调为基础才能形成，说明形体是神形成的前提；二是只有神气舍心，魂魄毕具，具备了五脏气血的形体才能成为真正意义上的人，说明神是生命活动的主导。后世医家据此将神定义为广义和狭义两种，广义的神指整个生命活动的外在表现，狭义的神指精神意识、思维活动。

该研究方向除研究以五脏为本的脑衰老、脑病的理论外，有 1 名硕士研究生、4 名博士研究生开展了对阿尔茨海默病、血管性痴呆的课题研究，完成省级科研课题 4 项，获湖北省科学技术进步奖二等奖 1 项、三等奖 1 项。该研究方向对深入研究脑病具有指导意义。

三、开创对六淫外邪致病机理的实验研究

从 1992 年开始，张六通开创国内对中医六淫外邪致病机理的实验研究，成功设计、复制了外湿、外燥动物模型，完成研究外湿、外燥的湖北省自然科学基金项目 2 项、国家自然科学基金项目 4 项，发表外湿研究论文 13 篇、外燥研究论文 30 余篇，提出了外湿、外燥的科学内涵，取得原创性的研究成果，获湖北省科学技术进步奖二等奖 1 项、国家中医药管理局中医药基础研究奖三等奖 1 项。他的研究结果为科学认识中医六淫外邪提供了实验证据，为进一步开展六淫外邪研究奠定了基础，先后指导硕士研究生（1 名）、博士研究生（9 名）进行六

淫外邪相关研究。

（一）外湿致病机理的实验研究

湿气为自然界正常"六气"之一，六气中湿为长夏主气，湿气乃万物生长的条件之一，滋养濡润自然界，使万物保持蓬勃生机。因此，正常"六气"之湿有益于自然界，不会使常人生病，对人体是无害的。当湿气太过，超过人体调节能力时，则由常而变为湿邪，即"六淫"之外湿。

《黄帝内经》关于外湿的论述相当丰富，散见于多篇之中。其对外湿的形成因素、性质、侵犯部位及传变途径、致病特点和规律、病理表现及治法等进行了较为系统、全面的讨论。

1. 外湿的形成因素

长夏湿气太过。湿为长夏主气，夏秋之变，气温下降，雨多而地湿上蒸，是四时中湿气最盛的季节，最易发生外湿为患。大凡阴雨连绵或大雨滂沱的天气，均易致湿气弥漫。若冒雨涉水，或汗出淋雨，常易感受外湿。居处卑湿或长期在潮湿环境中工作易受外湿侵袭。

2. 病位方面

湿从外受，易伤皮肉筋骨。湿邪从外而来，首先侵犯在表之形体，濡渍皮肤、肌肉，留滞关节。初则湿邪郁伤肌表，营卫不和而发热恶寒，身重自汗，皮肤麻木不仁。继则表湿内传，濡渍肌肉；或阻滞经络，为痛为痉；或痹着筋骨而为湿痹，为腰痛。

湿性趋下，易袭下部阴位。湿为水土之气，其性重浊而趋下，又湿为阴邪，故地之湿气侵袭则阴分受之，常从履地之足胻侵入，同气相合，以从其类。

湿通于脾，易困中焦脾土。脾为湿土之脏，其性喜燥恶湿，如《素问·宣明五气》曰："脾恶湿。"脾对湿邪有特殊的易感性。

外湿稽留，易犯肺肾两脏。初秋感湿，正不敌邪，至冬日水湿相合，上迫于肺而咳喘。肾为水脏，而湿为阴邪，其性类水，且湿土克水，故坐卧湿地或劳后淋雨皆可伤肾。

3. 病理方面

湿邪有形，易阻三焦气机。三焦为水液运行和气机升降出入的通道。湿为有形之邪，其性黏滞，故易蒙上流下，郁阻三焦，导致三焦气机不畅，水道不利。

湿性属阴，易损脏腑阳气。湿为阴邪，阴长则阳消，阴盛则阳虚。因此外湿为患，易困脾阳致纳差便溏，头重如裹，肢体沉重疼痛，困倦不举，甚至水肿。

4. 病程及症状方面

外湿致病，病程较长，缠绵难愈，如痹证以湿偏胜为着痹，表现为重着不移，不易速去。

此外，《黄帝内经》还指出外湿有易兼挟风、寒、暑、热为病的特点，论述了风湿、寒湿、暑湿和湿热相合致病的症状表现及机理。

在病证及症状表现方面，《黄帝内经》还较为系统地讨论了痹证、痰证、水肿、濡泻、痉症、头痛、纳差、四肢不举、身重疼痛等与外湿的关系。这些关于外湿致病机理的论述为完善和发展中医病因学说奠定了理论基础。

5. 湿邪致病机理的实验研究

为了揭示外湿致病的机理，张六通指导研究生在中医理论指导下，在动物体内进行了实验研究。他们将 Wistar 大鼠随机分为六组，即外湿组、寒湿组、湿热组、寒冷组、温热组及正常对照组，让实验大鼠在模拟的潮湿环境下自然发病，从整体功能变化、局部组织改变及生物致病因子三个方面进行研究。结果表明，外湿组大鼠免疫功能及 Th1 下降、巨噬细胞吞噬功能降低、粪便 SIgA 反应性增高；粪便细菌总数、大肠杆菌数增加，双歧杆菌数减少，骨骼肌线粒体 ADP/O 及 RCR 降低；胃泌素分泌减少，胃动素和醛固酮分泌增加；肺、肾、胃、大小肠、肝、关节均有不同程度的病理改变。

通过观察潮湿环境中大鼠免疫、肠道细菌、能量代谢及病理形态学和超微结构的改变，我们认为外湿致病，是长夏湿气太过或冒雨涉水或居处卑湿，导致病原体繁殖、传播速度加快以及其代谢物的毒力增强，并损伤机体的抵抗力和调节适应能力,如免疫系统、内分泌系统、消化系统、能量代谢等功能活动而致病,所以说外湿是季节气候环境、生物性致病因子及机体反应性相结合的综合概念,实验结果亦证实了这一观点。

本研究首次提出了符合中医病因学说的外湿动物模型的造模方法,并成功复制外湿致病的动物模型,从整体功能变化、局部组织改变及生物致病因子三个方面,较全面、系统地探讨外湿致病机理,发现其中存在多系统、多指标的改变。本研究深化了对外湿致病机理的认识,使之提高到一个新的水平。

（二）外燥致病机理的实验研究

六淫是阐明中医病因与致病特点的重要基础理论之一。中医病因学说之六淫既包括自然界异常的气候因素,又包括机体生理机能异常,还应包括物理因素、化学因素、生物致病因子和机体反应性等综合因素。刘完素在《素问玄机原病式》中提出"诸涩枯涸,干劲皴揭,皆属于燥",补《黄帝内经》病机十九条之缺;喻嘉言在《伤燥方·秋燥论》专论中力谏,"秋伤于湿"当是"秋伤于燥",确立秋燥病名而渐被公认,又有温燥、凉燥之分。吴鞠通明列外感秋燥为九种温病之一。

"秋伤于燥""燥气先伤上焦华盖""燥胜则干"等经典理论指出燥邪特点与时令相关,然后世论燥,或描其象,或述其性,其文又散见于名家精选病案之中。有研究报道,寒邪、湿邪致病有其物质基础,但查阅近30年国内外文献资料,未见对外燥之温燥与凉燥"温度-湿度"空间量化指标与病因病机的研究报道。完整地模拟某个季节气候及变化以研究其与疾病的关系较为困难,如何运用现代多学科理论与技术,模拟符合中医六淫病因理论的外燥之温度、湿度等空间量化指标,在此基础上探索建立外燥动物模型,为燥邪病因病机宏观理论提供实验依据,成为六淫之外燥研究的关键而敏感的课题之一。

1. 研究的总体思路

以《黄帝内经》天人合一观和外燥致病理论为基础,在湖北省自然科学基金项目"外燥致病机制的实验研究"（2004ABA185）、"外燥动物模型的稳定性研究"（2009CDB289）和国家自然科学基金项目"外燥伤肺的分子机制研究"（30672572）的资助下,结合现代气象医学、超微组织病理、免疫学、分子生物学、血液流变学等理论与技术,模拟并筛选外燥之"温度-湿度"空间量化指标,以检测"肺系"生理功能为切入点,从整体、细胞、分子水平选择相关指标,为阐析外燥伤肺耗津、"燥胜则干"等学说,丰富中医六淫病因理论和建立外燥小鼠模型提供了科学依据,填补了外燥病因病机系统性实验研究的空白。

2. 技术方案

课题研究的技术方案如下。

第一部分:模拟并筛选外燥"温度-相对湿度-风"空间量化指标,以气道组织病理与肺呼吸膜超微结构变化作为评价昆明小鼠致病效应的特征性病理指标。

第二部分:结合现代气象医学、超微组织病理、免疫学、分子生物学、血液流变学等理论与技术,以"肺系"生理功能为切入点,从气道组织病理与肺呼吸膜超微结构、气道生物屏障、免疫调节与炎性细胞因子、气道液分泌与基因调控等方面研究外燥伤肺的物质基础。

第三部分:研究治疗温燥、凉燥经典方清热宣肺、止咳化痰的作用机理。

第四部分:运用 SPSS 10.0 软件,对资料进行 t 检验、F 检验等统计学处理,综合评价上述指标在阐析外燥伤肺病因病机中的相关性与意义。

3. 主要技术指标及技术关键

（1）首次提出现代气象医学角度:以平均气温 15 ℃和相对湿度 70%±2% 模拟常温常湿气候,以（22±2）℃模拟温燥气候,以（8±2）℃模拟凉燥气候,以相对湿度 33%±2% 模拟秋季干燥气候,为建立外燥小鼠模型提供理论和实践基础。确认国产 LRH-250 人工智能气候箱能建立稳定的模拟条件,和引起昆明小鼠气道组织病理和肺呼吸膜超微结构改变的证据,为评判外燥"温度-湿度"空间量化指标提供重要支持。

（2）提出外燥伤肺的基本病理:结合现代气象医学、超微组织病理、免疫学、分子生物学、血液流变学等理论与技术，以"肺系"功能为切入点，提出外燥伤肺的基本病机是减少气道液的分泌与减少肺泡Ⅱ型细胞分泌肺表面活性物质，损伤气道"纤毛-黏液毯"机械屏障和免疫屏障；气道病变刺激使肺黏液素基因Muc5ac表达水平下调、显著抑制NF-κB蛋白活性和肺水通道蛋白AQP1、AQP5表达，伴血液黏度增高与血行滞涩而综合致病。损伤气道御邪是外燥伤肺的基本病机之一。

（3）提出外燥伤肺的特征性指标：从整体、细胞、分子水平，提出"气道组织病理与肺呼吸膜超微结构、气道生物御邪屏障功能、血液流变学、气道液分泌与转运基因调节"4类、10种指标作为外燥伤肺的特征性指标。

（4）发表论文：7年来发表相关论文32篇，其中在权威、核心期刊发表20篇。依托本研究已培养博士研究生4名、硕士研究生2名，《外燥致病机制的实验研究》获2007年湖北省优秀博士学位论文（鄂学位［2007］17号）。

本研究以《黄帝内经》经典理论为指导，结合现代气象医学、超微组织病理、免疫学、分子生物学、血液流变学等理论与技术，模拟并筛选六淫之外燥"温度-湿度"空间量化指标，以"肺系"生理功能为切入点，从整体、细胞、分子水平，提出"气道组织病理与肺呼吸膜超微结构、气道生物御邪屏障功能、血液流变学、气道液分泌与转运基因调节"4类、10种指标可以作为研究外燥伤肺的特征性指标，并建立外燥伤肺昆明小鼠模型。本原创性研究填补了外燥伤肺动物模型研究的空白，丰富了中医六淫"燥气先伤上焦华盖""燥易伤津""燥胜则干"经典理论和指导临床秋燥咳喘之辨证论治。在外燥病因病机研究中建立了丰富的理论储备、合理的研究团队和系列的研究方法，使课题整体研究处于领先地位。近30年未见国内外相同报道。

经湖北省科学技术厅组织的专家鉴定，本研究"属于原创性科研成果，填补了外燥实验研究的空白并达到国际先进水平"（鄂科鉴字［2012］第41073021号），并已进行了湖北省科学技术厅科技成果登记（登记号：EK2013A010380001164）。

（三）外寒致病机理的实验研究

寒邪是六淫之中常见的致病因素。寒是自然界的六气之一，为冬季之主气，《素问·天元纪大论》有"天有五行御五位，以生寒暑燥湿风"之说。正常的寒气并不致病，若非其时而有其气，又或是气候剧变，寒气过重，作用于人体的时间较长，超过了机体的适应能力及防御能力，便会伤人正气，导致疾病产生，转变为寒邪。寒邪不仅是一个单纯的异常气候因素，还包括物理因素、化学因素、气象因素、生物致病因子等，且与机体的体质、反应性甚或某些基因的表达密切相关。

寒邪属阴，是最为"杀厉"之气。肺为娇脏，清轻肃静，不耐寒热；且解剖结构特殊，通过鼻腔与外界直接相连，肺通天气；肺又主皮毛，皮毛受邪，亦可内合于肺，故而寒邪容易通过口鼻或者皮毛客于肺，《黄帝内经》有"肺恶寒""形寒寒饮则伤肺"等论述。明代张介宾在《景岳全书》中说："外感之嗽，无论四时，必皆因于寒邪，盖寒随时气入客肺中。"为了揭示外寒伤肺的分子机理，张六通指导博士研究生开展了实验研究。

将 50 只昆明小鼠随机分为 5 组：常温对照组、4 ℃ 7 天组、4 ℃ 14 天组、0 ℃ 7 天组、0 ℃ 14 天组，置于人工气候箱中处理。实验结果显示，小鼠在接受寒邪刺激 7 天后皮毛变得凌乱，唇、耳朵、尾巴逐渐变苍白，竖毛反应明显，拱背蜷缩，扎堆，反应迟钝，活动量减少，体重增幅减小，部分小鼠体重逐渐减轻，消瘦明显，口鼻潮湿，食量减少，病理切片显示小鼠肺泡水肿、淤血，肺泡内可见大量渗出液，肺间质扩张，肺部出现明显的病理改变。以上结果符合寒邪伤肺的证候学特点，且肺部病变明显。

取小鼠肺脏制作病理切片，用 ELISA 法检测 SIgG 和 RIgG，用实时荧光定量 PCR 检测 BAFF 的表达，用 Western blot 法检测小鼠肺组织中 NF-κB 蛋白的表达情况。结果：4 ℃ 7 天组、0 ℃ 7 天组小鼠肺部出现明显的病理改变，肺泡内出现大量渗出液，各实验处理组小鼠 SIgG 和 RIgG 水平较常温对照组明显升高,差异具有统计学意义,实时荧光定量 PCR 检测发现各实验处理组小鼠 BAFF 的表达水平与常温对照组比较明显上调,Western blot 结果显示,各实验处理组小鼠 NF-κB 蛋白的表达水平较常温对照组明显上调。以上结果表明外寒通过上调 BAFF 和 NF-κB 蛋白的表达水平,促发机体的获得性免疫。

取小鼠胸腺与脾脏称重,用 ELISA 法检测 SIgG 和 RIgG。结果:4 ℃ 7 天组、4 ℃ 14 天组、0 ℃ 7 天组、0 ℃ 14 天组小鼠胸腺系数和脾脏系数较常温对照组降低,SIgG 和 RIgG 水平较常温对照组明显升高,差异具有统计学意义。这表明外寒伤阳,肺卫受损,机体免疫力降低,肺部出现感染,导致 IgG 浓度升高。

取小鼠肺脏制作病理切片,用 Western blot 法检测小鼠肺组织中 AQP1 的表达情况。结果:AQP1 在 4 ℃ 7 天组、0 ℃ 7 天组小鼠肺组织中的表达水平明显下降。小鼠在避免外寒导致肺部水液潴留时,肺组织 AQP1 表达水平下降,提示外寒可能通过调节 AQP1 的表达水平来影响肺部水液输布。

上述研究运用病理学、免疫学、分子生物学等的理论与技术,成功地复制了外寒伤肺的小鼠模型,该模型接近人类外寒伤肺的发病机理,反映了外寒导致肺阳受损,肺行水和卫外功能异常,体内津液不能正常输布,卫外不固,外邪侵肺的病机,体现了外寒伤肺,肺脏水液潴留化为水湿痰饮,肺卫外不固,炎症浸润等病症特点。本研究通过检测 AQP1、BAFF、NF-κB 蛋白表达水平的改变,提示外寒可能通过下调 AQP1 的表达水平影响肺行水功能,通过上调 BAFF 表达水平和激活 NF-κB,触发机体的获得性免疫,初步探讨外寒伤肺的可能分子机理,并运用经方甘草干姜汤对外寒伤肺之病因病机进行佐证。

寒邪是包括气候、气象因素、物理因素、化学因素以及生物致病因子与机体的体质、反应性等的综合性概念,具有病因和病机双重内涵。本研究的实验结果为阐述外寒伤肺的致病机理、充实六淫病因病机理论和相关病证的辨证论治提供了科学资料,具有理论创新和临床指导意义。

四、长期致力于衰老相关理论的文献与实验研究

（一）开展衰老与五脏关系的理论与实验研究

衰老与延缓衰老是个永恒的课题,中医学对此有极其丰富的理论和实践认识。自 1989 年开始,张六通已指导 5 名硕士研究生、10 名博士研究生对该研究方向,从虚、实、虚实夹杂三个方面进行课题研究,特别是完成了肾、脾、肝、心、肺五脏与衰老相关性的研究,初步明确了痰、瘀与衰老的相关性,提出人体内在的衰老是随增龄而发生的以肾、脾为主的五脏衰虚、痰瘀阻滞络脉、机体内外失荣、功能逐渐衰退的渐进过程,从而概括出了具有中医理论特色的"脏虚络痹"衰老理论。他们还开展了大量动物实验研究,结果表明,中药复方七宝美髯丹具有延长家蚕寿命,增加人胚肺二倍体细胞传代次数,改善老年动物 SOD、LPO 与大脑脂褐素的分泌,提高 T 淋巴细胞转换率,增强耐缺氧能力、抗疲劳能力和记忆力,改善血清微量元素、血脂及血浆胰岛素的分泌等作用。运用补肾复方（由熟地、枸杞、姜黄等组成）对老年大鼠治疗后,其肝肾线粒体超微结构变化得到明显改善,说明补肾复方对老年大鼠肝肾线粒体老化的结构和功能均有一定的防护作用,验证了衰老与五脏相关假说的正确性。该研究团队完成省级科研课题 4 项,获湖北省科学技术进步奖三等奖 1 项。该研究对进一步开展中医关于衰老与延缓衰老的研究具有指导意义。

（二）提出"脏虚络痹"衰老理论

张六通认为,现有的中医衰老理论如肾虚说、肾虚夹瘀说等,不能全面反映中医衰老理论的整体观、辩证观,易与老年病病理证型相混淆。他强调以五脏为本的整体观、虚实相关的辩证观为理论指导,提出人体内在的衰老是随增龄而发生的以脾、肾为主的五脏衰虚、痰瘀阻滞络脉、机体内外失荣、功能逐渐衰退的渐进过程,从而概括出了具有中医理论特色的"脏虚络痹"衰老理论。其对

脾虚阻络导致衰老,肾虚、血瘀、痰浊阻络导致衰老进行了理论探讨。基于线粒体老化可能是细胞衰老重要原因的认识,张六通指导研究生分别观察了补脾通络方(党参、炒白术、茯苓、山药、丹参、地龙、远志)对老年大鼠脑海马神经细胞线粒体超微结构的影响,补肾防衰方(熟地、枸杞、泽泻、肉苁蓉、淫羊藿、茯苓、丹皮、姜黄等)对老年大鼠肾、肝、心肌、骨骼肌线粒体呼吸功能的影响。结果表明,补脾通络方可明显改善老年大鼠线粒体肿胀的程度,可能与清除线粒体内自由基有关;补肾防衰方可改善线粒体的功能,或减缓线粒体结构的老化。上述研究验证了"脏虚络痹"致衰老的理论,在此研究中,张六通先后指导硕士研究生(5 名)、博士研究生(10 名)进行了研究。

(三)提出衰老与老年病不可分割论

通过对中医经典理论的深入挖掘和整理,张六通提出广义的衰老是一个由衰致病、由病促衰的生理病理过程,以体质衰虚而致瘀滞或感受外邪为其基本病机。其认为五脏之虚损与痰瘀阻络互为因果,这就造成了与衰老相伴的老年病大多虚实错杂,缠绵难愈。张六通提倡扶正祛邪是防治老年病的基本法则,老年病治疗当辨虚之部位、轻重,邪之属性、多少而立法处方,单纯攻补较少相宜。其注重发挥中医"治未病"思想在防治老年病中的优势。

五、强调"治未病"的研究与运用

(一)"治未病"的概念

1."治未病"的定义

"治未病"指采取一定的措施防止疾病产生和发展的治疗原则,包括未病先防和既病防变两个方面。应用学科:中医药学(一级学科),治疗学(二级学科),治疗学总论(三级学科)。

以上内容由全国科学技术名词审定委员会审定公布。

"治未病"既是指采取预防或治疗手段，防止疾病发生、发展的方法，也是中医治则学说的基本法则，是中医药学的核心理念之一，更是中医预防保健的重要理论基础和准则。

国家提出了从"治疗疾病"向"预防疾病"转变的"前移战略"，这种健康维护理念的变化与中医治未病的主导思想息息相关。继承和发扬《黄帝内经》"治未病"理论，创新出现代的"中医预防（医）学"与"中医保健（医学）"，将为建立具有中国特色的医疗和保健服务体系做出贡献。

2. "治"的含义

"治"可释为预防和治疗。就《黄帝内经》所论，"治"之含义涉及多个方面。

（1）治疗、医治：如《素问·阴阳应象大论》曰，"善治者治皮毛，其次治肌肤"，又如《素问·标本病传论》说，"先病而后逆者，治其本"。

（2）治理、管理：如《素问·太阴阳明论》所说，"脾者，土也，治中央"，即治理之意。

（3）调理、调养：如《素问·宝命全形论》说，"一曰治神，二曰知养身，三曰知毒药为真"，又如《素问·阴阳应象大论》说，"从欲快志于虚无之守，故寿命无穷，与天地终，此圣人之治身也"。文中"治神""治身"之"治"，皆为调理、调养之意。

（4）条达、调顺：如《素问·五常政大论》所说，"坚成之纪……天气洁，地气明，阳气随，阴治化，燥行其政"。

（5）安定：《灵枢·五乱》说，"何失而乱？何得而治？"

3. "未病"的含义

"未病"主要包括四层含义。

（1）"未病"为"无病"态：机体尚未产生病理信息的健康人，也就是没有疾病的健康状态。

（2）"未病"为病而未发态：健康到疾病发生的中间状态。此时机体内已有潜在的病理信息,但尚未有临床表现的状态。人们对处于这个阶段的病理信息不容易或不能够识别,因而误认为健康无病。

(3)"未病"为已病而未传变态:根据疾病传变规律及内脏相关法则,疾病未传变发展之前的阶段。

(4)"未病"为有些病证未复发态:某些复发性疾病在复发之前,还没有出现明显临床症状的特殊阶段。

(二)"治未病"的渊源

1. 源于哲学

"治未病"源于哲学上的未雨绸缪、防微杜渐的理念。

《周易》云:"水在火上,既济。君子以思患而豫(预)防之。"《国语·楚语》曰:"夫谁无疾眚?能者早除之。"张介宾云:"祸始于微,危因于易,能预此者,谓之治未病,不能预此者,谓之治已病。"病,即毛病、弊病。

2. 始于《黄帝内经》

"治未病"首见于《黄帝内经》。《素问·四气调神大论》中有这样的论述:"是故圣人不治巳(已)病,治未病;不治巳(已)乱,治未乱,此之谓也。夫病巳(已)成而后药之,乱已成而后治之,譬犹渴而穿井,斗而铸锥,不亦晚乎?"这段话从正反两方面强调了"治未病"的重要性,是当今预防医学的滥觞。

《素问·刺热》指出:"肝热病者,左颊先赤;心热病者,颜先赤;脾热病者,鼻先赤;肺热病者,右颊先赤;肾热病者,颐先赤。病虽未发,见赤色者刺之,名曰刺未病。"这段话提出脏腑的病变在其尚未出现明显症状之前,可以在体表面部的不同部位发现相应的异常变化,根据其变化预先进行治疗。此处所谓"病虽未发",实际上已经有疾病的先兆存在,在这种情况下,及时发现,早期诊断和治疗是"治未病"的具体例证。

《灵枢·逆顺》中提到:"上工刺其未生者也,其次刺其未盛者也……上工治未病,不治已病。"这里也是强调在疾病发作之前,或未进一步发展之际予以治疗。

3. 后世发挥

《淮南子》云："良医者，常治无病之病，故无病；圣人常治无患之患，故无患也。"

《难经》云："经言，上工治未病，中工治已病者，何谓也？然：所谓治未病者，见肝之病，则知肝当传之于脾，故先实其脾气，无令得受肝之邪，故曰治未病焉。中工者，见肝之病，不晓相传，但一心治肝，故曰治已病也。"

《史记》中记载的扁鹊见齐桓公的故事，反映了扁鹊能够预知疾病的发生、发展和转归，提出疾病要"早发现、早治疗"的观点，体现出扁鹊具有"治未病"的思想，司马迁为此感叹道："使圣人予知微，能使良医得早从事，则疾可已，身可活也。"

张仲景发展了《黄帝内经》以来的医学思想，从未病先防、既病防变等多个方面论述了"治未病"的原理、方法。

华佗创立了一套适合防病、祛病和保健的医疗体操——"五禽戏"，要求人们"宜节忧思以养气，慎喜怒以全真"。

葛洪强调气功摄生等，注重强身健体以预防疾病。在精神保健和心理卫生上，葛洪提出要除六害：一曰薄名利，二曰禁声色，三曰廉财物，四曰损滋味，五曰除佞妄，六曰去沮嫉。他明确告诫我们："夫善养生者，先除六害，然后可延驻于百年。"

孙思邈将疾病分为"未病""欲病""已病"三个层次，"上医医未病之病，中医医欲病之病，下医医已病之病"。他要求医生"消未起之患，治未病之疾，医之于无事之前"。

朱丹溪所著《丹溪心法·不治已病治未病》说："与其救疗于有疾之后，不若摄养于无疾之先。盖疾成而后药者，徒劳而已。是故已病而不治，所以为医家之法；未病而先治，所以明摄生之理。夫如是，则思患而预防之者，何患之有哉？此圣人不治已病治未病之意也。"

张介宾说："履霜坚冰至,贵在谨于微,此诚医学之纲领,生命之枢机也。"其指出了"谨于微"就是"治未病"的关键所在,即将影响身体健康的征兆扼杀在萌芽中,这便是掌握了医学的纲领、摄生的法则。

叶天士对"治未病"的既病防变研究颇深,在《温热论》中指出"务在先安未受邪之地"。

(三)"治未病"的内涵

"治未病"主要指预先采取措施,防止疾病的发生、发展、传变、复发。其内涵如下。

1. 未病养生,防病于先

"治未病"是指在疾病发生之前,就积极采取措施,防止疾病的发生。《素问·四气调神大论》所谓:"是故圣人不治已(己)病,治未病;不治已(己)乱,治未乱,此之谓也。夫病已(己)成而后药之,乱已成而后治之,譬犹渴而穿井,斗而铸锥,不亦晚乎?""治未病"包括内养和外防两个方面。

内养又称养生,即在平素应注意保养身体,防止疾病的发生。其强调摄生保养于患病之先。

一是调节人体生物钟与自然界的协调统一性,如《素问·四气调神大论》说春发陈、夏蕃秀、秋容平、冬闭藏,"春夏养阳,秋冬养阴"。即按自然界生、长、化、收、藏的规律,保养正气,适应自然界的变化。

二是调节人体心理状态与社会发展状态的协调统一性,主动适应社会的变化。如"恬淡虚无,真气从之,精神内守,病安从来?"

三是调节饮食起居、生活习惯,进行身体锻炼等,防止各种不利于健康的因素产生,不要"以酒为浆,以妄为常,醉以入房,以欲竭其精,以耗散其真,不知持满,不时御神,务快其心,逆于生乐,起居无节"(《素问·上古天真论》)。

外防:一是预防外邪的侵袭,如"虚邪贼风,避之有时";二是预防接种,我国用于预防天花的人痘接种术,是世界医学免疫法的先驱,奠定了因病而防的思想基础和扩充了中医治未病的方法。

2. 欲病救萌,防微杜渐

《素问·八正神明论》云:"上工救其萌芽。"就是说,疾病虽未发生,但已出现某些先兆,或处于萌芽状态时,应采取措施,防微杜渐,从而防止疾病的发生,这也属于"治未病"的内容。

3. 已病早治,防其传变

在疾病发生的初期,就及时采取措施,积极治疗,防止疾病的发展与传变。《素问·阴阳应象大论》云:"邪风之至,疾如风雨,故善治者治皮毛,其次治肌肤,其次治筋脉,其次治六府,其次治五藏,治五藏者,半死半生也。"在诊治疾病时,仅对已发生病变的部位进行治疗是不够的,还必须掌握疾病发展和传变的规律,准确预测病邪传变趋向,对可能被影响的部位,采取预防措施,以阻止疾病传至该处,终止其发展、传变。

正如《论针法·七十七难》所云:"所谓治未病者,见肝之病,则知肝当传之与脾,故先实其脾气,无令得受肝之邪,故曰治未病焉。"《金匮要略·脏腑经络先后病脉证第一》云:"适中经络,未流传脏腑,即医治之。四肢才觉重滞,即导引、吐纳、针灸、膏摩,勿令九窍闭塞。"这些都强调疾病要早期治疗。

在疾病初期,一般病位较浅,病情较轻,对正气的损害也不甚严重,故早期治疗可达到易治的目的。正如《医学源流论》云,"病之始生浅,则易治;久而深入,则难治","邪气深入,则邪气与正气相乱,欲攻邪则碍正,欲扶正则助邪,即使邪渐去,而正气已不支矣"。同时,防传变还包含防止一些疾病后遗症的产生。

4. 瘥后调摄,防其复发

"治未病"还应包括瘥后调摄,防止疾病的复发。疾病初愈,虽然症状消失,但此时邪气未尽,正气未复,气血未定,阴阳未平,必待调理方能渐趋康复。所以在病后,可适当用药物巩固疗效,同时配合饮食调养,注意劳逸得当,生活起居有规律,以期早日康复,从而避免疾病的复发。否则,若饮食不慎,或过于劳累等,均可助邪伤正,使正气更虚,余邪复盛,引起疾病复发。如《伤寒论》于六经病篇之后,设有"辨阴阳易差(瘥)后劳复病脉证并治",指出伤寒新愈,若起居作劳,或饮食不节,就会发生劳复、食复之变。《素问·热论》曰:"帝曰:病热当何治之? 歧(岐)伯曰:病热少愈,食肉则复,多食则遗,此其禁也。"所以,瘥后调摄,以防疾病复发,亦不失为"治未病"内容的延伸。

(四)"治未病"的运用

1. 养生保健

中医"治未病"主张通过饮食、运动、精神调摄等个人养生保健方法和手段来维系人体的阴阳平衡,达到维护"精神内守,真气从之"的健康状态和"正气存内,邪不可干"的预防疾病目的。

2. 中药调整

中医"治未病"重视人的体质,从具体的人出发,首先对其体质状态进行辨识,然后根据其体质特点权衡干预措施,通过中医药的调整,使机体恢复到正常工作和生活状态。通过及时调理偏颇体质提高健康水平和改善生存状态,从而实现"治未病"思想在现代社会的应用。

3. 调理亚健康

虽然亚健康人群在临床检查中暂时难以发现明确的病因及器质性病理变化,但可根据"治未病"的理念,针对其"未病"状态,给予及时、有效的干预,以帮助其缓解不适或提高生活质量,预防和控制潜在"疾病"的发生或发展。

4. 防治慢性病

中医"治未病"在慢性病高危人群中应用广泛。将中医养生保健方法运用到高血压、糖尿病以及恶性肿瘤等慢性病的预防中,消除或减少精神、心理以及不良生活习惯等"致病因素"的影响,可以充分发挥"治未病"思想在慢性病防治中的作用。

5．个性化干预

"治未病"思想主张根据个体的体质特点，结合季节、环境等因素，采取食疗、运动、推拿、按摩等综合措施，调整机体生理功能，使之处于健康无病的状态。这充分体现了个性化干预的健康观，是传统中医健康文化的核心理念，成为构建具有中国特色的医疗和保健服务体系不可缺少的组成部分，在保障国民健康方面发挥着日益重要的作用。

（五）"治未病"的研究

原中华人民共和国卫生部部长陈竺院士指出，发展"治未病"首先应转变观念，医疗卫生决策者、医务工作者都应不仅着眼于治愈疾病……"治已病"和"治未病"从来就是一对亲兄弟，彼此具有非常密切的关系。"治未病"比"治已病"具有更高的境界，具有更大的意义。

"治未病"的研究方法归纳起来不外乎两个方面，即深入挖掘"治未病"的思想内核和系统整理"治未病"的技术方法。

1．规范、完善"治未病"的健康指标

整理、规范中医反映健康状态的指征，并沿着中医理论的轨迹，不断探寻新的更精细的机体内外健康征象，使采集手段不断现代化，并与健康状态指征的检测和中医健康状态的干预完美衔接，成为中医"治未病"一以贯之的理论内核，为构建和完善具有中国特色的医疗和保健服务体系提供思想基础。

2．整理、规范"治未病"的技术方法

系统整理、总结以"治未病"为核心的中医维护和促进健康的技术方法，将其整合成针对不同健康状态的、可个性化的健康干预标准，使其能够被不同人群广泛接受和普遍使用。积极开展以人为中心、以养生为手段、以人体健康为目的的"治未病"实践，将中医学倡导的"治未病"思想，以及丰富的养生理论、宝贵的临床经验与当今预防医学、康复医学、老年医学的发展相结合，从而实现"治未病"的继承与创新。

（六）"治未病"的意义

"治病"到"治未病"只一字之差，却蕴含着深刻的变革，即以疾病为中心转向以人为中心；从以疾病诊断治疗为中心，转向以维持、促进人的健康为中心。"上工治未病"就是指导人们消除未起之患，治未病之病，医于事之前。"治未病"是中医学的健康观，是中医学奉献给人类的健康医学模式。

1. "治未病"可以促进中医学的发展

随着医学模式由生物医学模式向"生物-心理-社会"医学模式的转变，现代医学受到了前所未有的挑战。疾病谱的改变，药源性疾病、医源性疾病的增多，以及新发流行性、传染性疾病的不断出现等，成为现代医学难以化解的难题。在这一背景下，中医学的优势越来越明显，中医学"以人为本""天人相应""形神统一"的健康观念，更符合新世纪人们对健康的需求。以这种独特的健康观为指导而衍生出来的"治未病"思想和养生保健方法，可以更好地适应健康需求的转变。

陈竺院士说，"治未病"是中医保健的特色和优势，中医学蕴藏着丰富的预防思想，总结了大量的养生保健和预防疾病的方法，具有鲜明的特色和显著的优势，极具先进性，具有唯物辩证法的思想品格。

中医的整体观、辨证施治、"治未病"等核心思想如能得以进一步诠释和发扬光大，将有望对新世纪医学模式的转变以及医疗政策、医药工业，甚至整个经济领域的改革和创新带来深远的影响。

"治未病"不是时髦的语言文字和单纯的临床实践，其临床运用更需要理论指导。因此，建立未病治疗学科体系，充分发挥中医"治未病"所体现的学术优势，必将成为中医学发展的动力。从"治未病"的高度来发展中医学，可使中医学在医疗保健中发挥更大的作用。

2. "治未病"可以促进 21 世纪医学发展

随着社会的进步，人们对健康的需求日益增多，人们逐渐认识到单纯治已病是远远不够的。1996年，世界卫生组织（WHO）在《迎接21世纪的挑战》报告中说：21世纪的医学，不应该继续以疾病为主要研究领域，而应以人类健康作为医学的主要研究方向。其明确指出21世纪的医学将从"疾病医学"向"健康医学"发展；从重治疗向重预防发展；从针对病原的对抗治疗向整体治疗发展；从群众治疗向个体治疗发展；从生物治疗向心身综合治疗发展……说到底就是将医学的重心从"治已病"向"治未病"转移。

大量的社会实践告诉人们，针对疾病的医学思想和行为，在医治疾病的同时却使患病率不断增高。在医学与药物学进步的同时，医源性疾病、药源性疾病发生率不断上升，医疗费用因此也日益上涨，难以控制，给社会带来了极重的负担。正是基于这种医疗现状，WHO制定了21世纪医学的前移战略，包括疾病监测、预测、预警、预防、早诊、早治等，这与"治未病"的未病先防、已病早治、既病防变、瘥后防复相吻合。研究"治未病"相关问题可以促进在新医学模式下全方位、多视角、立体化研究生命全过程和疾病全过程，从而实现医学"维护健康"的根本目的。

3. "治未病"是服务我国经济社会发展大局的需要

随着现代社会亚健康人群日益增多及老龄化社会的到来，国家人口与健康科技发展战略确定了前移的方针，即从以疾病为主导向以健康为主导转变，重预防、重保健，使人们逐步形成维护和促进健康、不得病或少得病的意识。

"治未病"与我国医学发展的战略重点相吻合，研究"治未病"相关问题是促进继承发展中医药学术思想的重要内涵；可以推动养生保健、预防为先思想观念的普及；满足广大人民群众对中医药服务的需求；进一步扩大中医药的服务范围，使之对我国经济发展和社会进步的贡献度大大提高。

医学领域研究重心的前移符合我国医学自主创新发展的方向。思想观念前移、经费投入前移、措施落实重心前移，为解决"看病难、看病贵"这一世界性难题提供了一个新的思路。因此，加强"治未病"研究，深刻理解和不断丰富、发展其科学内涵，全面挖掘、系统总结我国劳动人民积累的"治未病"经验，对解决人类的疾病预防和卫生保健问题,促进我国医药事业的更大发展,都具有十分重要的战略意义。开展"治未病"研究是服务我国经济社会发展大局的需要。

4. "治未病"有利于构建具有中国特色的医疗和保健服务体系

"治未病"思想符合现行的疾病三级预防措施。第一级预防亦称为病因预防,即针对机体、环境和社会致病因素的预防。第二级预防亦称为"三早"预防,指在疾病初期采取的预防措施,即早期发现、早期诊断、早期治疗。第三级预防亦称为康复治疗,指疾病进入后期阶段的预防措施。现行的三级预防措施与"治未病"的未病先防、既病防变、瘥后防复思想异曲同工。

目前,我国正在探索、实施医药卫生体制改革,这对发展"治未病"、构建具有中国特色的医疗和保健服务体系提供了良好的机遇。以健康文化为基础,引导人们树立健康的理念和信心,掌握运用"治未病"的方法,以健康促进为手段,将医疗部门、健康教育部门、健康管理部门以及科学技术部门有机整合起来,开展预防保健服务,为"治未病"的发展提供保障。这种新模式将是我国医药卫生体制改革的积极探索,是建立具有中国特色的医疗和保健服务体系的新尝试。

总之,中医"治未病"理论的实践对提高国民健康素质、预防疾病的发生具有独特的优势。2020 年中医药对新型冠状病毒肺炎的预防、治疗、康复所发挥的重要作用,更充分证明了"治未病"对构建和完善具有中国特色的医疗和保健服务体系具有重要的战略意义。因此,我们必须对作为中医健康文化核心的"治未病"思想加以继承与创新。

六、坚持开展老年痴呆防治的理论与实验研究

老年痴呆是以本虚标实为特征的老年常见疾病,其本虚主要在于肾精不足,髓海亏虚,清阳不升,五神失用;其标实在于痰浊,瘀血蒙蔽脑窍,闭阻脑络。

(一) 以肾虚为主的五脏虚衰是老年痴呆发生的内在机理

中医学认为,现代医学的大脑功能主要由心、肝、脾、肺、肾五脏藏五神主五

志的调控中枢所主宰。因此，总结、归纳《黄帝内经》及历代医家对五脏虚衰或病邪侵袭所致五神脏功能障碍，以及脑髓本身在增龄中的改变的论述，对认识脑衰老及老年痴呆具有十分重要的意义。

肾为先天之本，因而在五脏中，其对生命的生、长、壮、老、已的发展变化具有相对突出的作用。故《黄帝内经》有很多养生以保精护肾的论述，如"以欲竭其精，以耗散其真，不知持满……故半百而衰也"（《素问·上古天真论》），"七损八益……不知用此，则早衰之节也……知之则强，不知则老"（《素问·阴阳应象大论》）。

因肾主藏精，精生髓，髓又上通于脑，脑为髓海，故精足则令人体魄坚强，智慧聪颖。唐容川说："事物之所以不忘，赖此记性，记在何处，则在肾精。益肾生精，化为髓，而藏之于脑中。"（《中西汇通医经精义》）所以随增龄而发生的肾精亏损、肾气不足常是脑衰老、老年痴呆发生的最基本病机。应当指出的是，肾为先天之本，禀赋与肾有关，禀赋与老年痴呆的发病也有密切关系。

正因为肾虚致髓海不足在脑衰老、老年痴呆的发病中占有如此重要的地位，所以早在《神农本草经》所记载的健脑益智药物中，补肾药就占第一位。其后如《备急千金要方》的孔圣枕中丹，《太平圣惠方》的圣惠益智丸，《辨证录》的生慧汤，《普济方》的育神丸，《赤水玄珠》的状元丸、读书丸等均以补肾填精为主。

临床上，以补肾为主治疗老年痴呆获效的报道也证实了脑衰老、老年痴呆的病理演化以肾虚为主。可以说补肾健脑法是较为公认的延缓脑衰老的有效措施，是老年痴呆的基础治法。

（二）痰浊、血瘀是加速脑衰老从而导致老年痴呆发生的重要因素

在肾气与五脏逐渐虚衰的基础上，还将产生气滞、血瘀、痰浊等实滞，这也与脑衰老和老年痴呆的发展进程密切相关。

痰浊是人体脏腑气血失和、津液运化失常的病理产物，也是一种危害甚广的致病因素。随着年龄的增长，以肾虚为主的五脏虚衰逐渐发生，势必导致气

机滞涩不利,津液运行障碍,所以痰浊的产生是衰老过程中的重要变化之一。明代医家张介宾首先提出了痴呆病名,并指出:"痴呆证,凡平素无痰,而或以郁结,或以不遂……渐致痴呆。"《石室秘录》则明确指出"痰气最盛,呆气最深""治呆之奇法,治痰即治呆也"。这强调了痰与痴呆的关系。可见,当时医家就十分重视痰浊与健忘、痴呆的关系,并有丰富的临床实践。

文献与临床资料分析均表明,痰浊阻滞是老年痴呆病机中的主要因素之一。痰浊蒙蔽清窍,则视、听、语言障碍,健忘,情志异常。痰浊流注经络,则肢体活动受限,困倦懒动。痰浊因衰老而产生,反过来又进一步损害五神脏功能,加快脑衰老进程或导致老年痴呆的发生。

血瘀是与衰老关系密切的又一重要病理因素。中医素有"老人多瘀""久病必瘀""虚久致瘀"的说法,增龄所致五脏虚衰与血瘀的产生有密切关系。因虚可以致瘀,而瘀久则使虚更甚。因为肾阳不足,阳虚生寒,寒凝则可致瘀,脾胃虚损,气血生化无源,气虚行血无力亦可致瘀;阴虚血少,脉道枯涩可致血瘀;三焦失司,腑气不畅,气滞亦可致血瘀。临床所见随增龄出现的各种"瘀"象,如皮肤色素斑、舌质暗紫或瘀点,以及与衰老相关的各种疾病中,均有不同程度的血瘀征象。

应当指出的是,中医其他致病因素如外邪、药毒、禀赋等,也与脑衰老和老年痴呆的发生密切相关,而痰浊、血瘀也常相互影响,兼挟为病。

由于老年痴呆与增龄密切相关,一方面,以肾虚为主的五脏虚衰可导致痰浊、血瘀等的产生,即因虚而致实;另一方面,痰瘀为患又可影响气血津液的化生和运行,致本虚更甚,此所谓因实而致虚。两者互为因果,形成恶性循环,以致病程缠绵,见症多端。

(三)老年痴呆的实验研究

基于以上认识,张六通指导 2008 届博士研究生马作峰开展了补脾益肾、活血化痰法改善老年健忘的实验研究。结果表明,该治疗方法能够有效改善模型动物的记忆获得、记忆巩固和记忆再现障碍,其可能的机理是调节模型动物脑组织中的乙酰胆碱酯酶（AChE）、单胺氧化酶（MAO），及多巴胺（DA）、去甲肾上腺素（NA）等神经递质及其相关酶的代谢，提高模型动物海马 CA 区 NGF 和 NT-3 的表达水平，影响 c-fos、c-jun、NR2A 等基因的表达等，初步揭示了补脾益肾、活血化痰法改善老年健忘的分子机理。

七、对中医药教学的体会

俗话说万事开头难，因为学习中医药往往从现代概念转学古代文理开始，学生往往不易理解、难以接受，这是中医药教学中首要的难点。张六通依据自己学习中医药的亲身体会，结合长期从事中医基础各年级和青训班、培训班、专科班、本科班、研究生班等各类班级的理论教学经验，以及医疗临床实践和教学管理经验，总结出了关于中医药教学的几点体会。

（一）提倡"两个熟悉"，做到因材施教

中医学属于传统医学，有其独特的理论体系。如何引导更熟悉现代科学知识的学生，尽快地理解、接受中医药理论知识，并受到启迪，是中医药教学的难点之一。为此，中医药教学要做到"两个熟悉"，才能做到因材施教：熟悉不同班次、不同教学阶段教学对象的状况和需求；熟悉不同教材内容的内在逻辑和规律。如中医基础理论是学生入校的第一门业务课，其对学生来说是陌生的、不易理解的，甚至是难以接受的，教材和教学内容必须充分遵循由浅入深、循序渐进的规律，举例更要深入浅出以帮助理解。

（二）倡导启发式教学，调动学生学习的主动性和积极性

教学切忌照本宣科，要善于提纲挈领，突出重点，活泼生动；要根据教学目的和教学内容，让学生尽可能地参与到教学活动之中。如中医基础理论课，必须从概念到内涵，从联系到规律进行系统讲解，但也应通过提问、举例等，设法让师生互动，以加深学生的理解和提高学生的兴趣。又如中药、方剂的课堂教

学,在讲述药、方基本内容的同时,可对同类或相关的药、方进行对比分析,从一般中突出特殊性,以加深学生印象,活跃课堂气氛,如果结合多媒体教学和实物鉴别,效果会更好。

(三)主张中医"经典"课程应安排为后期临床提高课程

《黄帝内经》《伤寒论》《金匮要略》《温病条辨》等中医"经典"课程,看似是基础课程,实则更应是临床提高课程,应以研讨原文和重要学术观点为主,安排在后期进行教学。其教学目的应是启迪创新思维和指导临床实践两个方面。原文可分精讲、略讲和自学三个部分,对其中重要的学术观点,可让师生共同讨论研究,这样既可联系前期基础,又可涉及后期临床,从而加深学生对原文的理解,并使其受到新的启发。

八、注重疑难病症的临床和实验研究

(一)慢性肝病的临床和实验研究

选择"身心同治"的益肝气功配合中药辨证论治治疗慢性乙型肝炎 75 例为气功组,以单纯中药辨证论治 64 例乙型肝炎患者为对照组。3 个月后,气功组 HBsAg 阴转率为52.6%,对照组为28.8%,差异有统计学意义($p<0.01$);气功组 HBeAg 阴转率为 73.7%,对照组为 49.2%,差异有统计学意义($p<0.01$),气功组 GPT、A/G 复常率,以及主要症状改善情况均较对照组为优。此研究结果提示益肝气功配合中药治疗慢性乙型肝炎,疗效比单用中药者为优。

张六通指导 2001 届博士研究生李翰旻对肝肾精血亏虚证的中医药防治开展实验研究,创建了"左旋谷氨酸单钠-大鼠-肝再生"(MSG-大鼠-肝再生)模型,该模型出现了较典型的肝肾精血亏虚证表现,肝肾精血亏虚证的可能机理是MSG 和大部肝切除两种诱发因素的综合效应。采用光镜、电镜及原位末端标记技术观察 MSG-大鼠-肝再生模型大鼠下丘脑弓状核(ARN)神经细胞凋亡情况；采用免疫组织化学方法观察 ARN 的 TGF-β_1 的表达水平。结果：随着 ARN 神经细胞凋亡指数（AI）增高，其 TGF-β_1 表达亦相应增强。结果表明神经元胞质钙离子过度负荷和 TGF-β_1 共同参与了 MSG-大鼠-肝再生模型大鼠 ARN 神经细胞凋亡的调控。

在对实验动物应用补肾填精、养肝补血的左归丸治疗后，其 ARN 的损害得到一定程度的改善，促进了肝再生，增强了造血功能，其贫血得到一定程度的改善，这为中医补肾疗法治疗肝病提供了理论支撑。为了进一步探讨其作用机理，李翰旻博士又开展了补肾复方（由熟地、枸杞、姜黄等组成）抗老年大鼠肝肾线粒体老化作用的研究。他将实验大鼠分为青年组和老年组，其中老年组分空白对照组和补肾复方治疗组。采用荧光光度计测定肝肾线粒体内膜流动性，采用比色测磷法测定肝肾线粒体内膜 ATP 酶活力，采用生物组织测氧仪测定肝肾线粒体氧化磷酸化效率（ADP/O）及呼吸控制率（RCR），采用透射电镜观察肝肾线粒体形态及进行形态计量学分析。结果：老年组大鼠肝肾线粒体内膜流动性、ATP 酶活力、ADP/O 和 RCR 均较青年组明显降低，而服用补肾复方 2 个月后的老年组大鼠上述指标均明显增高（$p < 0.05$ 或 $p < 0.01$）。采用透射电镜观察肝肾线粒体形态及形态计量学分析结果：老年组大鼠肝肾线粒体肿胀变性，经补肾复方治疗后，肝肾线粒体超微结构变化得到明显改善（$p < 0.05$ 或 $p < 0.01$）。这些结果表明补肾复方对老年大鼠肝肾线粒体的结构和功能的老化均有一定的防护作用，线粒体可能是"肝肾同源"的重要物质基础之一。上述研究不仅初步揭示了"肝肾同源"和"精血相生"的相关机理，也为肝病治肾、肾病治肝提供了实验依据。

（二）清热解毒法治疗糖尿病的实验研究

糖尿病是严重威胁人类健康的常见病、多发病，已成为继肿瘤、心脑血管疾病之后第 3 位严重的主要慢性非传染性疾病，属于中医"消渴"范畴。传统理论认为消渴的病机为阴精亏虚、燥热偏盛，以阴虚为本、燥热为标。然而"毒"在糖尿病的发病中具有不可忽视的作用。糖尿病的发生和发展与热、瘀、痰、湿毒密切相关,四者既可单独为病,又可互相影响,兼挟为病。

热、瘀、痰、湿毒既是消渴的重要病因,又是消渴日后发展变化的病理基础,可加重病情并导致变证丛生。热毒炽盛,则可消灼津液,炼津为痰,使血液凝滞,而致瘀痰湿毒,则津液更难敷布,热势更甚,气机更难以疏通;同样,瘀、痰、湿毒阻滞络脉,困阻脾阳,郁而化热毒,热毒郁积,则病势更重;痰、湿之毒,均与脾虚失运相关,常常兼挟为病,脾虚则痰、湿内蕴而成毒;瘀毒亦可阻滞气机,致津液停聚,而成痰、湿之毒,反过来,痰、湿之毒亦可阻滞气血,使瘀毒加深。总之,消渴的病因病机与热、瘀、痰、湿毒密切相关,特别是消渴后期,脏腑功能衰退,热、瘀、痰、湿裹挟一处,可导致全身各种合并症产生。

热、瘀、痰、湿毒四者中尤以热毒为甚,热毒常作为消渴发病的启动因子。故自汉代以来,即有医家采用清热解毒法治疗消渴。孙思邈的《备急千金要方》《千金翼方》治消渴共载方74首,用药100多种,主要为清热养阴生津药,其次为补气益肾药,如黄连丸治消渴沿用至今。《太平圣惠方》中也有消渴方中用黄连的记载。明代江瓘的《名医类案》记载,李东垣治"顺德安抚张耘夫消渴病",以人参、石膏、甘草为君药;黄连、黄柏、知母、山栀为臣药;另升麻、柴胡、连翘等为佐使药,以达清热解毒、养阴生津之效。清代陈梦雷的《古今图书集成·医部全录》载治消渴药方共91首,用到黄连的有19首。

基于以上认识,张六通指导2008届博士研究生韩永明开展了翻白草对糖尿病大鼠的作用及其机理研究。翻白草有清热解毒、凉血润燥、止血消肿、止痢之功效,多用于治疗痢疾、疟疾、痈肿、各种出血,民间常作为偏方治疗糖尿病,多有良效。实验采用四氧嘧啶建立糖尿病大鼠模型,自造模成功后,灌胃给予翻白草水煎液,连续给药4周,常规取材、固定、切片,采用醛品红法染色,镜下观察。结果:翻白草治疗组大鼠胰岛边缘清楚,胰岛B细胞数量较正常对照组略有减少。但较模型对照组胰岛B细胞密度高,结构完整,无肿胀坏死现象。结论:翻白草能有效保护胰岛B细胞。采用血管内皮细胞平铺技术制作血管内皮铺片,镜下观察,结果:翻白草治疗组大鼠血管内皮细胞膜呈柔和锯齿状,边缘清晰、连续,胞核椭圆形、居于细胞中央。结论:翻白草能有效保护血管内皮

学术特色

细胞。采用组织化学技术和图像分析系统检测血管内皮细胞—氧化氮合酶（NOS）活性，结果：翻白草治疗组大鼠血管内皮细胞 NOS 平均吸光度显著高于模型对照组和实验对照组（$p<0.01$），与正常对照组无显著性差异（$p>0.05$）。结论：翻白草能有效防止血管内皮细胞 NOS 的破坏，提高 NOS 的活性，提示其对血管内皮细胞有一定的保护作用。

（三）手术后疲劳的临床与实验研究

手术后疲劳（postoperative fatigue，POF），是指在手术后的康复过程中，患者出现一段时间长短不一、程度不等的疲倦感觉期。国外对 POF 的研究表明，普通阑尾切除术患者的恢复期为 5 天到 60 天不等，这期间的疲劳和不适是患者住院时间延长、生存质量降低、不能尽早恢复工作的主要原因之一，POF 的治疗缺乏有效的方法。

在广东省中医药管理局和广州中医药大学科研基金的资助下，张六通指导 2000 级博士研究生杨建新从 1999 年开始 POF 中医临床辨证研究，从证候、舌脉、理化检测等方面收集 POF 患者的临床资料，采用分层变量聚类方法，结合专家辨证，从宏观和微观辨证两个方面对 POF 的证型进行分类。结果表明，气虚证和血虚证聚为一类在临床上十分常见，比较特殊的是脾虚气滞证和脾胃湿热证聚为一类，杨建新认为二者互相兼挟在腹部手术后比较多见。从整个证型树来看，POF 有明显的层次关系。根据聚类结果，参照临床报道和经验并借鉴有关中医理论，确定将 POF 划分为 6 个证型，即实证为脾胃实热和脾虚气滞证、脾胃湿热证；虚证为阴虚证、气血两虚证、脾胃气阴两虚证、脾气虚证。该研究还完全模仿手术的全过程切除大鼠的部分肝脏，结果：70％肝切除实验大鼠一般情况差，体力、耐受力下降，出现一定程度的抑郁表现，并在营养学指标、小肠黏膜应激反应损伤和肝脏清蛋白基因表达方面发生明显改变。这表明切除 70％肝脏制作的大鼠模型具有临床 POF 的基本特征，可作为研究 POF 的实验动物模型。运用经验方"抗手术后疲劳方"，对 POF 模型大鼠进行了实验研究，观察大鼠体重、肛温、体力活动、血清蛋白、转铁蛋白等指标，对模型大鼠小肠黏膜损伤进行病理评价,测定肝脏清蛋白基因表达水平,结果:"抗手术后疲劳方"能改善模型大鼠术后一般情况和转铁蛋白等营养学指标,减轻创伤应激带来的小肠黏膜损伤,上调肝脏清蛋白基因表达水平。这些结果表明"抗手术后疲劳方"能缩短模型大鼠POF持续时间,减轻POF的程度。

(四)补肾健脾活血法治疗骨质疏松症的实验研究

"肾者主骨生髓",历代医家治疗骨病大多从肾出发,因此,肾虚是骨质疏松症的主要原因。研究发现,肾虚时,下丘脑-垂体-性腺(甲状腺、肾上腺)三个靶腺轴功能紊乱,这些腺体分泌的激素多与骨代谢密切相关。肾虚时,细胞免疫、体液免疫、补体系统、网状内皮系统吞噬功能均有不同程度的降低,而影响骨代谢的局部调节因子多与此有关。微量元素锌对人体生长发育起重要作用,缺锌会影响垂体功能。肾虚患者体内锌含量明显低于正常人,伴性腺功能低下,肾虚与骨质疏松症有必然联系。补肾疗法可以促进下丘脑-垂体-靶腺轴的功能活动,纠正免疫系统的功能低下,促进骨钙沉积,抑制骨吸收,加快骨形成,延缓骨量丢失,提高骨矿含量和骨密度,达到治疗骨质疏松症的目的。

《黄帝内经》有"脾主四肢"之说。《灵枢·本神》指出:"脾气虚则四肢不用。"若饮食失调,饥饱失常,或久病卧床,四肢少动,脾气受损,运化无力,气血乏源无以化精生髓,髓枯、经脉失和不仅发为骨痿,还可导致畸形和骨折,继而出现骨质疏松症这类临床常见的并发症。

血液的运行必赖元气的推动,元气为肾精所化,肾精不足,无源化气,必致血瘀。脾主气,脾虚则气的生化乏源而致气虚,气虚不足以推血,则血必有瘀。因此,气虚致血行滞缓,络脉瘀阻,即停留为瘀;或因脾虚统摄失职,血不循经,妄行脉外亦可成瘀。以上均可在肾虚和脾虚的基础上产生血瘀,继而形成脏虚络痹之证。血瘀既是人体的病理产物,又可作为病因阻滞人体气机的正常运行。《灵枢·本藏》曰:"经脉者,所以行血气而营阴阳,濡筋骨,利关节者也。"气滞不行,营运无力,而致诸脏筋骨失养,渐致虚损。

瘀血不去则新血不生。因此,血瘀既可由脾肾虚衰引起,又可导致肾虚、脾虚加重，从而促进骨质疏松症的发展。

人体内十二正经逐级分支出许多络脉，分布于骨骼周围，向骨骼渗灌气血、津液、精以营养骨骼，这些络脉称为骨络。骨络失养是骨质疏松症的主要病机，导致骨络失养的根本原因有肾精不足、骨络空虚及骨络瘀痹，临床表现为腰背、四肢、胫膝疼痛，齿摇脱落，龟背，甚至易骨折等。骨质疏松症的治疗除补肾健脾、生髓养骨外，还应重视对骨络空虚及骨络瘀痹的治疗，选择补血充络及化瘀通络的药物达到络充及络通的目的。骨质疏松症的预防：一要节欲惜精，精足则髓旺；二要谨和五味，五味和则"骨正筋柔，气血以流，腠理从密"；三要饮食有度，起居有节。

张六通指导 2002 届博士研究生胡冰运用补肾健脾活血方（人参 10 g，鹿角霜 10 g，骨碎补 15 g，淫羊藿 15 g，补骨脂 10 g，山药 10 g，白术 10 g，当归 10 g，丹参 15 g，山楂 10 g 等）对去卵巢大鼠骨密度、骨强度及其相关生化指标进行了实验研究。用补肾健脾活血方对切除卵巢的雌性大鼠进行治疗，并与正常对照组、模型对照组和雌激素尼尔雌醇治疗组进行比较。结果：补肾健脾活血方可显著提高大鼠骨密度和骨强度，疗效明显优于尼尔雌醇治疗组，且经补肾健脾活血方治疗后，大鼠骨密度和骨强度接近正常对照组。结果说明补肾健脾活血方治疗骨质疏松症模型动物既可增加骨密度，又可增加骨强度，从而降低骨折发生率。其作用机理可能是补肾健脾活血方能明显增高血清骨钙素（BGP）的含量，降低尿脱氧吡啶啉（DPD）含量（$p < 0.01$），其作用显著优于西药雌激素治疗，且与剂量呈正相关。这证明了补肾健脾活血方能促进骨形成，减少骨吸收。

（五）脑梗死相关的临床和实验研究

为了筛选出血液流变学变化明显符合临床特征的脑缺血模型，张六通指导 2008 届博士研究生李乐军，对三种脑缺血模型大鼠的血液流变学（全血黏度值、血浆黏度值、红细胞比容、红细胞变形指数）进行比较。方法：选择大脑中动脉闭塞（MCAO）大鼠模型、双侧颈总动脉（DCCA）结扎大鼠模型、单侧颈总动脉（SCCA）结扎大鼠模型，进行脑缺血后第 1 天、第 3 天、第 5 天、第 7 天血液流变学的比较。结果：MCAO 组、DCCA 组、SCCA 组大鼠与正常组大鼠的血液流变学比较均存在显著差异（$p < 0.05$）；不同时间点血液流变学结果显示，MCAO组大鼠全血黏度值第 3 天为最高值，且其第 3 天血浆黏度值、红细胞比容为模型组间最高值；MCAO 组大鼠红细胞变形指数较正常组及 SCCA 组、DCCA 组大鼠均显著降低，但仅 MCAO 组大鼠在第 1 天、第 5 天红细胞变形指数与正常组比较有显著差异（$p < 0.05$）。但三组模型大鼠血液流变学比较无显著差异（$p > 0.05$）。结论：在三种脑缺血模型中，大脑中动脉闭塞模型为最接近临床发病特征的、血液流变学变化明显的脑缺血模型。

李乐军博士对通脉益智丸（人参、何首乌、丹参、川芎、赤芍、石菖蒲、远志等）治疗血管性痴呆（VD）进行了临床研究。他提出该病的发生是以肝肾精血亏虚、气血不足为本，以瘀血为阻、痰浊蒙窍等为标。其病位在脑，其病机为本虚标实。所以治宜益气生精、活血化痰。通脉益智丸具有益气生髓、活血化痰通络之功，对治疗 VD 能起到很好的作用。研究表明，通脉益智丸治疗 VD 确实能提高患者智力水平，改善患者的认知功能和记忆障碍程度，同时可使患者的全血黏度等血液流变学指标较治疗前下降，能改善红细胞的顺应性，且能明显降低 TC、TG 水平，升高 HDL-C 的水平，可通过调节脂质代谢而改善 VD 患者的临床症状和延缓病情的发展。综上所述，通脉益智丸配合现代医药疗法治疗 VD，可提高 VD 患者的智力水平，改善患者认知功能和记忆障碍程度，有利于社会活动和生活自理能力恢复，其通过改善血液的高凝状态和脂肪的代谢，调节机体的整体功能，减轻或阻止脑组织损伤，从而促进脑认知功能的恢复。

有资料表明，20%～60%的脑卒中患者在发病后伴不同程度的抑郁症状，临床多采用西药抗抑郁药治疗，但有一定的副作用。故张六通指导李乐军博士在 2004—2007 年，对脑卒中后抑郁（PSD）患者采用中药舒郁胶囊（由柴胡、郁金、半夏、黄芪、茯苓、白术、陈皮、合欢皮、川芎、地龙等药物组成）治疗，并用西药氟西汀胶囊作为对照。临床观察结果表明，舒郁胶囊能降低 PSD 患者的汉密尔顿抑郁量表（HAMD）评分，但两组间 HAMD 评分及总有效率差异无统计学意义,表明舒郁胶囊治疗 PSD 与氟西汀胶囊治疗效果相当,或可替代西药抗抑郁药治疗 PSD。

PSD 属中医"郁证"范畴。郁证多虚实夹杂,初起为气机失调,再由气及血,使气血不畅,进而导致湿、痰、热为病或相兼为病。病久正气受损,伤及心、脾、肾等脏,甚至可导致虚损重症。如《赤水玄珠》指出:"有素虚之人,一旦事不如意,头目眩晕,精神短少,筋痿气急,有似虚证。"这句话揭示了该病的本虚标实的病理机理。该病发生是以脾胃不足为本,肝气郁滞、痰瘀互结为标,由脏腑功能紊乱所致,所以治以平肝化痰、解郁活血、补益脾胃之法。舒郁胶囊采用古方"小柴胡汤""半夏白术天麻汤"配伍活血通络之品化裁而成,通过平肝化痰、解郁活血,使气机调畅、气血调和。现代药理学研究表明,柴胡皂苷可以抑制胆碱酯酶,发挥拟胆碱样作用,进而对消化系统和神经系统发挥调节作用;合欢皮水提物作用与地昔帕明类似,均可明显对抗"行为绝望"模型小鼠的绝望行为,使小鼠不动时间缩短,这与现代医学抗抑郁药的药理作用一致。

西医对 PSD 通常采用选择性 5-羟色胺(5-HT)重吸收抑制剂治疗,取得了较好的疗效,但由于该药物价格昂贵,有诸多副作用,患者常难以坚持治疗。舒郁胶囊作为西药替代剂具有很好的开发应用前景。

(六)中成药开发研究

1. 892 号药液

892 号药液(由半夏、天南星、马钱子、三七、蜈蚣等 12 味中药组成)是基于中医对支气管肺癌的临床病理认识——痰凝、血瘀、毒聚,依据"化痰散结、活血祛瘀、解毒攻毒"的治疗原则而研制成的,多年临床应用表明,其对支气管肺癌有较好的疗效。

将 T_{739} 近交系小鼠肺腺癌细胞移植于小鼠右前肢,将小鼠随机分为 7 组,分别给予中药(即 892 号药液,大、中、小剂量)、化疗、中药(大、中、小剂量)加化疗,观察各组小鼠癌体均重、病理改变及 IL-2 水平、NK 细胞活性、TNF 含量的变化。研究表明，892 号药液可抑制移植性 T_{739} 近交系小鼠肺腺癌细胞的生长，使之离散、变性、坏死，使癌组织周围大量淋巴细胞、单核细胞浸润，并可提高荷癌小鼠脾 IL-2 水平、NK 细胞活性和血清 TNF 含量，加化疗后其提高 NK 细胞活性的效果更明显。

将 56 例中晚期肺癌患者随机分为 2 组，分别给予中药加化疗（30 例）、单用化疗（26 例），观察主症、近期疗效、生存质量等的变化。结果：中药加化疗组患者近期疗效完全缓解（CR）1 例、部分缓解（PR）9 例、疾病稳定（SD）17 例，总有效率（CR＋PR）为33.33%，高于单用化疗组的 19.23%（PR 5 例、SD 7 例）；在改善临床主症，提高生存质量，延长生存期等方面，中药加化疗组亦明显高于单用化疗组。结果表明 892 号药液对支气管肺癌有一定的治疗作用。

2. 复方富硒魔芋精粉胶囊

将 80 例高脂血症患者随机分为 2 组，治疗组（40 例）患者口服复方富硒魔芋精粉胶囊 0.5 g，每日 2 次，对照组（40 例）患者口服烟酸肌醇酯 0.2 g，每日 3 次，疗程均为 4 周。观察两组药物治疗高脂血症的临床疗效。结果：在治疗高脂血症的临床疗效方面，治疗组优于对照组（$p < 0.05$）；在降脂疗效方面，治疗组明显优于对照组（$p < 0.01$）；该胶囊治疗前后患者血脂水平有显著性差异（$p < 0.01$）。这些结果表明中药复方富硒魔芋精粉胶囊治疗高脂血症的疗效肯定，具有较好的开发前景。

为了明确其作用机理，课题组开展了复方富硒魔芋精粉胶囊对过食肥甘厚味衰老模型大鼠血脂和血清谷胱甘肽过氧化物酶（GSH-Px）活性的影响的研究，结果表明，复方富硒魔芋精粉胶囊可以降低模型大鼠血清 TC、TG 水平及提高 HDL-C 水平，可以抑制模型大鼠 GSH-Px 活性的下降，有抑制自由基引起的脂质过氧化，维持细胞的正常生物学特性，从而延缓细胞老化的作用。

张六通

著作简介

一、《中医心理学》

《中医心理学》由湖北科学技术出版社于1986年出版，张六通担任主编。

中医心理学是中医学中一门新兴的分支学科。中医学在其源远流长的历史长河中，积累了较为丰富的医学心理学思想和实践经验。至20世纪80年代，随着中医事业的振兴和发展，以及中医多学科研究工作的不断深入，许多中医研究人员对其进行了大量的理论整理和实践总结，初步形成了以形神合一论、心主神明论、心神感知论、五脏情志论、阴阳睡梦论、人格体质论等为基础理论，包括中医心理病机、心理论断、心理治疗和心理卫生等系列内容的中医心理学体系。

中医心理学具有传统性、边缘性、实践性、时代性等特点，这一新兴分支学科的诞生，必将在促进中医理论发展，丰富中医的临床实践，以至充实现代心理学内容，加快医学模式的转变，增进人类身心健康等方面产生重要的影响。

近几年来，国内中医心理学的研究进展较快，并且逐步趋向普及，许多中医院校相继开设了中医心理学课程。为了适应形势发展的需要，在1985年12月成都召开的首届全国中医心理学学术讨论会中，由湖北科学技术出版社倡议，十四所中医院校、医学院校及中医科研单位的同志决定协编这本《中医心理学》教材。本教材由王米渠、王克勤、朱文锋、张六通四位同志担任主编，全国二十几位同志参加了本教材的编写和审定，并由朱文锋副教授完成统稿工作。

在本教材的编写过程中，著名中医专家耿鉴庭研究员、方药中教授、李今庸教授、张琪研究员担任编审。

由于编写《中医心理学》教材在国内尚属尝试，在学科体系的完善、理论概念的规范化以及如何处理好中医心理学与中医学、普通心理学、医学心理学等学科的关系等方面还存在着不少问题，有许多工作尚需进一步完善。因此，本教材编者希望各教学使用单位在教学过程中不断总结经验，并收集各方面的反馈，提出宝贵意见，以便进一步修订完善。

二、《中医脏象学》

《中医脏象学》由湖北科学技术出版社于 1988 年 7 月出版，张六通担任主编，其是中南五省中医学院教材。全书分 5 章。藏象学是中医学研究和解释人体生理功能的一门基础学科，它的内容包括五脏系统、经络系统、气血津液神、体格气质和藏象整体等方面的基础理论和基本知识。中医藏象学是学习和研究中医药学的一门必修的基础理论课程。

中医藏象学是按照国家中医药管理局关于建设中医基础学科系列教材的要求而新设的一门课程。在设计和编写教材的过程中，本教材编者以能反映中医理论体系、指导中医临床实践、符合教学规律为原则，努力做到立足本门课程，放眼整体系列，改革原教材的弊端，建立本课程的新学科体系，以期全面系统地介绍中医生理学的内容和特点。

本教材从建设藏象学科体系的角度出发，改变了沿用"五脏""六腑""奇恒之腑""脏腑之间的关系"等项目的结构框架，确立了以五脏为中心的系统结构体系。除原有的气血津液神和经络等内容外，新增了中医关于"体格气质"的理论知识，并新设"藏象整体"章，综合概括藏象的整体生命活动，体现中医整体生理的特色。

本教材吸取了有关藏象的部分现代研究成果。但鉴于学生开始学习时尚不具备中西医学知识，因此，只以"附录"的形式粗略地介绍一些"研究概况"，希望能为启发学习和深入思考提供一些知识和线索。

本教材设计了十余个藏象实验，试图在一定程度上对某些藏象理论做些验证，以帮助学生提高学习兴趣，增强动手能力。但限于各院校的客观条件，本教材对此不做统一要求，仅列为附篇，以供参考、选择使用。

《中医脏象学》是一本新建学科的教材，切望各院校在使用过程中，总结经验，收集反馈，提出宝贵意见，以便进一步修订和完善。

三、《新编黄帝内经纲目》

两千多年来,《黄帝内经》的医学理论体系及其基本观点一直为历代医家所推崇和遵循,并有效地指导着中医基础和临床实践的发展,在中国人民的健康和民族的繁衍中发挥着重要的作用。但由于《黄帝内经》是集不同时期众多作者医学论文之大成,所以该书在篇目卷次、内容结构方面存在着不够系统,不够紧凑,甚至重复、烦琐等缺陷;又因为长期的传抄翻刻,多次的整理校订,所以现存的版本中,文字常有错误,篇章亦见分合改移;加之全书卷帙浩繁,文字古奥,注释纷纭,所有这些都给研习《黄帝内经》构成了困难。

《新编黄帝内经纲目》由上海科学技术出版社于 1988 年出版,张六通担任副主编。全书共 12 章,精选出理论和实践价值较大,彼此内容基本不重复的《黄帝内经》原文 333 节,按人与自然、养生、阴阳五行、藏象、经络、病因病机、病证、诊法、论治、针灸、运气及医学教育等分类编次。每节原文后有校勘、注释、概要,简要地概括出每段原文的内容大意,对其中的要点略加分析,对需要进一步说明的问题则酌加按语,简述历代医家研究成果及作者研究心得。

通过对原文的选辑、分类,《黄帝内经》的原文编排和学术内容趋于条理化、系统化,以利于读者提纲挈领地加以学习和研究;通过"校释""概要"等项,《黄帝内经》具体的医学理论、观点、法则易为读者所领会和运用。前者重在立纲,后者重在析目,两者结合,则纲举目张,有利于读者融会贯通,较好地把握《黄帝内经》的整个理论体系。这有利于中国传统医学精髓得以再现,便于推动中国传统医学文化走出去。本书既有重要的学术价值,又适合大众阅读与传播。

四、《黄帝内经研究大成》

《黄帝内经研究大成》由北京出版社于 1997 年出版,张六通担任副总主编。鉴于《黄帝内经》在中医学中的重要地位与作用,必须认真继承与发扬;鉴于历代对《黄帝内经》广泛而丰富的研究与应用资料多分散在汗牛充栋的医籍之中，研读不便，需要全面系统地加以整理；鉴于前辈医家关于内经学的科学构想应当有效地予以实行；中国中医药学会（后改名为中华中医药学会）内经专业委员会于1991年春即着手筹划编著《黄帝内经研究大成》一书，为了验证此想法的必要性与可行性，向国内外在学术界声望很高的老专家发出50余封信，征询高见。崔月犁等40余位前辈在回信中均表示支持此举，并提出若干建设性意见，遂于1991年由内经专业委员会全体委员及部分其他学科专家参加的会议上进一步论证，通过《黄帝内经研究大成》编写大纲。

编写大纲及编写提纲拟就后，北京出版社于1992年初将此书列入该社的出版选题计划。编委会在编著过程中，得到本书编委会顾问诸前辈诚恳认真的指导，得到北京中医药大学及热爱中医事业同道的支持。执笔撰著本书者有国内的及日本的、韩国的专家共50余位，经过两年的同心合力奋斗，本书于1993年11月底如期完成全部初稿。

编者撰写本书，力求做到反映古今研究《黄帝内经》的成果，反映当代的研究水平；对各种不同的学术观点与见解，凡有理有据之说均予反映，并力求做到公允地评述。评述既要全面、客观、系统地反映古今各家之说，又要阐明作者的独到见解，即"集百家之言，抒一己之见"。凡有所论，必有所据，凡所据者，必求翔实。全书虽选辑《黄帝内经》部分经文及前人著述，但以数千篇本书作者的系统评述与专论文章为主。在书稿编著过程中，曾选数篇有代表性的专论投寄国家级中医药杂志，以客观地检验书稿质量，幸得专家爱护，均予刊载。

为了较准确地反映内经学的研究领域、对象、范围、理论体系及其重要规律，本书内容共分七编。

第一编，以论证《黄帝内经》名义、成书、版本、流传、校勘注释、词语音韵、修辞为主。其中多考据与拨正之论，名曰"《黄帝内经》文献及语言文字研究"。

第二编，以论证古今名家对《黄帝内经》学术思想之阐述与发挥为主，以时代为序分列五章，研究了中国古今66位医家以及《黄帝内经》在日本流传、研究的概况，从学术发展史的角度对《黄帝内经》加以全面研讨。因前人无作，故尚属初试,名曰"《黄帝内经》学术研究发展史"。

第三编,以阐述《黄帝内经》的理论体系、学术思想特征、重要学术理论与原则为主。此类内容是古今医家研究之重点,亦在本书中占有较大篇幅,名曰"《黄帝内经》理论研究"。

第四编,以阐述《黄帝内经》病证及《黄帝内经》理论在临床中的具体指导意义与应用为主。其临床具体应用部分,古无专书,亦属新作;但《黄帝内经》理论宏富,难以尽用,唯望对读者略有启示,名曰"《黄帝内经》病证及临床研究"。

第五编,以论述应用现代手段研究《黄帝内经》所取得的成果为主,包括实验及多学科的研究方法,名曰"《黄帝内经》多学科研究与实验研究"。

第六编,以近代对《黄帝内经》语言文字研究的论著为主,选出 21 家专论与专著,其中若干书籍对《黄帝内经》的研究非常重要,但较少流传,辑录其原文加以标点,并作"简介"以供参阅,名曰"《黄帝内经》近代校释珍本辑录"。

第七编,以古今研究《黄帝内经》专著及 1950—1990 年中国、日本、韩国公开发表的研究《黄帝内经》论文为主。所收书目 478 条,均加"概要",论文 3436 篇,均予"索引",名曰"《黄帝内经》研究文献汇编"。

书稿即成,承蒙中国书法家协会原主席启功先生题签扉页书名,中华中医药学会原会长崔月犁先生、中国陈立夫先生、日本汉方医学界前辈矢数道明先生、韩国医师协会原名誉会长及东洋医学会原会长裴元植先生以及北京中医药大学原副校长王永炎先生题词相赠,实是本书作者及广大读者之殊荣。

本书的撰写、审校工作量巨大,编委会确定的编写标准和专业读者的客观要求均较高,作者人数虽然较多但仍未能"尽收天下英才",且诸作者的学术观点不尽一致,全稿虽经集体统一修改、审定,亦难尽善,亟盼读者指正。所幸者,本书作者多为中年专家,亦有若干青年后起之秀,对《黄帝内经》不仅有继续研究之心,亦有深入研讨之力,在接受广大读者的意见之后,定会在若干年内以不断完善的本书再版本、三版本……呈献给热爱中医、关心内经学成长、关心中医学发展与进步的前辈与朋友们。与此同时,在广大中医同道以及有志于此道的其他学科专家的共同努力与支持下,内经学的研究队伍定会不断壮大,内经学的研究水平定会不断提高，内经学的蓬勃发展定会为整个中医药学的发展做出更大的贡献。

五、"中医学基础"（英文版）系列教材

"中医学基础"（英文版）系列教材由武汉大学出版社于 1996 年出版。20 世纪 70 年代以来，中医药在疾病防治中的价值逐渐得到重视。因此，在世界医学领域内，掀起了中医药的研究热潮。许多从事中医药研究的国际性学术组织已经形成，越来越多的海外学者对中医药的探索与实践研究表现出浓厚的兴趣。

为了把中医药传播到世界各地，学者们通过编写、编撰和翻译中医药教材和参考书，为中医药教育做出了巨大贡献。但是英文版中医教材，特别是中医药高等教育的教材却很少。现行中医药高等教育教材中文教育和一些英文的中医书不能满足现实需要，为了提高中医教育水平，本套教材编者编写了这一套英文版"中医学基础"教材。

本套教材包括以下基本内容：中医基础理论、中医诊断学、针灸学、中医内科、中医妇科学、中医外科、中医儿科、骨伤科、推拿学、中医营养学、中医术语词典、中医药研究进展等。为了使教材系统、及时、高质量出版，本套教材编者成立了编写委员会，设计了编写大纲和样稿，并确保编写内容没有遗漏或重复；此外，对每本书的主编和编委会提出了文责自负的要求，以保证编译的质量。

这套教材旨在提供博大精深的中医知识，更注重常识技巧。在编译时，本套教材编者尝试把自己限制在一个合理的文本上，注意每个学科的历史性、系统性和时代性。为了突出中医理论与应用的特点，重视简洁性和解释性。因此，本套教材主要针对中医学院的教师、学生、实习医生和其他中医专业人士。

众所周知，用英语编写中医书绝非易事。为了提高编写质量，编写委员会举办了中医文献英译研究会，对中医文献的英译方法进行了回顾，并对翻译方法、翻译技巧、翻译原则进行了讨论并达成一致。我们精心挑选了中医术语及其英文对应词，必要时进行了修改。尽管我们已经尽了最大努力，但我们深感

本套英文版的教材还远未完善,欢迎国内外同行提出批评和建议。

六、《气功入门》

《气功入门》由科学普及出版社于 1989 年出版,张六通担任主编。气功是中华民族的宝贵遗产,它不仅是中医学理论体系的重要组成部分之一,而且是防病健身的有效方法。

人们的出发点不同,研究和学习气功的结果也不同。在漫长的历史发展过程中,形成了各种不同类型的功法,如吐纳功、禅定功、存想功、周天功、导引法等。新中国成立后,由于国家对历史文化遗产的重视和支持,气功理论和实践经验得到了进一步的整理和完善,气功的内容也得到了补充和完善。据不完全统计,目前在社会上流传的功法达 400 种左右(也有人说近千种),其应用范围也在不断扩大。

用现代科学技术手段和方法对气功的生理效应、医疗效应、物质效应,以及"气"的本质所进行的研究,已取得了可喜的成果。这些成果,虽然距离揭示人类生命的本质还十分遥远,但是它已经迈出了有决定性意义的第一步。

为了使人们正确认识、使用和研究气功这门学问,我们编著了本书。全书共分八个部分,主要阐述了气功的作用机理,气功的一般常识及常见的气功名词解释,学练气功的方法及应注意的事项,根据不同病情、体质、年龄和应用目的恰当选择功法,气功偏差及其防止与纠正的方法等。本书集各家长处,介绍了内养功、真气运行法、周关功、保健功、大雁功、回春功、内劲一指禅等十一种功法的作用及练习方法。本书从实用性出发,深入浅出,语言力求简练,通俗易懂。本书并不专一介绍某一功法及其功理,也不是针对某一疾病而介绍气功的治疗作用,更不是汇集一些气功名家的经验和体会,而是吸取了各家经验教训,从常见病、多发病出发,根据中医辨证论治的原则,有针对性地介绍功法,在介绍具体功法的同时,指出适应证及应注意的事项。从其中对现代研究的概述可

著作简介

以看到气功在多学科领域内的应用前景,从而启发广大科技人员的研究思维,增强人们学练气功的决心和信心。

七、《医疗健身气功》

《医疗健身气功》由湖北科学技术出版社于 1990 年出版,张六通担任主编。气功作为一种强身健体、防病治病的方法,在我国有悠久的历史。

气功来源于人们的实践,其理论建立在中国古代文化,尤其是中医学的理论基础上,故能延续而不衰。而且它的理论还在不断发展,应用范围还在不断扩大,习练人数亦在不断增多。但是我们也应该看到,气功理论中的许多深刻哲理,至今依然可悟而不可言,还有待我们去深入发掘。为了使它在防病治病方面发挥更大的作用,人们迫切需要以现代研究的新成果,从中医学的角度不断加以整理和提高。在习功者中,有一部分人通过练功而见到效果,但也有不少人虽经刻苦习练,仍收效甚微,还有许多人欲练而苦于无"门"。究其原因,除练功方法需规范外,很重要的一个问题就是所练功法是否对"证"。然而,"功"与"证"的辩证统一,又非一般人所能解决的问题。一个好的教功者或一个对自己负责的练功者,不仅要有较好的功夫,而且还必须具备一定的医学知识,只有这样才能从各自实际出发对证练功,进而达到防病健身的目的。

基于上述现实,本书编者编写了本书。其目的如下:无论是教功者,还是练功者,在读过本书后,能用中医学辨证论治原则和现代医学知识,根据病情找到适宜的功法,避免盲目施教和选功,从而降低气功偏差的出现率,提高临床的有效率,达到理想的健身目的。

八、《老年人饮食与养生》

《老年人饮食与养生》由湖北科学技术出版社于 2017 年出版,张六通担任主编。面对来势汹汹的"银发浪潮"，老年人的医疗和卫生保健工作，成为摆在医药工作者面前的重要课题。预防为主，防重于治，逐渐成为医疗卫生行业的共识。养生理论是中医学的精华所在，中医学在两千多年前的《黄帝内经》中就提出了"治未病"的思想。其中饮食养生是中医各种养生方法中最为普及、最受重视的一种。如何利用饮食改善健康状况是广大老年人最为关心的问题。

近年来，受各种利益的驱使，一些用心不良者提出了许多稀奇古怪的所谓的养生理论，良莠不齐的养生方和养生方法，在社会各阶层中广为流传，这就使得因为缺乏养生知识而没有鉴别能力的老年人不知所从。这种状况不仅严重影响了老年人的养生保健活动，而且也逐渐成为阻碍中医养生理论推广应用的社会问题。

为了帮助老年人更好地掌握饮食养生的基本方法，本书首先介绍了中医养生的基本特点，讨论了辨证施养、天人合一的基本内涵。对中医养生的基本方法，如饮食养生、起居养生、动形养生、情志养生、房室养生、顺时养生、药物养生等做了简要说明。授之以鱼不如授之以渔，为了帮助读者尤其是老年读者更好地理解中医饮食养生理论的精华，本书对四气五味、升降浮沉等有关中医药食功效的基础理论做了详细论述。本书介绍了适用于老年人的饮食养生的一般原则，如五味均衡、寒热适中、三餐合理、膳食平衡、适度进补等。本书分别从四季的气候特点、养生要点、饮食原则等方面，论述了老年人四季饮食养生的一般原则。本书以气血阴阳为纲，论述了老年人食补的基本方法。本书结合体质特征，讨论了老年人体质与饮食养生的关系，提出了不同体质老年人的饮食原则与方法。本书介绍了冠心病、糖尿病、老年慢性支气管炎、胃肠病、高脂血症、高血压、肾病、肿瘤等老年患者常见病的饮食要求，对与健康密切相关的饮食问题（如补钙、饮酒、忌口等）做了介绍。

九、《现代中医男科学》

《现代中医男科学》由湖北科学技术出版社于 1994 年出版，张六通担任名誉主编。中医男科学是近年来迅速崛起的一门新兴临床学科。追溯其历史，它同中医学其他临床学科一样，也是源远流长，一直在发展。早在 2000 多年前成书的《黄帝内经》就有对男性生理病理的精辟论述。长沙马王堆汉墓出土的《十问》《天下至道谈》对中医性医学的认识已达到了一定的高度。唐代孙思邈的《备急千金要方》首次列有"求子"专篇，并载有治疗男性不育症的专方，成为男性不育方剂之祖。明代岳甫嘉的《男科证治全编》是我国第一部男科专著，该书首次提出了"男科"的概念，为中医男科学的学科建立做出了贡献，惜其书已失传，内容已不可知。清代傅山的《傅青主男科》是我国现存最早的一部男科专著，但因其内容比较简略，且多为内科杂病，尚未形成男科体系。由于历史的原因，中医男科学的学术内容散见于中医内科、妇科、外科等医书之中，未能形成一门独立的学科。直到近十余年来，随着国内外"男性学"的崛起，中医学中有关男性生理病理、诊断治疗的认识受到了广泛重视，中医男科学进入了系统研究整理时期，中医男科学的理论体系基本建立起来，中医男科专著相继问世，中医男科学的发展进入了一个新的历史时期。随着中医男科研究者队伍的不断壮大，越来越多的临床医生既认识到继承和发扬中医男科学的重要性，又深感利用现代科学知识研究中医男科学的迫切性，因此，迫切需要中西合璧的男科专著问世。鉴于此，我们编写了这本《现代中医男科学》，将它奉献给广大同道和读者，旨在为中医男科学的发展抛砖引玉、架桥铺路。本书分上篇、下篇和附篇三个部分。

上篇为总论，分 5 章，介绍了中医男科学发展简史、男性生理概要、男性病理概要、男科诊断概要和男科治法概要。

中篇为各论，前 8 章介绍了 35 种男性特有疾病，第 9 章介绍了 8 种性传播疾病。每种疾病列有病因病理、临床表现、诊断要点、治疗方法、防护措施、文献摘录等项,保持了中医学辨证论治的特色,适当汲取了西医学的研究成果,融中西男性医学于一炉,力求使其系统、新颖、实用。

附篇介绍了 9 种常见女性性疾病。因为有部分男性疾病起因于女方,也有部分女性疾病起因于男方,故有必要在附篇中予以介绍,便于读者了解有关疾病并予以针对性治疗。书末附有方剂索引,以便读者检索。

十、其他著作目录

主审:《中医病案管理学》 湖北科学技术出版社 1996 年版

参审:《中医学导论》 广东高等教育出版社 1988 年版

《中医病机学》 广东高等教育出版社 1988 年版

《中医诊断学》 广东高等教育出版社 1988 年版

《中医防治学总论》 湖北科学技术出版社 1989 年版

《中药学》 湖北科学技术出版社 1988 年版

《中医方剂学》 广东高等教育出版社 1988 年版

《中医各家学说》 湖北科学技术出版社 1989 年版

《中医文献学》 湖北科学技术出版社 1989 年版

编委:《传统老年医学》 湖南科学技术出版社 1986 年版

《长江医话》 北京科学技术出版社 1989 年版

《中医学基础》 上海科学技术出版社 1974 年版

《中草药土方土法》 湖北人民出版社 1971 年版

荆楚中医药继承与创新出版工程·
荆楚医学流派名家系列（第一辑）

张六通

医论医话

一、略论《黄帝内经》中的汗

在中医学中，汗既是人体生理活动的产物，又是判断病情的依据，汗法是治疗疾病的手段。《黄帝内经》中载汗达 200 处以上，其名称有劳汗、肾汗、魄汗、寝汗、绝汗等，程度分多、少、有、无，部位则有"或出于面""或出于背""或出于身半""至足""头以下汗出"等。《黄帝内经》对汗的论述，为后世医家在理论和实践方面认识汗证和使用汗法奠定了基础。下面对《黄帝内经》所论之汗做一初步探讨，不当之处，请指正。

（一）汗生于谷，以脏腑为本

正常的汗出，是人体的一种生理现象。《黄帝内经》认为，汗来源于水谷，由水谷清气（津液）所化生。《素问·评热病论》说："人所以汗出者，皆生于谷（谷）……汗者，精气也。"汗是人体的五液之一，《灵枢·五癃津液别》说："水谷入于口，输于肠胃，其液别为五……天热衣厚则为汗。"当"饮入于胃，游溢精气，上输于脾，脾气散精，上归于肺，通调水道，下输膀胱，水精四布，五经并行"时，汗液才有充沛的来源。如果饮食少进，或其他原因损伤了人体的阴精，汗的化生就会断绝，所以《灵枢·营卫生会》说："夺血者无汗。"张仲景提出疮家、淋家、衄家等禁汗诸例，其理论大抵也依据于此。

《灵枢·刺节真邪》载："人气在外，皮肤缓，腠理开……汗大泄。"此句指出，"皮肤缓，腠理开"是汗液化生过程中又一生理环节。但是，腠理汗孔的开闭是由卫气管理的，《灵枢·本藏》说："卫气者，所以温分肉，充皮肤，肥腠理，司关阖者也……卫气和则分肉解利，皮肤调柔，腠理致密矣。"生理性的汗出，反映了卫气正常的开合功能，而《灵枢·营卫生会》将大汗出的"漏泄"责于"毛蒸理泄，卫气走之"，从病理方面反证了皮腠、卫气在汗出过程中的作用。

根据人与自然相统一的观点，《黄帝内经》还指出了气候、衣食、劳动等外界因素与汗出的关系，如"天暑衣厚则腠理开，故汗出"，是说暑热之气可致腠理开而汗出；又如《灵枢·五味论》说"辛与气俱行，故辛入而与汗俱出"，食物辛辣易致汗出，这是生活中常见的生理现象。

《黄帝内经》认为人体生理是以脏腑为中心的整体功能活动，从水谷入胃到汗出体表的汗液化生过程正是这个整体功能活动的一部分，所以汗液也是以脏腑为本。在这个问题上，除各脏腑功能的正常协调无疑是汗液化生的根本保证外，《素问·宣明五气》直接提出了"五藏化五液"的观点，其中，"心为汗"不仅明确心是汗的根本，实际上还包含了心、血、津、汗之间复杂的生理联系，所以"夺血者无汗，夺汗者无血"成了指导后世临床实践的重要学术思想。在《黄帝内经》中，《素问·经脉别论》等篇还把某些特殊状况下的汗出与不同脏腑联系起来，如"故饮食饱甚，汗出于胃。惊而夺精，汗出于心。持重远行，汗出于肾。疾走恐惧，汗出于肝。摇体劳苦，汗出于脾"；并且将这种理论运用于认识有关的病因病机之中，如《素问·水热穴论》曰："勇而劳甚，则肾汗出，肾汗出逢于风……名曰风水。"这些都是基于汗液以脏腑为本的理论认识。

由上可知，《黄帝内经》阐明了汗出过程的各个具体阶段，更重视汗出与脏腑、四时、阴阳的整体联系。《灵枢·胀论》说："卫气之在身也，常然并脉，循分肉，行有逆顺，阴阳相随，乃得天和，五藏更治，四时有序，五谷乃化。"此句说明了适时汗出的生理基础。

（二）汗出腠疏，易感邪罹病

正常汗出虽然属于人体生理活动的一部分，但是，由于汗出的过程包括了皮肤缓、腠理疏、玄府开以及卫气津液外泄等生理变化，与未出汗时相比较，出汗时人体的卫表功能是相对减弱的。所以，认为汗出失神，容易导致外邪侵袭而生病，是《黄帝内经》论汗中的又一明显观点。

《黄帝内经》记载，由汗出导致外邪侵袭所发生的疾病大致可以分为三类。一是由汗出致外邪流连局部的皮肤疾病，如"汗出见湿，乃生痤痱"（《素问·生气通天论》），是说汗出，腠理疏松，若感受湿邪，郁于肌肤，致营卫凝涩，会形成小疖、汗疹一类病证；又如"劳汗当风，寒薄为皶，郁乃痤"，则是说劳累汗出而被风吹,寒邪内迫,凝聚脂液而生粉刺;若郁结日久,阳气化热,又可变生为小疖。二是由汗出致外邪入于经络,引起肢体筋脉或全身的病变,如《素问·生气通天论》中"汗出偏沮(沮,当从《针灸甲乙经》作祖),使人偏枯",是说出汗时半身袒露,致"虚邪偏客于身半,其入深者,内居营卫,营卫稍衰,则真气去,邪气独留,发为偏枯";又如《灵枢·邪气藏府病形》曰,"方乘虚时及新用力,若饮食汗出,腠理开而中于邪。中于面,则下阳明。中于项,则下太阳。中于颊,则下少阳",这就形成了三阳的病证。三是由汗出导致外邪伤及脏腑为病。《灵枢·贼风》曰,"其有热则汗出,汗出则受风",说因热汗出,腠理开而感风邪,内传可以形成五脏风证;又如《灵枢·邪气藏府病形》曰,"若醉入房,汗出当风,则伤脾。有所用力举重,若入房过度,汗出浴水,则伤肾",指出由于房劳、举重汗出而感风寒水邪,可以直接内伤脏腑为病。以上只是举例而已。虽然并不是汗出就一定会感邪发病,但汗出容易导致感邪,却是中医发病学中的一个不可忽视的重要因素。

(三)辨汗证,明邪正阴阳盛衰

《黄帝内经》把汗出、汗不出列入疾病证候的范畴。在两者的病变机理中,除正气的变化外,必然还包括邪气的影响,所以病理性的汗出与汗不出,可以作为认识邪气性质、正气强弱和阴阳盛衰的辨证依据之一。

《黄帝内经》认为,疾病之是否汗出,首先与外感邪气的性质有密切关系。一般来说,感受风、暑(热)、湿邪容易导致汗出,而感受寒、燥之邪,则多导致汗不出(无汗)。在易致汗出的邪气中,当以风邪为首,由于风性"舒启",能开泄腠理,所以《黄帝内经》将汗出列为各种风证的共性证候,例如《素问·评热病论》称,"汗出而身热者,风也";《素问·骨空论》谓,"风从外入,令人振寒,汗出头痛"。《素问·风论》载心风、肺风、肝风、脾风、肾风、胃风以及首风、漏风、泄风均以"多汗"为主证,都包含风邪致汗的病理。其次是暑(热)之邪,其性舒缓,《素问·举痛论》说:"炅(热)则腠理开,荣卫通,汗大泄。"而《素问·生气通天论》之"因于暑,汗,烦则喘喝",则把"汗"作为暑病的主证。至于感受湿邪致汗的病证，如《素问·痹论》曰，"其多汗而濡者，此其逢湿甚也。阳气少，阴气盛，两气相感，故汗出而濡也"，与临床实践也是相符的。在导致"无汗"的邪气中，则以外寒为最著，《素问·举痛论》说："寒则腠理闭，气不行，故气收矣。"《灵枢·刺节真邪》也说："寒则地冻水冰，人气在中，皮肤致，腠理闭，汗不出。"所以，《素问·玉机真藏论》提出"今风寒客于人，使人毫毛毕直，皮肤闭而为热，当是之时，可汗而发也"。这种以汗散寒的治法也验证了寒则无汗的病理。张仲景之以无汗、有汗辨"伤寒""中风"，诚由是也。至于感受燥邪，由于"燥胜则干"，因而不论属于哪一种燥证，大抵都是无汗的。

在《黄帝内经》所论正气和病理性汗出与否的关系中，既有正气大虚表现为无汗或大汗的，亦有大汗或无汗导致正气大伤的。前者如"夺血者无汗"，是精血亏损、化源枯竭而无汗；《灵枢·经脉》曰，"六阳气绝，则阴与阳相离，离则腠理发泄，绝汗乃出"，说阴阳离决、精气外脱而大汗。后者如《灵枢·决气》曰，"津脱者，腠理开，汗大泄"，是讲大汗必然导致津脱；而《素问·玉机真藏论》之五实证，是病邪壅实（无汗），脏气阻绝的危证，若"身汗得后利"，邪去正复，"则实者活"。从某种意义上讲，前后二者都有正气的严重损伤，但其先后、因果的区别，则不可不辨。

《素问·脉要精微论》说："阳气有余为身热无汗，阴气有余为多汗身寒。"阳有余则阴不足，阳邪耗阴，汗源缺乏，所以为身热无汗；阴有余则阳不足，阴邪伤阳，卫外不固，所以为多汗身寒。据此，有汗、无汗又是判断病证阴阳盛衰的依据之一。

《黄帝内经》还认为，在外感热病过程中，如果病证由无汗到汗出，往往说明发生了邪正相争的过程，一般来说，都是正复邪祛、病情好转的佳兆，所以《素问·刺热》记载五脏热病发生"热争"（邪正相争）时，"至其所胜日，汗出也"，"今且得汗，待时而已（痊愈）"。因为"邪气交争于骨肉而得汗者，是邪却而精胜也"。但是，也有属于正不胜邪之逆证者，如《素问·评热病论》载的"有病温者，汗出辄复热，而脉躁疾不为汗衰，狂言不能食，病名为何？歧（岐）伯对曰：病名阴阳交，交者死也"。这是因为汗出辄复热者，是邪胜也；不能食者，精无俾也，

"今脉不与汗相应,此不胜其病也,其死明矣。狂言者是失志,失志者死"。这种将汗出与发热、脉象、神志、饮食合参的精辟论述,可以说,至今仍不失为全面辨证的典范。

(四)施汗法,以祛邪气调阴阳

诚如前述,在疾病发展过程中从无汗到汗出可能是病情好转的佳兆,这启发了人们试用汗法以治疗疾病,而《黄帝内经》中关于汗法的适应证、发汗的手段等论述,则为后世医家进一步运用汗法奠定了理论基础。

《黄帝内经》中关于汗法的适用范围,从病位来说,主要是邪在皮毛形体的病变,《素问·阴阳应象大论》明确指出"其有邪者,渍形以为汗;其在皮者,汗而发之"。这不仅指外感表证,还应包括邪在形体肌表的其他病证;从病程来说,主要是外感疾病的初期阶段,如《素问·热论》指出伤寒"未满三日者,可汗而已";从病邪来讲,主要针对寒邪,所以《素问·生气通天论》说:"体若燔炭,汗出而散。"当然,如果其他邪气阻遏在肌表,也可以用汗法;从病种来讲,《黄帝内经》中明确记载的除伤寒以外,还有水肿、疮疖、寒痹之类,如《素问·汤液醪醴论》提出了治水肿用"开鬼门"法,《素问·五常政大论》明确指出"汗之则疮已"。当然,对于具体病情,又必须将这四个方面结合起来分析,才能正确使用汗法,例如只有风寒邪郁于肌表的疮疖初期,才能发汗,如果疮疖已经腐血化脓,或正气内虚,汗法自非所宜了。

《黄帝内经》中治疗疾病的具体发汗方法,使用得最多的要算针刺法,如《素问·刺疟》有"温疟汗不出,为五十九刺",《灵枢·寒热病》有"皮寒热者……不得汗,取三阳之络,以补手太阴"等,是讲无汗当用刺法,而《素问·刺热》中的"热病始手臂痛者,刺手阳明太阴而汗出止",则是说针刺至汗出,病就痊愈了。在内服药方面,虽然《黄帝内经》中未载明发汗的具体方药,但《素问·阴阳应象大论》有"辛甘发散为阳""气薄则发泄"等记载,明确地为后世选择发汗药提出了基本原则。原文中还有"渍形以为汗"的熏蒸、温浴发汗法,药熨寒痹以取汗等方法,这些方法至今仍有一定的临床指导意义。

此外，《黄帝内经》中还常将服药后的汗出作为取得药效的标志，如《灵枢·邪客》关于治目不瞑（失眠）的论述，"饮以半夏汤一剂……汗出则已矣"，因为此汗是"经络大通，阴阳和得者也"。为了取汗，有时需采取一些辅助方法，如《灵枢·痈疽》中用陵翘草根治败疵，除"强饮"药汤外，还要患者"厚衣，坐于釜上"，"令汗出至足已"。而《灵枢·寿夭刚柔》用药熨治寒痹时记载的"汗出以巾拭身……起步内中，无见风"，又明确提出了运用汗法时需注意禁风的要求，这些都是临床经验的总结。

二、《黄帝内经》自然疗法

（一）关于自然疗法

1. 自然疗法的概念

自然疗法是应用与人类生活有直接关系的物质与方法（如食物、空气、水、阳光、体操、睡眠、休息），以及有益于健康的精神因素（如希望、信仰等）来保持和恢复健康的一种方法。其内容十分广泛，概而言之，包括药物疗法和非药物疗法两种。药物疗法主要指运用天然药物或天然食物治疗，非药物疗法包括物理疗法、心理疗法、功能锻炼等。由于自然疗法对慢性病、复杂性疾病、功能性疾病等具有独到的优势，所以，近年来该疗法日益受到重视，有关自然疗法的研究正在国内外蓬勃开展。

2. 自然疗法的理论依据

自然疗法之所以能成为重要的防治方法被广泛应用，我们可以从《黄帝内经》的重要理论中找到依据。

（1）自然疗法立足于扶正以祛邪，激发人体潜能。"正气存内，邪不可干""邪之所凑，其气必虚"是《黄帝内经》经典的病机理论，其认为疾病发生的机理是正气虚弱和邪气亢盛。这里的正气泛指机体的抗病能力，依据这一病机理论,治病就要提高抵抗力和去除致病因素,即"扶正祛邪"。自然疗法的特点是重视内因,激发或调动人体抗病康复的潜能。这与中医"扶正"的治疗理念相同。自然疗法的主要目的是恢复人体自我修复、自我防御、自我调节的功能,从而起到去除致病因素、恢复机体生理功能的作用,这一作用恰是中医"祛邪"所要达到的目的。

(2)自然疗法重视调和阴阳,明确治病求本。《素问·生气通天论》说:"阴平阳秘,精神乃治;阴阳离决,精气乃绝。"这说明《黄帝内经》强调机体阴阳的平衡与和谐,认为发病的关键在于"阴阳失调"。自然疗法主张以自然环境、自然条件、自然物质等作为医疗保健的基础,充分利用人体的自我康复能力。《素问·至真要大论》说:"谨察阴阳所在而调之,以平为期。"自然疗法是以自然的物质或自然的手段作用于患者,使机体偏盛的功能得到抑制,偏衰的功能得到加强,最终结果就是恢复到平衡状态,从而恢复机体的抗病能力。

3.《黄帝内经》自然疗法的分类

在《黄帝内经》成书的年代,人类的生存环境极度恶劣,医疗条件极度落后,面对复杂多变的疾病,人们运用最多的只能是自然疗法。其中包括物理疗法、天然药物疗法、心理疗法、饮食疗法等。

(1)物理疗法:《素问·至真要大论》云,"摩之浴之,薄之劫之,开之发之,适事为故"。这句话说明按摩、洗浴等疗法在当时已经成为非常普遍的治疗方法。《素问·阴阳应象大论》云:"有邪者,渍形以为汗;其在皮者,汗而发之……血实宜决之。"其中"渍形以为汗"是水疗和热疗的联合;"血实宜决之"一般解释为放血疗法,至今仍在临床运用。至于针灸、推拿等物理疗法在《黄帝内经》中的运用更是不胜枚举,《灵枢》全书的重点就是建立中医经络和针灸治疗理论的完整体系。

(2)天然药物疗法:《黄帝内经》对药物疗法的应用更多的是原则性描述,具体药物非常少。其中药物的使用基于五味理论,《素问·藏气法时论》说:"肝欲散,急食辛以散之,用辛补之,酸泻之……心欲软,急食咸以软之,用咸补之,甘泻之……脾欲缓，急食甘以缓之，用苦泻之，甘补之……肺欲收，急食酸以收之，用酸补之，辛泻之……肾欲坚，急食苦以坚之，用苦补之，咸泻之……辛散、酸收、甘缓、苦坚、咸软。毒药攻邪。五谷（谷）为食，五果为助，五畜为益，五菜为充。"《黄帝内经》酸苦甘辛咸的药效理论，主要是以药物的天然滋味为基础推演而形成的，带有明显的自然疗法的特征。

（3）心理疗法：根据心理因素与疾病的关系，运用劝说解惑、顺情从欲、习以平惊、澄心静志、以意导引等方法，增强个体心理的适应能力和承受能力，改变患者的病理状态。《灵枢·师传》曰："人之情，莫不恶死而乐生，告之以其败，语之以其善，导之以其所便，开之以其所苦，虽有无道之人，恶有不听者乎？"这句话说明了心理疗法对于中医临床的重要性。而且《黄帝内经》还从"形与神俱"的角度，对心理疗法的理论依据进行了论述。《黄帝内经》认为神的盛衰取决于形体的功能状态，同时神又影响形体的功能，因此，形体发生疾病时，就可以通过调神来治疗。心理活动属于神的范畴，解决心理的问题，就可以解决形体的疾病，这就是自然疗法中心理疗法的主要依据。

（4）饮食疗法：简称食疗，是自然疗法中较为普遍的方法之一。《黄帝内经》对食疗的运用既有原则性描述，如《素问·六元正纪大论》中的"用寒远寒，用凉远凉，用温远温，用热远热"；又有具体的、实用性很强的食疗方案，如《灵枢·五味》云："脾病者，宜食秔（粳）米饭、牛肉、枣、葵；心病者，宜食麦、羊肉、杏、薤；肾病者，宜食大豆黄卷、猪肉、栗、藿；肝病者，宜食麻、犬肉、李、韭；肺病者，宜食黄黍、鸡肉、桃、葱。"《黄帝内经》中所述饮食疗法与药物疗法遵循共同的运用规律，即"辛散、酸收、甘缓、苦坚、咸软"。

（二）自然疗法与天人合一的关系

以上分析表明，自然疗法最终的目的是达到人与自然的和谐。天人合一观是指人与自然同源、同构、同道，其本质也是人与自然和谐，因此，天人合一观和自然疗法在本质上是一致的。天人合一观为自然疗法的建立提供了理论上的支撑，自然疗法很好地体现了医疗领域的天人合一观。

1. 自然疗法的产生——源于自然

自然疗法的起源可追溯到公元前400年的希波克拉底学派,被誉为西医之父的希波克拉底说"人越远离自然,便越接近疾病""大自然就是治疗人类疾病的医生""大自然在治病,医生不过是大自然的助手"。其主张在治疗患者时要注意个性特征、环境因素和生活方式对疾病的影响,重视卫生饮食疗法,《希波克拉底文集》中,有大量用节食、禁食、草药、水疗、锻炼等方法治疗疾病的记载,其基本原则是注重发挥人体的自然抗病能力来促使疾病痊愈,这被认为是自然疗法的主旨和中心思想。到18世纪和19世纪,自然疗法被西方称为替代医学,自然疗法这一术语直到19世纪末才开始使用。

2. 自然疗法的原理——道法自然

自然疗法的指导思想是重视机体的自愈能力,只有在自然状态下,机体的自愈能力才最为强大,因此,在医疗过程中应尽量避免使用任何削弱机体自愈能力的医疗手段。自然疗法的运用有两个特点。一是充分运用自然物质防病治病。用于治病的物质应都来源于自然,完全摒弃化学药物,如森林、阳光、泥沙、空气、花香、岩洞、窑洞、高山、水、酒、茶、蚂蚁、蜜蜂等,这些物质都属于天人合一思想中天的范畴。二是充分调动机体抗病自愈的能力。运用可以调动机体抗病能力的手段,将机体的自然潜能开发出来,如心理疗法、睡眠疗法、按摩疗法、娱乐疗法、气功疗法、艺术疗法、磁疗法、冷热疗法、运动疗法等。这些疗法最终要达到的目的是抵御病害、修复损伤、祛除病邪,从而使人体恢复到自然的状态。

3. 自然疗法的特色——回归自然

1982年日内瓦国际自然医学大会主席约翰·戈特伦说:自然医学是以自然存在的东西和人体自身的抗病能力为基础的一种医学。其提出自然疗法的治疗效果要借助自然存在的东西,调动人体自身的抗病能力来实现。自然疗法强调保持身体机能处于自然的状态,其对象是人而不仅是疾病。现代医学以疾病为核心,重点放在机体出现疾病时的诊断和治疗。两种体系在技术手段上迥然不同。由此可见，自然疗法是以自然方法使人体恢复到自然的状态，其最终的目的是使人回归自然，与自然和谐。

（三）关于自然疗法的几点讨论

自然疗法具有毒副作用小、运用简便、医疗费用低廉等优势，具有广阔的发展前景，然而，我们也应该清醒地认识到，这一疗法尚缺乏系统的理论，治疗手段也需要规范化，适用范围、操作标准等尚需要进一步完善。

1. 自然疗法的操作标准需要进一步完善

自然疗法大多含有操作的内容，技术层面的内容较多，目前大多数操作方法尚缺乏可控制的标准，有些材料的质量体系也不清楚，如泥疗法，所用泥的取材、质地、温度、浓度、涂抹的厚度、保留的时间等均需要进一步研究。

2. 自然疗法的适应证需要进一步明确

属于自然疗法的方法种类非常丰富，这对发展自然疗法无疑具有积极的一面，但也存在一些问题，比如，太多太杂的疗法会让医生和患者无所适从，每种疗法的适应证和禁忌证不够明确等。今后应当在大样本临床观察的基础上，明确每种疗法的适应证和禁忌证。比如，蜂毒疗法禁用于对蜂毒过敏的患者，日光疗法要防止日光性皮炎等。

3. 自然疗法需要确立系统的理论体系

医学发展历史告诉我们，治疗方法的确立需要依据一定的理论，没有理论指导的疗法很难有长足的发展，因此，深入探讨自然疗法的理论依据具有很重要的意义。目前，自然疗法大多属于经验性质，将其上升到理论的高度非常困难，加上人们普遍重视其疗效优势，而忽略了理论体系的建立，从长远来看，这种状况不利于自然疗法的推广和发展。因此，深入探讨中医经典中的天人合一思想，充分发掘其中的自然疗法，对正确理解自然疗法的治疗理念，探寻自然疗法的理论依据，构建具有中国特色的自然疗法的理论体系具有积极的意义。

4. 自然疗法的管理需要加强

自然疗法在西方属于替代疗法,说明它与纯粹的医疗方法相比具有较大的差异。自然疗法的特殊性造成其难以进入目前主流的医疗体系之中。目前的自然疗法基本处于杂乱无序的状态,与洗浴、娱乐、健身机构界限不清,甚至有很多机构借自然疗法之名,行休闲娱乐之实。因此,制定自然疗法的准入制度,加强监督和管理,明确行业标准,就显得尤为必要。经若干年的发展,自然疗法有望成为医疗分类中有别于中医、西医的第三种医疗类别。

综上所述,自然疗法建立在整体观念基础上,符合天人合一思想。因受多种因素制约,目前自然疗法尚处于初级阶段,要向更高层次发展,还必须加大理论研究的力度,拓宽临床应用范围,使之成为既有理论又有实践的新学科,然而完成这一任务尚有大量深入细致的工作要做。随着研究队伍的扩大和研究水平的提高,我们有理由相信,在药源性疾病泛滥和亚健康状态增多的新形势下,自然疗法必将有长足的发展。

三、《黄帝内经》体质学说述要

中医体质学是以中医理论为指导,研究不同体质的构成特点、演变规律、影响因素、分类标准,从而指导疾病的预防、诊治、康复等的新兴学科。中医体质学以传统的中医理论为基础,总结历代医家的学术思想与临床经验,吸收现代相关学科的知识和方法,融生物学、人类学、心理学和医学科学于一体,以人类体质的形成、体质的特征、体质的类型、个体差异规律,以及体质与疾病发生、发展和演变的关系等为主要研究内容。对中医体质学说进行研究,有利于丰富和发展中医病因病机学说;以"辨体论治"带动中医诊疗体系的创新,指导个体化诊疗,对提升中医理论与临床水平都有重要意义。下面就体质的构成、影响因素、分型、应用等几个方面对中医体质学说进行肤浅的辨析。

（一）体质的构成

人的体质一般由三大要素构成，即体态、质能、气质。这三者分别从人体内外的精神、形态、机能等方面出发，对人体进行全面、综合的分析。其中质能为内脏形态、机能诸方面之统括，对体质的改变具有一定的主动性；体态、气质二者则为质能在体外的反映，具有察外而知内的特殊功用，故三者共为一体，缺一不可。一般而言，当需要评价一个人的体质水平时，应从以下几个方面综合考虑：①身体发育水平：包括体格、体型、营养状况和身体成分等方面。②身体的功能水平：包括机体的新陈代谢，以及各系统、器官的功能等。③身体的素质及运动能力水平：包括速度、力量、耐力、灵敏性、协调性，以及行走跑跳等身体的基本活动能力。④心理发育水平：包括智力、情感、行为、感觉、个性、性格、意志力等方面。⑤适应能力：包括对自然环境、社会环境、各种生活事件的适应能力，对疾病和其他损害健康的因素的抵抗能力。

（二）影响体质形成的因素

研究体质的最终目的是增强体质。个体体质一旦形成，将表现出相对稳定性，但并非一成不变。因此，除了要弄清体质的基本概念和范畴，还应对影响体质强弱的各种因素有所了解。因为只有认真地分析、研究这些因素与体质的关系，才能更好地进行体质研究，以及探讨如何更有效地增强体质。形成个体体质特征是诸多因素共同作用的结果，有学者概括为遗传、环境、体育锻炼三个方面的因素；也有学者提出有主要因素与次要因素，主要因素包括先天因素、年龄因素、性别因素、地理气候因素，次要因素包括饮食因素、疾病因素、摄养因素。

1. 先天因素

先天因素是体质形成的基础，是人体体质强弱的前提条件。

父母生殖之精的盛衰，决定了子代禀赋的厚薄强弱，从而影响子代的体质，如身体强弱、肥瘦、刚柔、长短、肤色乃至先天性生理缺陷和遗传性疾病，正如

《灵枢·寿夭刚柔》所说："人之生也,有刚有柔,有弱有强,有短有长,有阴有阳。"了解先天因素与人体体质之间关系的积极意义在于:第一,懂得先天因素是人体体质强弱的前提条件;第二,依据遗传和变异的客观规律,认识和探讨体育锻炼的积极意义,坚定通过体育锻炼增强民族体质的信念;第三,应用遗传学的有关研究手段和成果,开展体质与遗传变异关系的研究,促进体质研究的深入和发展。但是,先天因素只是为体质的发展提供了可能,而现实中体质的强弱,更多地依赖于后天环境和体育锻炼等。

2. 后天因素

后天因素指人出生后赖以生存的各种因素的总和,可分为机体内在因素和外界环境因素。

机体内在因素包括性别、年龄、心理因素等;外界环境因素包括自然环境和社会环境因素,包括人们赖以生存的基本条件和一切有关事物,例如社会的物质生活条件、劳动条件、卫生条件、社会制度、气候条件、生态平衡,以及教育水平等。特别是人类特有的社会环境,对人的成长、发育和体质强弱的影响是起决定性作用的。一个人如果离开社会环境,那么,即使他具有优越于动物千百倍的遗传性状,也不可能得到健全的发展。人的体质在一生中并非一成不变,而是在各种后天因素的综合影响下不断变化。后天因素对体质的形成、发展及变化始终起着重要作用,良好的生活环境、合理的饮食起居、稳定的心理情绪,可以促进身心健康,增强体质;反之则会使体质衰弱,乃至发生疾病。因此,改善体质形成的后天条件,可以弥补先天禀赋的不足,从而达到以后天养先天和使弱者变强、强者更强的目的。

(三)体质的分型

自《黄帝内经》开始,至现代诸医家,体质的分型众说纷纭,分型的依据也各不相同。常见的如根据阴阳盛衰,分为阴阳平和质、阳盛质、阴盛质;或根据中医临床病理不同,分为正常质、阴虚质、阳虚质、痰湿质、湿热质、气虚质、瘀血质；或根据阴阳强弱和筋骨气血等（《灵枢·通天》），分为太阴之人、少阴之人、太阳之人、少阳之人、阴阳平和之人；或根据五行归属（《灵枢·阴阳二十五人》），分为木形、火形、土形、金形、水形；或根据体型肥瘦、壮弱不同（《灵枢·逆顺肥瘦》），分为肥人、壮人、瘦人、肥瘦适中人、壮士；或根据禀性勇怯不同（《灵枢·论勇》），分为勇士、怯士；或根据脏腑功能特点，分为肝型质、心型质、脾型质、肺型质、肾型质；此外，还有学者根据性别、年龄不同，分别进行体质分型。

体质分型是中医体质学说在临床运用中的重要问题，体质的差异对疾病的发生、发展、演变有重要影响。必须指出的是，体质的差异在非疾病状态下同样客观存在，从非疾病状态的角度来认识体质的差异性，对分析不同体质对不同疾病的易感性差异及其既病后产生某种病变的倾向性差异，具有重要的临床意义。

（四）体质的应用

1. 体质与疾病

不同类型的体质决定了不同个体对某些病因、疾病的特殊易感性和病理过程的倾向性。什么样的人容易受邪？受什么样的邪？受邪后发生什么性质的疾病？这在相当程度上取决于体质。正如《灵枢·五变》所说，"肉不坚，腠理疏，则善病风""五藏皆柔弱者，善病消瘅""小骨弱肉者，善病寒热""粗理而肉不坚者，善病痹""皮肤薄而不泽，肉不坚而淖泽，如此，则肠胃恶，恶则邪气留止，积聚乃伤"。对内伤病证，发病与体质亦有密切关系，如《素问·经脉别论》说："勇者气行则已，怯者则着而为病也。"发病与体质有同气相求、内外相互感应的关系，故个体的体质特性往往决定着其对某些致病因素的易感性，如《灵枢·邪气藏府病形》说："形寒寒饮则伤肺，以其两寒相感，中外皆伤，故气道（逆）而上行。"体质与发病后疾病的变化关系密切，如《灵枢·百病始生》说："在肠胃之时，贲响腹胀，多寒则肠鸣、飧泄、食不化；多热则溏出糜。"此"多寒""多热"之变化不同，就源于患者体质：阳盛体质者，受邪后易化热，故出现大肠湿热下注之证；阴盛体质者，受邪后易化寒，故见脾肾虚寒之飧泄。此外，体质还是影响疾病预后的关键,凡体质壮实者,抗邪有力,病程短,预后良好;凡体质虚弱者,抗病能力弱,邪易乘虚内陷,病多难治愈。如《素问·评热病论》所说:"精者三日,中年者五日,不精者七日。"

2. 体质与治则

治则研究是中医治疗学的主要内容,从体质与治则的关系而论,人们不仅要从"病"与"证"的角度去认识治则的意义,而且要以"人"为背景,从整体和本质上把握治则。中医学强调"因人制宜",而体质是疾病发生的内在基础,体质与治则以疾病为纽带而紧密联系在中医临证中,实际存在着审机、辨质和辨病三种论治形式,每个患者在病机、体质类型和疾病种类三个方面存在差异,因此,只有把"审机论治""辨质论治"和"辨病论治"三者有机地结合起来,才有可能使医者的诊治最大限度地符合患者的实际,从而获得最好的疗效。如《素问·三部九候论》中"必先度其形之肥瘦,以调其气之虚实,实则泻之,虚则补之",即明确提出要因人体质辨证论治。此外,四时气候变化、地理环境的不同,对人的体质会产生重要的影响,故而从体质与治则的关系进行讨论,还应"因时制宜""因地制宜"。如《素问·六元正纪大论》中"用寒远寒,用凉远凉,用温远温,用热远热",即明确四时季节变化时,寒凉温热随之变化,所以治病时要考虑当时的气候条件。

3. 体质与养生

分辨体质在养生防病方面也有重要作用。体质的强弱,决定了机体抗病防邪能力的强弱。通过分辨机体的体质,可以在一定程度上预知其对某种致病因素的易感性和易罹性,从而有针对性地采取相应措施,做到防患于未然。如素体气虚易感冒者,可常服玉屏风散,增强固表卫外能力,达到预防感冒的目的。

四、试论杨上善著《黄帝内经太素》的学术成就

杨上善是隋唐时代杰出的医学家,他所著的《黄帝内经太素》是现存《黄帝

内经》的最早注本，该书对《黄帝内经》有颇多阐发，具有很高的学术价值。惜该书自南宋后就散失不全，故历代医家及现代学者对《黄帝内经太素》的学术成就认识不足，相关研究者更是寥寥无几，为此，本文对《黄帝内经太素》做一论述。

（一）科学分类，开类注《黄帝内经》之先河

历代医家研究《黄帝内经》的方式不一，有校订疏证者，如王冰；有专题发挥者，如《难经》；而杨上善首创分类研究《黄帝内经》，是类注《黄帝内经》第一家。

《黄帝内经》汇编了古代中医理论和临床经验，又有天文、历法、气象等内容。《黄帝内经》篇卷浩繁，分《素问》《灵枢》二部，各八十一篇，几乎每篇都不是单纯地讨论某一个问题，而是牵涉好几个方面不同的内容。只有按其不同内容加以分类，才能使《黄帝内经》理论体系更清晰、更系统。为此，杨上善对《黄帝内经》进行了较为科学的分类，他将《素问》《灵枢》原文全部拆散，按其不同内容分为摄生、阴阳、人合、脏腑、经脉、腧穴等十九大类。

1. 杨氏分类较系统地反映了《黄帝内经》学术思想和医学成就

如《黄帝内经太素·输穴》全面收载了《黄帝内经》腧穴理论，集中体现了古代腧穴学的成就。然而这些内容在《黄帝内经》原书中却分散在《灵枢》的《本输》《顺气一日分为四时》《邪气藏府病形》和《素问》的《水热穴论》《气穴论》《血气形志》等近十篇中，零散琐碎，反映不出古代腧穴理论的全貌。

2. 杨氏分类不但对大纲的分类较为合理，对子目的分类更是井然有序

如《黄帝内经太素·伤寒》先立《热病诀》为论伤寒病的总纲，后接《热病说》，论述典型热证，再列《五脏热病》，最后论及疟病，这种由纲到目、由大到小的排列方式使人一目了然。

如上所论，杨氏的分类编排确有其优越性，虽然亦有可商议之处，但总的来说，它便于读者学习、研究，更能反映《黄帝内经》的理论体系。正如林亿所云："今睹其例，取《素问》《灵枢》之文，错综以致注解者，后世有两经分类之书，上善实为此唱首。"杨氏对《黄帝内经》的分类研究，使中医的理论体系出现了一个纲

目清晰的雏形，这在中医发展史上是一个不可低估的贡献。

（二）校对勘误，保存《黄帝内经》原貌

《黄帝内经》成书，非一时一人，流传至唐，已经辗转传抄，又因编绝错简、蛀毁刻落，亥豕鲁鱼在所难免。为此，杨氏搜集古今诸本，对其进行仔细校勘，为后人留下了宝贵的资料，不但对后世诸家有较大影响，而且对当前研究、整理《黄帝内经》有重大意义。

1. 杨氏校勘了许多《黄帝内经》讹误脱衍之文，为后人通读《黄帝内经》、正确理解《黄帝内经》的医学理论提供了帮助

如《黄帝内经太素·风论》云："肾风之状……其色焰，隐曲不利，诊在颐上，其色黑。"杨氏注："……颐上，肾部也，有本为肌上，误也。"今本《素问》正作"诊在肌上"。从《素问·风论》前后文体例看，"心风，诊在舌""肝风，诊在目下""脾风，诊在鼻上""肺风，诊在眉上"，四脏所诊皆在颜面，均是本脏所主之部，独肾例外，显然有误。杨氏注告诉我们"诊在肌上"是"诊在颐上"，因版本不同，传抄致误，同属《黄帝内经》原文，故当改"肌"为"颐"，以纠其讹。

2. 杨氏校勘保留《黄帝内经》原貌

杨氏从不轻易改动原文，即使经文有误，也仅在注文中说明，以求面貌之真切，较之王冰"凡所加字，皆朱书其文"更为严肃。黄以周评价《黄帝内经太素》说："改编经文，各归其类……其相承旧本有可疑者，于注中破其字，定其读，亦不辄易正文。以视王氏之率易窜改，不存本字，任臆移徙，不顾经趣者，大有径庭。"杨氏校勘在一定程度上保留了《黄帝内经》的原貌，为后人校勘、整理《黄帝内经》提供了可靠的旁证。林亿等校正《素问》时就参用了《黄帝内经太素》一百八十余条，现今学者整理《黄帝内经》也多以《黄帝内经太素》作为主要他校本，解疑正讹殊多。

3. 杨氏校勘为确定《黄帝内经》成书年代提供佐证

《黄帝内经太素·真藏脉形》指出："真藏，古本有作正藏，当是秦皇名正，故

改为真耳，真、正，义同也。"杨氏去古不远，校注《黄帝内经》又搜集到古抄本，故此言有较重要的参考价值。

（三）阐义释音，揭示《黄帝内经》义理

杨氏精娴训诂，其所著的《黄帝内经太素》注文上极天文，下穷地理，中通人世，旁及儒、道、佛各家，有文理、医理、校正，具有极高的学术价值。其价值主要体现在以下三个方面。

1. 持之有据

杨氏所著的《黄帝内经太素》的特色之一就是解字释义，持之有据，很少逞其胸臆，而得经旨颇多。例如对"关（开）、阖、枢"的注释，由于传抄之误，加上后世不明阖、枢本义是名词，而作引申义动词理解。一直把关、阖、枢作"开、阖、枢"注，引出了许多歧义。杨氏本借《说文解字》诸工具书阐释，指出："夫为门者，具有三义，一者门关，主禁者也……二者门阖，谓是门扉，主关闭者也……三者门枢，主转动者也。"杨氏以门之关、阖、枢阐发经旨，形象地说明了三阴三阳各自功能和相互间的关系，确切地解释了阴阳离合之命题。因为人体是一个由三阴三阳经脉连接成的有机整体，每条经脉各有所主，然又密不可分，就如一扇门户，把门关牢，须关（门闩）、阖（门板）和门枢三者配合才能达到目的，但三者又有各自的分工，阴阳、经脉的关系也如此。分之则为太、少、明（厥），各自发挥主禁、主关闭、主转动的作用。又须密切配合，才能表里同归一气而为一阴一阳，保证正常人体生命活动的进行。故杨氏注释正确表达了阴阳、经脉、脏腑间离合运动的关系。

2. 注义贴切

《黄帝内经》为增强文章的表达效果，非常注意文采，大量运用修辞手法来阐明道理。对此，杨氏常给《黄帝内经》本义做画龙点睛般的阐述。如《黄帝内经太素·知针石》曰："夫盐之味咸者，其气令器津泄；弦绝者，其音嘶败；木敷者，其叶发；病深者，其声哕。"杨氏注："言欲识病征者，须知其候。盐之在于器

中，津泄于外，见津而知盐之有咸也；声嘶，知琴瑟之弦将绝；叶落者，知陈木之已蠹。举此三物衰坏之征，以比声哕识病深之候也。"《黄帝内经》通过盐泄知器坏等事类比声哕是病深之候，形象生动，杨氏言简意赅，使其义理明白无误地表达出来。

3. 注音缜密

由于《黄帝内经》多生僻之字，为便于学习研究，杨氏常在释词之前，加以注音，他采用当时最为科学的直音和反切两种标音法进行注音。①直音，如"癃，音隆"；②反切，如"瘲，充曳反，牵纵也"。杨氏多以常用字来注生僻字读音，解决了许多难字的读音问题。当字有两音时，则据经文需要，注出适于经文内容的读音。如《黄帝内经太素·五节判》中"其咳上气穷诎胸痛者，取之奈何"，杨氏注："诎，音屈，穷绌，气不伸也。""诎"有两读，当它作"屈曲"讲时，音"屈"；作"罢黜"解时，音"黜"，此义作屈曲释，故音"屈"。杨氏注音缜密，其音义之确、数量之多，不但对后世注家有所影响，而且对当前整理研究《黄帝内经》及中古音韵都有重要意义。

综上所述，杨氏通过整理《黄帝内经》，著成《黄帝内经太素》，系统地阐发了《黄帝内经》的文理、医理，发展了《黄帝内经》的学术理论。《黄帝内经太素》对于帮助我们研习《黄帝内经》，发掘、整理中医理论，具有重要价值。

五、《黄帝内经》中的"府"

"府"，在古代通"腑"字。但"腑"只作脏器的专用名词，而"府"字有更广的含义。《黄帝内经》中的"府"则兼有两方面的含义。本文试图从《黄帝内经》对"府"的概念、分类及其联系等论述中，就有关中医学基本理论的几个问题进行初步讨论。

（一）关于"府"的概念

在《黄帝内经》中，只用"府"字而未见"腑"字。作为脏器的专用名词，可写作"腑"字,具体包括"六府""传化之府""奇恒之府",可分别写作六腑、传化之腑、奇恒之腑。六腑指胆、胃、大肠、小肠、三焦、膀胱,传化之腑是胃、大肠、小肠、三焦、膀胱,奇恒之腑是脑、髓、骨、脉、胆、女子胞。在《黄帝内经》之前,人们"或以脑髓为藏,或以肠胃为藏,或以为府",对脏腑的概念和分类的看法不统一。《黄帝内经》将心、肝、脾、肺、肾命为"五脏",而将其余的脏器概称为腑,又依据腑的功能特点进行了分类:与五脏为表里,"所以化水谷而行津液者",称为六腑;"其气象天,故泻而不藏"的胃、大肠、小肠、三焦、膀胱,又名传化之腑;脑、髓、骨、脉、胆、女子胞虽属腑,但"皆藏于阴而象于地,故藏而不泻",而不同于(一般的)六腑,所以取名奇恒之腑(奇,异也;恒,常也)。该分类为中医学理论明确了脏腑的概念和分类。

《黄帝内经》中"府"的另一个含义,有"聚"的意思。如《玉篇》所说,"府,聚也",《素问·脉要精微论》将某些组织、器官或部位,亦命之为"府",即此含义。其中,"背者,胸中之府""腰者,肾之府"和"膝者,筋之府",是针对部位而言的;而"骨者,髓之府""脉者,血之府"则是指组织、器官。又有"头者,精明之府",既指头部,又包括脑,是讲头脑部为精气、神明集中表现的地方。

由上可知,《黄帝内经》中的"府"有两个概念,即相对于五脏而言的其他脏器统称"腑",和特指某些部位及组织、器官的"府"。"腑"的分类,是依据功能特点对除五脏以外的其他脏器的概括;而"府"的概念,是从诊断学角度,对一定部位和组织、器官存在的某种内在联系的归纳,以便能从某类证候分析特定内脏及其功能的病变,如"头者,精明之府,头倾视深,精神将夺矣""腰者,肾之府,转摇不能,肾将惫矣"等。其中骨和脉,虽然也可从诊断角度言"不能久立,行则振掉,骨将惫矣",脉"长则气治","短则气少",但它们又属于奇恒之腑,这种"同中之异"是概括角度不同的缘故。

此外,《黄帝内经》中还有"玄府"之类的名词,则又当别论。

（二）传化之腑与六腑

《黄帝内经》中称胆、胃、大肠、小肠、三焦、膀胱为六腑,具有"传化物而不藏"的功能特点,这是众所周知的。但是,还必须看到《黄帝内经》在论述六腑的同时,又提出了与之相关的传化之腑、奇恒之腑的概念。《素问·五藏别论》明确指出,"胃、大肠、小肠、三焦、膀胱……名曰传化之府",其功能特点是"不能久留输泻者也"。《素问·六节藏象论》在分别论述了五脏功能后,亦指出:"脾、胃、大肠、小肠、三焦、膀胱者……名曰器,能化糟粕,转味而入出者也。"六腑中的胆,则又称为奇恒之腑,功能是"中正之官,决断出焉"。以上经文清楚地说明了只有胃、大肠、小肠、三焦、膀胱这些传化之腑的具体功能与六腑"化水谷而行津液"的总体功能是一致的,而胆在功能上却与传化之腑有本质的差别。

个人认为,在理论上从六腑中区分出传化之腑的概念,对于正确认识和理解中医学中的藏象"胆",并准确地指导临床实践是十分重要的。这就是说,胆虽属于六腑,但它并不"传化物而不藏",反而具有"藏于阴而象于地,故藏而不泻"的功能特点。正因为它是藏而不泻的"中精之府",所以能舍"神"而主决断,从而有别于其他的腑。在临床上,胆腑为病除可以出现口苦、喜呕、耳聋、目眩、胁痛等经气失调的病证外,还常常出现神魂不安和情志失常所致的失眠、多寐、善恐、易怒、惊悸、太息等病症。如《素问·宣明五气》说"胆为怒",《灵枢·邪气藏府病形》谓:"胆病者,善太息,口苦,呕宿汁,心下澹澹,恐人将捕之。"但是,现在有些中医理论书中,以胆属六腑故"传化物而不藏",推断其有"排泄胆汁注入肠中,帮助消化"的功能,这是不符合中医学中的胆为奇恒之腑、内盛精汁、藏而不泻、其气通于心、主决断等胆腑理论的。即使现在临床上总结运用的利胆汤之类属于某种发展,但也绝不能以此代替或否定体现中医学特点的胆腑理论。在中医学的长期实践中,并没有从"胆汁排泄失常"去总结某种消化不良的病证,也没有促进胆汁排泄以助消化的药物,却有大量因胆病出现情志病证的记载和验案。如《太平圣惠方·治胆治多睡诸方》载:"治胆热神思不爽,昏闷如睡,多睡少起,宜服茯神散方。"张石顽则用生酸枣仁末一两治胆热多寐证。《备急千金要方·胆虚实》说:"治大病后,虚烦不得眠,此胆寒故也,宜服温胆汤。"近年来,有关温胆汤化裁治愈胆病所致失眠、精神失常等的临床报道更是不乏其例。由上可知,《黄帝内经》在六腑中区分出传化之腑的概念,为从理论上正确认识藏象"胆"奠定了基础,并且指导了中医的临床实践,在中医学的藏象理论中,这是不应被忽视的。

（三）奇恒之腑与五脏

根据《黄帝内经》,奇恒之腑作为有别于六腑(确切地说是传化之腑)的一类内脏器官,各具有一定的功能活动。如"髓者,骨之充也",其功能是充养于骨;脉的功能是"壅遏营气,令无所避";"骨为干",起支撑人体的作用;女子胞则主"月事"、孕育胎儿等。胆的功能已如前述。

但是,中医学藏象学说的特点之一是强调以五脏为中心的整体功能活动。奇恒之腑不仅总体功能与五脏"藏而不泻"的特点相一致,而且其个别功能也是源于五脏的:"肾藏精",精生髓,精足而后髓充于骨;"心主脉",心气充而血行脉道;"胞络者,系于肾",肾气盛而后"天癸至,任脉通,太冲脉盛,月事以时下,故能有子";"胆之精气,则因肝之余气溢入于胆",故为"中精之府",主决断。以上所论,虽然并不是奇恒之腑与五脏的全部联系,但已经说明奇恒之腑是属于五脏的,奇恒之腑的功能取决于五脏精气的盛衰。从临床实践看,奇恒之腑的病理病证也往往是五脏病理的延续,治疗奇恒之腑的病证必须求五脏之本。

但是,在当今的中医基础理论中,人们对同样属于奇恒之腑的"脑"在人体的地位和作用,却存在认识分歧。因为根据巴甫洛夫学说,大脑是高级神经活动的中枢,在人体居于支配地位,有的学者就认为,中医学理论(特别是《黄帝内经》)对大脑的认识不足,是藏象理论的缺陷;不少学者收集了历代医家有关脑的论述,力图证明中医学对大脑作为神经中枢的功能已有认识……然而,有一个最根本的问题被忽略了,众所周知,巴甫洛夫的大脑高级神经活动学说是建立在显微观察和大量的实验研究基础上的,中医学没有也不可能有此基础来认识和阐述大脑的神经功能活动。但是,《黄帝内经》以长期的实践为基础,以特有的认识方法(阴阳五行学说等)概括形成的藏象理论,用"神"的概念(而不是大脑实质)独具一格地阐明了整体的精神、意识、思维活动。《黄帝内经》认为"神"的产生源于五脏,如《灵枢·卫气》说:"五藏者,所以藏精神魂魄者也。"《难经·三十四难》也强调"藏者,人之神气所舍藏也",并将"神"分为神、魂、魄、意、志五神,喜、怒、忧、思、恐五志,分别归属于五脏。《素问·天元纪大论》说:"人有五藏化五气,以生喜怒思忧恐。"《素问·阴阳应象大论》亦说,肝"在志为怒",心"在志为喜",脾"在志为思",肺"在志为忧",肾"在志为恐"。神舍于内,志现于外,形成神志的整体活动。《黄帝内经》还强调藏象"心"是神的统帅。《灵枢·邪客》说:"心者,五藏六府之大主也,精神之所舍也。"而心的这种功能,是通过"志意"体现出来的,所以《灵枢·本藏》说:"志意者,所以御精神,收魂魄,适寒温,和喜怒者也。"基于以上整体生理的认识,《黄帝内经》中还有神的病变责之五脏的病理论述和神病治疗从乎五脏的治疗思想。张六通认为,正是这些人体显而易见的机能及变化的藏象理论,才构成了中医学的精华,舍此则无藏象可言。

毋庸讳言,虽然《黄帝内经》的"头者,精明之府"似乎指出了头脑与精神的某种关系,《灵枢·海论》有"髓海不足,则脑转耳鸣,胫酸眩冒,目无所见,懈怠安卧"等记载,《灵枢·大惑论》还有目系"上属于脑"的论述,但是脑作为奇恒之腑,只是"髓之海"而已,其根本则在于肾,精盛髓充而"髓海有余,则轻劲多力,自过其度";精衰髓减则"髓海不足"为病。至于历代医家中如汪昂、王清任等所述脑有"记忆""思索"等功能,其本仍应在五脏,因为在中医学的临床实践中,正如女子胞主"月事"和孕育胎儿的功能失常时,必须从肝、肾等脏治疗一样,对于人们在记忆、思维方面的病证,历代医家也都是从心、肾、肝等脏治疗的。所以,离开这些已被实践所验证的理论,去勉强地收集只言片语以求突出"脑"的功能,甚至置"脑"于五脏之上,无异于舍本求末,藏象学说的科学核心和精华也就被丢弃了。

(四)小结

本文从分析《黄帝内经》有关"府"的论述中,依据传化之腑与六腑的不同概念,以及奇恒之腑属于五脏的藏象理论,就当前中医基础理论中关于胆、脑的认识分歧进行了讨论,认为只有从中医理论体系的特点出发,才能正确理解藏象中的胆、脑。

六、《黄帝内经》全息论思想的临床应用

《黄帝内经》的全息论思想是在整体观指导下形成的一个重要思想，它在临床上的应用主要体现在诊断疾病和治疗疾病两个方面。

1. 诊断疾病

四诊是中医诊断疾病的主要手段。《黄帝内经》将全息论思想运用于四诊中，创立了独特的切诊法和望诊法。

（1）全息切诊法包括按尺肤法和诊脉法。

按尺肤是指切按患者两臂肘关节以下至掌后横纹处的肌肤，以诊断脏腑和相关部位病症的一种全息切诊法。具体是将尺部皮肤分别归属于各个脏腑，从而诊断相关脏腑的病变。尺肤的脏腑分布正如《素问·脉要精微论》所说："尺内两傍，则季胁也，尺外以候肾……少腹腰股膝胫足中事也。"这说明尺肤是脏腑生理病理的全息反映。

诊脉：《黄帝内经》有三部九候诊脉法、人迎寸口诊脉法、寸口诊脉法和脏腑经脉诊脉法四种。三部九候诊脉法又称遍诊法，它将诊脉部位分为上、中、下三部和天、地、人三候。三部九候可以全息反映所诊断脏腑部位的生理和病理信息，从而诊断相关脏腑及组织器官的病变。人迎寸口诊脉法是一种将人迎脉与寸口脉进行比较来诊断人体阴阳之气的盛衰和与时气是否相应的方法，可反映人体阴阳之气与四时之气相应的全息观。寸口诊脉法是以手太阴肺经寸口部位的脉象来诊断脏腑、经络病变的方法，正是局部（经络）反映整体信息的全息论思想的体现。脏腑经脉诊脉法是切按十二经脉的动脉处以分别诊断各自脏腑、经脉病变的一种方法，亦是十二经的局部经脉反映十二经脉及相关脏腑生理病理信息思想的临床应用。

（2）全息望诊法：主要包括望面、望目和望舌三个部分。

望面色和官窍：《素问·脉要精微论》说，"夫精明五色者，气之华也"。《灵

枢·师传》又说,"五藏之气,阅于面者"。望面色及官窍可诊断脏腑的病变。《灵枢·五色》将面分属"五藏六府肢节之部",然后以其各部变化来诊断其所属脏腑肢节的病变。如《灵枢·师传》说:"故肺病者,喘息鼻胀(当作"张");肝病者,眥(疑为眥,即眦)青;脾病者,唇黄;心病者,舌卷短,颧赤;肾病者,颧与顏(疑为颜)黑。"

望目色和目征:《灵枢·邪客》说,"因视目之五色,以知五藏,而决死生",这句话说明望目之五色能全息反映五脏的病理信息,因而可作为诊断的依据。如《灵枢·论疾诊尺》说:"目赤色者病在心,白在肺,青在肝,黄在脾,黑在肾。"此外,望目部病症,亦可诊断其所属脏腑的病变。

望舌质和舌苔:望舌有望舌质和望舌苔之分。《黄帝内经》望舌的内容主要包括望舌面润燥、舌质、舌的动态变化和舌苔等方面,而将舌作为五脏六腑的全息元。后世对望舌始有明确的脏腑分部,而沿用至今,不断发展。

在望诊方面,后世在《黄帝内经》全息论思想的指导下,创立了鼻诊、耳诊、手诊、足诊等全息诊法。现代又研究出耳穴探测仪、舌诊仪等,大大丰富了《黄帝内经》的全息诊断方法和内容。

(3)全息辨证法:《黄帝内经》将人体生命活动划分为以五脏为中心的五大功能系统,每一病证的产生,首先责在本系统脏腑功能的失调。但由于脏腑相关,脏气互含,所以《黄帝内经》又认为,每一病证的产生还与五大功能系统的功能失调密切相关,区别只是主次、先后、轻重的不同而已。在此思想的指导下,《黄帝内经》在辨证中逐步形成了"五脏分证"的全息辨证法,即对每个病证均可辨为五脏六腑等多个证型。如咳分为五脏咳、六腑咳、三焦咳,即所谓"五藏六府,皆令人咳,非独肺也"。其他如痿、痹、痛的辨证中,均运用了"五脏分证"的全息辨证法。

2. 治疗疾病

《黄帝内经》在药物疗法和针刺疗法的运用上,体现了全息论思想。

(1)药物疗法:《黄帝内经》主张利用植物的五味、五色以治疗脏腑疾病。如

《素问·藏气法时论》说："肝苦急,急食甘以缓之";"心苦缓,急食酸以收之";"脾苦湿,急食苦以燥之";"肺苦气上逆,急食苦以泄之";"肾苦燥,急食辛以润之"。其又说："肝欲散,急食辛以散之,用辛补之,酸泻之";"心欲软,急食咸以软之,用咸补之,甘泻之";"脾欲缓,急食甘以缓之,用苦泻之,甘补之";"肺欲收,急食酸以收之,用酸补之,辛泻之";"肾欲坚,急食苦以坚之,用苦补之,咸泻之"。

此外,《素问·藏气法时论》《灵枢·五味》《灵枢·五味论》和《灵枢·五音五味》均有谷、肉、果、菜对五脏病所宜所忌的记载,反映了《黄帝内经》利用动植物五色、五味治疗人体五脏病的思想。

后世在《黄帝内经》全息论思想指导下,创立了以脏补脏的治疗方法。《中药大辞典》载,猪肝功能主治为"补肝,养血,明目";《本草纲目》谓猪肝"入肝";《太平圣惠方》用猪肝治肝脏虚弱,远视无力。猪肾功能主治为"治肾虚腰痛,身面水肿,遗精,盗汗,老人耳聋";《日华子本草》谓猪肾能"补水脏,治肾虚"。其他如以脑补脑、以髓补髓、以骨补骨、以筋补筋等,均属此类。

（2）针刺疗法：《黄帝内经》创立了经络理论,并运用腧穴来诊断、治疗疾病。在针刺方面,《黄帝内经》强调,其一,针刺浅深宜与四时之气全息相合。《灵枢·四时气》提出"四时之气,各有所在,灸刺之道,得气穴为定"的论点,认为针刺之法必须与自然界全息相合,深浅相宜。如"春取经、血脉、分肉之间,甚者,深刺之,间者,浅刺之。夏取盛经、孙络,取分间,绝皮肤。秋取经腧,邪在府,取之合。冬取井荥,必深以留之",便与经气运行的浮沉浅深相一致。其二,针刺部位应与脏腑全息相应。一是以背腧穴治脏腑病。《灵枢·背腧》说："愿闻五藏之腧,出于背者……肺腧在三焦之间,心腧在五焦之间……按其处,应在中而痛解,乃其腧也。"以背腧治脏腑病,其原则仍不外"气盛则泻之,虚则补之"。二是以十二原治脏腑病。《灵枢·九针十二原》还提出："五藏有疾,当取之十二原。十二原者,五藏之所以禀三百六十五节气味也。"以十二原穴治疗相应五脏六腑之病,亦说明十二原正是五脏六腑的全息元。《灵枢·邪气藏府病形》说："荥、输治外经,合治内府。"此句是基于荥、输穴是外经的全息元,合穴是六腑的全息元思想来确立的针刺法则。

后世创立的头针、耳针、手针、足针、鼻针等疗法均是对《黄帝内经》全息针法的发挥和发展。

综上所述,《黄帝内经》的全息论思想内容丰富,临床应用广泛,值得进一步研究并发扬光大。

七、《黄帝内经》病因学说浅析

病因即导致人体发生疾病的原因,病因学说就是研究致病因素的性质、类别、致病特点及其所产生和存在的条件的系统理论。中医病因学说经过历代医家的研究、整理,已经形成了较为系统和完善的理论,然而,就学术源流而言,《黄帝内经》的病因学说是其根源。《黄帝内经》是中医学的奠基之作,它整理前人积累的丰富的医疗经验,使之升华为理论知识,形成系统的医学理论,并进一步指导医疗实践,建立了中医学临床规范,使中医学成为探讨生命规律及其医学应用的系统科学。《黄帝内经》以朴素的唯物主义和自发的辩证法思想为指导,对人体内外的许多致病因素,做了较全面的观察和深入的探索,提出了许多重要的观点和精辟的见解。

(一)病因学说的形成基础

《黄帝内经》成书于战国秦汉时期。当时,诸子蜂起、百家争鸣,竞相著书立说。《黄帝内经》的理论体系就是在此基础上产生的。《黄帝内经》批判了鬼神致病的迷信思想,认识到体质、自然气候的异常、人体自身精神状态等都可以成为致病因素。

1. 体质

体质是人体生命过程中在先天禀赋和后天调养的基础上所形成的形态结构、生理机能和心理状态方面综合的相对稳定的固有特性。在体质分型上,《灵枢·寿夭刚柔》说"人之生也，有刚有柔，有弱有强，有短有长，有阴有阳"，即人们在其生长发育过程中可以显示出刚柔、强弱、高低、阴阳等机能与形态上十分显著的个体差异。

体质与病因关系很密切。不同类型的体质决定了不同个体对某些病因、疾病的特殊易感性和病理过程的倾向性，如《灵枢·五变》说："肉不坚，腠理疏，则善病风"；"五藏皆柔弱者，善病消瘅"；"小骨弱肉者，善病寒热"；"粗理而肉不坚者，善病痹"；"皮肤薄而不泽，肉不坚而淖泽，如此，则肠胃恶，恶则邪气留止，积聚乃伤"。不同体质的人对相同致病因素的耐受性不同，如《灵枢·论勇》说："有人于此，并行并立，其年之长少等也，衣之厚薄均也，卒然遇烈风暴雨，或病或不病。"人的易感性和耐受性的差别源于体内脏腑功能的强弱。《灵枢·本藏》说："五藏皆坚者，无病；五藏皆脆者，不离于病。"此外，邪气侵入人体以后，常随人体素质阴阳的盛衰，或蕴而为热，或化而为寒等。如《素问·风论》说："风之伤人也，或为寒热，或为热中，或为寒中，或为疠风，或为偏枯，或为风也，其病各异。"又如《灵枢·百病始生》说："在肠胃之时，贲响腹胀，多寒则肠鸣、飧泄、食不化；多热则溏出糜。"此"多寒""多热"之变化不同，就源于患者体质：阳盛体质者，受邪后易化热，故出现大肠湿热下注之证；阴盛体质者，受邪后易化寒，故见脾肾虚寒之飧泄。

2. 自然界

春秋时代，人们对四时季节气候与疾病的关系已有所认识，到了战国时期，特别是《黄帝内经》认识到，人生活在自然界，人的生命活动、疾病的产生和变化无不与自然界息息相关。如《素问·宝命全形论》说，"以天地之气生，四时之法成"，此天、地即自然界。《灵枢·邪客》说，"人与天地相应"，《素问·生气通天论》又说，"天地之间，六合之内，其气九州、九窍、五藏、十二节，皆通乎天气"，《素问·六节藏象论》也说，"天食人以五气"，这些均指出了人与自然界是一个不可分割的整体。

自然界有四季的变迁，风、热、暑、湿、燥、寒之六气更替。人体在生命活动过程中,通过自身的调节机理对正常的气候变化有一定的适应能力,使人体的生理活动与六气的变化相适应,故正常的六气变化一般不易使人发病。只有在时令气候变化异常,如六气发生太过或不及,或非其时而有其气,或气候变化过于急骤,超过一定的限度,使机体不能与之相适应时,才会成为致病因素,从而引起疾病。此种情况下的六气便称为"六淫"。《素问·至真要大论》说:"夫百病之生也,皆生于风寒暑湿燥火,以之化之变也。"再如《素问·六节藏象论》说:"未至而至,此谓太过……命曰气淫。"这些均明确指出了六淫作为病因的存在。《素问·四气调神大论》说,"阴阳四时者,万物之终始也,死生之本也。逆之则灾害生",亦明确指出了人与自然及疾病的关系。《灵枢·贼风》也说,"贼风邪气之伤人也,令人病焉",贼风是自然界四时的不正之气,在人体发病中起一定的作用。《黄帝内经》中的"六淫"病因学说就是在以上基础上产生的。

3. 精神状态

七情指喜、怒、忧、思、悲、恐、惊七种正常的情志变化,是人的精神意识对体内外环境刺激的不同反应,包括精神、意志及情绪活动。七情分属于五脏,以怒、喜、思、悲、恐为代表,称为五志。一般来说,在正常范围内的情志变化不会致病;只有突然强烈或长期持久的情志刺激,超过了人体的生理活动范围,使人体气机紊乱,阴阳失调,才会导致疾病的发生。如《素问·阴阳应象大论》说,"怒伤肝","喜伤心","思伤脾","忧伤肺","恐伤肾",这明确说明了情志变化对人体的损害,并且多表现为对应性损伤,即七情多损伤其本脏。但是,七情致病亦可有一种情志伤及多脏,或多种情志变化共伤一脏的现象,如《灵枢·本神》中的"心,怵惕思虑则伤神……。脾,愁忧不解则伤意……。肝,悲哀动中则伤魂……。肺,喜乐无极则伤魄……。肾,盛怒而不止则伤志",即充分说明此点。

(二)病因学说的主要内容

《黄帝内经》病因学说主要包括病因的分类、不同类型病因的致病特点等方面的内容。

1. 病因的分类

《黄帝内经》不仅认识到体质、自然气候的异常、人体自身精神状态等都可以成为致病因素，并且还对病因进行了分类。

（1）阴阳分类法。《素问·调经论》指出："夫邪之生也，或生于阴，或生于阳。其生于阳者，得之风雨寒暑；其生于阴者，得之饮食居处，阴阳喜怒。"这段经文把风雨寒暑等外来病因归属于阳，把饮食、居处、房劳、七情等归属于阴，明确地将复杂的病因分为阴阳两类。

（2）三部分类法。《灵枢·百病始生》说："三部之气各不同，或起于阴，或起于阳，请言其方。喜怒不节则伤藏，藏伤则病起于阴也；清湿袭虚，则病起于下；风雨袭虚，则病起于上，是谓三部。至于其淫泆，不可胜数。"这段经文将源于天的"风雨寒暑"等邪气归属于"上部"病因；源于天地之间的人为生活因素，如喜怒、饮食、起居失调等，归属于"中部"病因；源于地的"清湿"邪气归属于"下部"病因。这说明了发病初期，起病部位常与病邪作用途径相应；至于病邪入里、邪气蔓延淫泆之时，则其传变多样，病变部位各异，要具体情况具体分析。此分类方法对后世"三因学说"的产生具有极大影响，为其源泉。

2. 不同类型病因的致病特点

《黄帝内经》对不同类型病因的致病特点，亦进行了较多阐述。

（1）六淫："六淫"为风、寒、暑、湿、燥、热（火）六种外感邪气的统称。《黄帝内经》虽无六淫之名，但有六淫之实，对其性质和致病特点均进行了较多阐述。

风：春季的主气，正常时不易使人生病；若气候变化异常，风气太过，可导致机体发病，呈现轻扬开泄、善行数变、主动、为百病之长等致病特点。《素问·太阴阳明论》中的"伤于风者，上先受之""阳受风气"，指出风邪致病常易侵袭人体的上部、体表等阳位。《素问·骨空论》中的"风从外入，令人振寒，汗出头痛，身重恶寒"，《素问·风论》中的"风气藏于皮肤之间……腠理开则洒然寒，闭则热而闷"，指出风邪袭表，使人腠理开泄，而有汗出、恶风的症状。《素问·风论》中的"风者，善行而数变"，《素问·阴阳应象大论》中的"邪风之至，疾如风雨"，《素问·至真要大论》中的"诸暴强直,皆属于风",均明确指出风邪致病多具有病位不定、发病突然、病势急暴迅猛的特点。《素问·阴阳应象大论》中的"风胜则动",《素问·六元正纪大论》中的"厥阴所至为挠动、为迎随",指出风邪致病具有动摇不定的特点。《素问·骨空论》中的"风者,百病之始也",《素问·生气通天论》中的"故风者,百病之始也",指出风邪是一切疾病始因的特点。

寒:冬季的主气,正常时不易使人生病;若气候变化异常,寒气太过,可导致机体发病,呈现易伤阳气而呈寒象、凝滞、收引、排泌物清冷等致病特点。《素问·阴阳应象大论》说,"阴胜则阳病","阴胜则寒",寒邪为阴邪,寒邪偏盛,人体阳气不足以驱寒、反为阴寒所侮,故全身或局部可出现寒象。《素问·痹论》中的"痛者,寒气多也,有寒故痛也",《素问·举痛论》中的"寒气入经而稽迟,泣而不行,客于脉外则血少,客于脉中则气不通,故卒然而痛",指出寒邪易使气血凝结阻滞,涩滞不通,不通则痛,说明寒气具有凝滞的致病特点。《素问·举痛论》中的"寒气客于脉外则脉寒,脉寒则缩蜷,缩蜷则脉绌急,则外引小络,故卒然而痛",指出寒邪侵袭人体,则筋脉收缩拘急,以致拘挛作痛、屈伸不利,说明寒邪具有收引的致病特点。《素问·至真要大论》中的"诸病水液,澄彻清冷,皆属于寒",说明寒邪不仅可使形体寒慄,且体内分泌物、排泄物亦具有寒凉清冷的特征。

暑:夏令的火热之邪。暑邪致病者有阳热症状,暑邪致病有易伤津耗气、多挟湿等特点。《素问·五运行大论》中的"其在天为热,在地为火……其性为暑",指出暑邪的性质为阳邪。《灵枢·岁露论》中的"暑则皮肤缓而腠理开",《素问·疟论》中的"夏伤于大暑,其汗大出,腠理开发",《素问·生气通天论》中的"因于暑,汗,烦则喘喝,静则多言,体若燔炭,汗出而散",指出暑邪侵犯人体,致腠理开泄而大汗出,导致耗伤汗液,气随汗泄而气虚。《素问·至真要大论》中的"炎暑至,木乃津,草乃萎,呕逆躁烦,腹满痛,溏泄,传为赤沃",指出暑邪致病多挟湿邪,导致胸闷呕恶、大便溏泻不爽等症状。

湿:长夏之主气。湿邪致病有阻气机、伤阳气、重浊、黏滞、趋下、困脾等特点。《素问·至真要大论》中的"诸痉项强,皆属于湿",阐述了湿邪致病后阻遏阳气，使筋脉失去温养，而出现筋脉拘急、身体强直、项强不舒等症状。《素问·生气通天论》中的"因于湿，首如裹，湿热不攘，大筋緛短，小筋弛长，緛短为拘，弛长为痿"，阐明了湿邪重浊的特点。《素问·太阴阳明论》中的"阴受湿气……伤于湿者，下先受之"，则明确指出了湿邪易侵袭人体下部的特点。《素问·阴阳应象大论》《素问·六元纪大论》均有"湿胜则濡泄"，说明湿邪侵入人体后，常先困脾，使脾阳不振，运化无权，水湿停聚，发为泄泻、水肿等症状。

燥：秋天之主气。燥邪致病有干燥而伤津液、伤肺等特点。《素问·阴阳应象大论》中的"燥胜则干"，明确指出燥邪侵犯人体，最易损伤人体的津液，而出现各种干燥、涩滞不利的症状。《素问·五运行大论》说，"其在天为燥，在地为金，在体为皮毛，在气为成，在藏为肺"，《素问·五常政大论》又说，"审平之纪……其令燥，其藏肺，肺其畏热，其主鼻……其养皮毛，其病咳"，这两句话说明燥邪与肺相应、最易伤肺，而出现咳。

热（火）：临床上火与热互称。《素问·至真要大论》说"诸热瞀瘛，皆属于火"，"诸禁鼓慄，如丧神守，皆属于火"，"诸逆冲上，皆属于火"，"诸呕吐酸，暴注下迫，皆属于热"，"诸病有声，鼓之如鼓，皆属于热"，"诸病胕肿，疼酸惊骇，皆属于火"，"诸转反戾，水液浑浊，皆属于热"，"诸胀腹大，皆属于热"，"诸躁狂越，皆属于火"，以上九条，较为广泛地论述了火热邪气的致病特点及常见症状。概括原文所述，火热邪气的致病特点可归纳为以下六个方面：①火性炎热燔灼，内扰心神，可见瞀瘛、禁鼓慄、丧神守、躁狂越等症；②火性炎上，致气机逆乱，可见逆冲上、呕、胀腹大、腹胀如鼓等症；③火热燔灼筋脉，引动内风，可见转反戾等症；④火热消灼阴津，可见水液浑浊、吐酸等症；⑤火热灼伤血肉，郁生疮疡，可见胕肿等症；⑥火性急迫，为病多急暴，可见呕逆、暴注下迫等症。

（2）七情：《素问·阴阳应象大论》云，"人有五藏化五气，以生喜怒悲忧恐"，肝"在志为怒"，心"在志为喜"，脾"在志为思"，肺"在志为忧"，肾"在志为恐"，指出人的情志活动的产生与五脏密切相关，是以五脏精气作为物质基础的，只有通过脏腑功能活动才能产生各种情志变化，就是说多种精神刺激通过有关内脏，才能表现出情志的变化。中医将这些情志变化概称为"五志"或"七情"。

《黄帝内经》认为喜、怒、忧、思、悲、恐、惊七种情志变化,在正常的情况下,属于人体对客观事物不同心理活动的反映,是有节制的、不致病的;只有突然强烈或长期持久的情志刺激,超过了机体生理和心理的适应调节能力,引起脏腑气血功能紊乱,这时的情志活动便会成为内源性病因,导致疾病的发生。如《灵枢·百病始生》中的"夫百病之始生也,皆生于风雨寒暑,清湿喜怒"和《灵枢·口问》中的"夫百病之始生也,皆生于风雨寒暑,阴阳喜怒,饮食居处,大惊卒恐",均明确指出了情志的变化容易造成人体发病。《灵枢·寿夭刚柔》说"忧恐忿怒伤气,气伤藏,乃病藏",《素问·举痛论》也说"怒则气上,喜则气缓,悲则气消,恐则气下,寒则气收,炅则气泄,惊则气乱,劳则气耗,思则气结",《素问·疏五过论》又说"离绝菀结,忧恐喜怒,五藏空虚,血气离守",均明确指出了七情主要引起脏腑气机升降失常而致病。

七情可以引起脏腑功能失调,同样脏腑的功能失调、气血偏盛偏衰可导致不同的异常的情志变化,如《灵枢·本神》所说"肝气虚则恐,实则怒""心气虚则悲,实则笑不休",《素问·调经论》也说"血有余则怒,不足则恐"。《黄帝内经》论述七情致病特点,归纳为以下四点:①首先犯心,多产生精神情志病证。如《灵枢·邪客》说,"心者,五藏六府之大主也,精神之所舍也",《灵枢·口问》又说,"悲哀愁忧则心动,心动则五藏六府皆摇",均指出心主宰统帅人的精神情志活动,当情志活动失常导致人体发病时,首先会影响其主宰的精神意识思维活动,产生各种精神情志病证。②直接损伤脏腑,导致脏腑气机紊乱。《素问·阴阳应象大论》中的"怒伤肝""喜伤心""思伤脾""忧伤肺""恐伤肾",《素问·举痛论》中的"怒则气上,喜则气缓,悲则气消,恐则气下""惊则气乱""思则气结"等皆是也。③加重病情:不良的情志刺激往往会加重病情,甚至导致死亡。正如《素问·汤液醪醴论》所说:"嗜欲无穷,而忧患不止,精气弛坏,营泣卫除,故神去之而病不愈也。"④发无常分,触遇则发。《素问·玉机真藏论》中的"忧恐悲喜怒,令不得以其次",指出情志过激发病,因情而发,证候无常,在时间和部位上均无规律可循。

(3)其他病因:《黄帝内经》中对于饮食、房欲、劳倦、虫兽伤等也有一定的认识。如《素问·痹论》说："饮食自倍，肠胃乃伤。"《素问·生气通天论》说："因而强力，肾气乃伤，高骨乃坏。"《素问·举痛论》曰："劳则喘息汗出，外内皆越，故气耗矣。"《素问·宣明五气》也说："五劳所伤：久视伤血，久卧伤气，久坐伤肉，久立伤骨，久行伤筋。"《灵枢·厥病》指出："肠中有虫瘕及蛟蛕……心肠痛，憹作痛，肿聚，往来上下行，痛有休止，腹热喜渴涎出者，是蛟蛕也。"

（三）病因学说在实践中不断完善

《黄帝内经》的病因学说对病因的认识是极其广泛的，内容极其丰富。之后张仲景在《金匮要略》中，根据《黄帝内经》的论述，提出了"风气虽能生万物，亦能害万物，如水能浮舟，亦能覆舟"的观点，对中医的病因学说进行了高度概括和表达，将病因按其传变途径概括为三类：把经络受邪入脏腑的归属于内因，把病变局限于四肢九窍等相对浅表部分的归属于外因，把房事、金刃、虫兽所伤的归属于第三类。宋代陈无择又引申《金匮要略》，提出了"千般疢难，不越三条"的论点，对《黄帝内经》中有关病因的论述进行了归纳、分类，明确提出了"三因学说"：六淫邪气所触为外因，五脏情志所伤为内因，饮食劳倦、跌扑金刃以及虫兽所伤均为不内外因。这种把致病因素和发病途径相结合的病因分类方法较以往更为合理、明确，对后世影响较大，为目前中医界所常用。巢元方的《诸病源候论》以及其他各家学说，在中医病因方面的研究更深入了一步，如对肺结核、脚气病、疟疾等致病因素进行了具体研究和论述，都很接近现代的认识，使中医病因学说更加丰富。

八、《黄帝内经》"气分为三"相关问题研究

2003 年以来的连续三版《中医基础理论》规划教材（一般称七版、八版、九版统编教材）均收录了中医气学理论研究中的"气分阴阳"学说。该学说对纠正既往"阴虚""血虚"的混淆和"阳虚""气虚"的混淆等，有较大的积极意义。但是，"气分阴阳"学说在纠正既往混乱的同时，学说自身又带来了新的混乱，如该学

说否认"气阴两虚"证候的客观存在，在解释"气虚血瘀"病机等时无法自圆其说。

"气分阴阳"学说与临床组方的一般原则颇为相悖，与病机学说和中药学理论有所相违，其否定"气阴两虚"证候的客观存在更难取得广泛共识，是机械套用"一分为二"思维和忽视临床实际的结果，不能有效指导临床且易造成临证思维混乱，亟待重新评价与改良。

以三分思维建立广义"脏气"的"气分为三"假说，能够纠正"气分阴阳"学说带来的混乱问题，进而实现理论的自洽性和临床的可证性。

（一）精、气、血、阴阳、津液的概念及其逻辑关系

"气"与"精""血""津液"一样，是构成人体和维持人体生命活动的精微物质。气之"功能"说、"可为物质可为功能"说、"既为物质又为功能"说、"物质功能征象"说、"活力之气为功能，气血之气为物质"说、"物质运动之象"说等均不可取。

对于物质层面上的"阴"（如临床上所谓的"阴虚"之"阴"）的概念及其与"精""血""津液"之间的逻辑关系，既往学术界的认识非常混乱，归纳起来有以下几种观点："阴"与"血"合称"阴血"；"肾精"分为"阴精"和"阳精"，"阴精"即"肾阴"；"精""血""津液"合称"阴液"，"阴气"是"阴液"的另一种存在形式；"阴气"是"经气"的一部分；"阴虚"即"精""血""津液"等物质的亏虚；物质层面上的"阴"是脏腑之"气"的一部分，"阴"与"精""血""津液"彼此内涵独立，互不包容。

本研究认为，"阴"与"血"合称"阴血"的观点，在 20 世纪 80 年代前后较为普遍，但其观点阐述很不明确，本身即含糊不清。仔细推敲，似乎是说就"气""血"而论，"气"属于"阳"，"血"属于"阴"。若真如此，在"气""血"二字之前，即没有必要再多余地冠以"阳""阴"二字以说明"气""血"的阴阳属性，因为"气""血"相对而言，"气"本身自然是属"阳"的，而"血"本身自然是属"阴"的，无须赘言。

假若持此论者的意思是将这里的"阳"和"阴"作为物质，那么这两种物质又

是什么，它们与"气"和"血"有什么关系？持此论者又没有明确的说明。再者，持该观点的学者一方面言"血属阴"，这里的"阴"显然是言血的属性，另一方面又言"阴和血，均有濡养和宁静脏腑组织及精神情志的作用"，这里的"阴"又显然是言物质，如此，则在同一个问题中前后论述概念不一，令人费解而不知所云。因此，"阴"与"血"合称"阴血"之说，论点模糊不清，不足为取。

肾精分为"阳精"和"阴精"，"阴精"即"肾阴"的观点也难以成立，因为在中医临床中，精虚证、阴虚证、阳虚证是截然不同的概念，各自有其特定的内涵，无论是临床表现还是诊断治疗均不相同。有学者认为"精""血""津液"合称"阴液"，"阴气"是"阴液"的另一种存在形式，循其所论，"精""血""津液"似乎也成了"阴气"的一种固态形式，"精""血""津液"的概念与属"阴"的"气"（即持此论的学者所谓的"阴气"）的概念交叉混淆，混淆了"气""精""血""津液"的概念。再者，持此论的学者一方面言"阴气"是"阴液"的另一种存在形式，另一方面又言"精""血""津液"是"阴液""阴气"的物质基础，其论存在自相矛盾之处。

"阴气"和"阳气"为经络之气的一部分的观点，也难以取得学术共识，因为到目前为止，经络之气的内涵和外延及其与脏腑之气的关系尚不十分明确，将"阴气"和"阳气"置于尚不明晰的概念之下探求其内涵，很难得出明晰的结果。因此，此论只能属于学说探讨范畴，并无临床应用价值。

"阴虚"即"精""血""津液"等物质的亏虚的观点，在目前学术界似乎存在广泛认知，但此说也将"阴虚"与"精亏""血虚""津液不足"混淆。在中医临床实践中，阴虚证、精亏证、血虚证、津液亏虚证均为独立的证候，其选方用药也截然不同，说明阴虚证并不包含其他三证。由此推论，物质层面上的"阴"，并不包括"精""血""津液"。因此，此说也不可取。

张六通认为，现行《中医基础理论》规划教材"气分阴阳"学说将物质层面上的"阴"归属于"气"的范畴，认为"阴气"是"气"中属阴的部分，从而将物质层面上的"阴"的概念与"精""血""津液"的概念进行了厘清，强调"精""气""血""津液"彼此概念独立，这在中医名词规范化研究方面具有较大的积极意义，也与临床实际颇为契合，值得肯定。

张六通所主张的广义"脏气"的"气分为三"假说认为,广义脏气可以分为脏阴、脏阳和脏气(狭义)三个部分,脏阴的亏虚即阴虚,脏阳的虚亏即阳虚,狭义脏气的亏虚即当今临床上所谓的气虚。如此,则将物质层面上的"脏阴"归属于广义的"脏气"范畴,将物质层面上的"阴"的概念,与"精""血""津液"的概念进行了厘清,从而说明"阴虚"与"精虚""血虚""津液不足"彼此概念独立,互不包容。但是,依照《中医基础理论》规划教材"气分阴阳"学说,物质层面上的"阴"属于"气"的范畴,那么据此又能推导出"阴虚属于气虚范畴"的结论,这显然又是"气分阴阳"学说自身引起的新的不合理。

关于物质层面上的"阳"的概念(如临床上所谓的"阳虚"之"阳")及其与"气"的关系,学者既往所论亦存在分歧,归纳起来有以下几种观点:"阳"与"气"合称"阳气";"阳气"是"经气"的一部分;"气虚"属于"阳虚"的范畴,"阳虚"是"气虚"的发展;物质层面上的"阳"是"气"的一部分,"阳虚"不是"气虚"的发展。

本研究认为,"阳"与"气"合称"阳气"的观点,目前在一部分学者中存在共识,但此种观点与以上"阴"与"血"合称"阴血"的观点一样,同样是不合理的,理由上文已述。人体"阳精"即"阳"之说也难以成立,因为在中医临床中,精虚证和阳虚证是截然不同的概念,各自有其特定的内涵,无论是临床表现还是诊断治疗均不相同。"阳气"是"经气"的一部分的观点,与以上"阴气"为"经气"的一部分的观点一样,难以取得学术共识,理由上文已述。

"气虚"可以发展为"阳虚","阳虚"乃"气虚"的发展的学术观点,目前似乎存在较为广泛的共识,无论在学术期刊文章中,还是在临床实践中,很多医者均自觉或不自觉地将临床上的阳虚证看作气虚证的发展,似乎认为是先有"气虚",然后才进一步发展为"阳虚"。照此推论,"阳虚"自然应该包括"气虚","气虚"为"阳虚"的进一步发展。但是,在中医临床实践中,阳虚证固然可以兼见气虚证的症状,但也有单独出现阳虚证而不兼见气虚证表现者,因此,"阳虚"为"气虚"的发展的学术观点,绝不可取。临床上有时确有患者既有气虚的症状又有阳虚的症状,但这种情况应该属于气阳两虚证,绝不能称为单纯的"阳虚"证。

目前,气阴两虚证已得到广泛认识,与其相应的气阳两虚证亦应早日被广泛认识。临床上，患者同时出现气虚症状和阴虚症状，可以称为气阴两虚，那么，当患者同时出现气虚症状和阳虚症状时，也应称为气阳两虚。

张六通认为，现行《中医基础理论》规划教材"气分阴阳"学说将物质层面上的"阳"归属于"气"的范畴，认为"阳"是"气"的一部分，"阳虚"不是"气虚"的发展，否定了"阳虚"是"气虚"的发展的学术观点，实有积极的学术意义。但是，依照《中医基础理论》规划教材"气分阴阳"学说，物质层面上的"阳"属于"气"的范畴，那么据此又能推导出"阳虚属于气虚范畴"的结论，这显然又是新的不合理。单从这个问题即可看出，现行《中医基础理论》规划教材"气分阴阳"学说在纠正既往错误的同时，自身又引发了新的错误，这正是张六通试图建立"气分为三"假说以代替"气分阴阳"学说之初衷。

张六通所主张的广义"脏气"的"气分为三"假说认为，广义脏气分为脏阴、脏阳和狭义脏气三个部分，脏阴的亏虚即阴虚，脏阳的虚亏即阳虚，狭义脏气的亏虚即当今临床上所谓的气虚。如此，则将物质层面上的"脏阳"归属于广义的"脏气"范畴，并与狭义脏气进行了厘清，从而说明"阳虚"与狭义"气虚"（即狭义脏气之亏虚，也即在当今临床上被广泛称谓的"气虚"）彼此概念独立，互不包容，"阳虚"不是"气虚"的发展，"阳虚"自身并不包含"气虚"。

（二）"气分阴阳"学说的合理之处

现行的《中医基础理论》规划教材"气分阴阳"学说认为，人身之气可分为阴阳二气，其所分化的脏腑之气也有阴阳之别。脏腑之阴气，是脏腑之气中具有凉润、宁静、抑制等作用的部分；脏腑之阳气，是脏腑之气中具有温煦、推动、兴奋等作用的部分。在正常情况下，脏腑之阴气与脏腑之阳气维持着协调平衡关系，因而脏腑之气冲和畅达，运行有序，各自发挥其应有的功能。

如心气分为心阴与心阳：心阳具有温煦心脉、推动和加速心脏搏动及血管舒缩的作用，促进血液的运行；心阴具有凉润心脉、宁静和减缓心脏搏动及血管舒缩的作用，抑制血液的运行。心阳与心阴协调，则心脏搏动稳定有序，血管舒缩有度,血液运行通畅。

肺气分为肺阴和肺阳:肺阳主温煦、宣发;肺阴主凉润、肃降。肺阴与肺阳协调,则宣发与肃降相反又相成,呼吸均匀,水精四布。

肝气分为肝阴与肝阳:肝阳主温煦、升发;肝阴主凉润、柔和。肝阴与肝阳对立互根,协调共济,则肝气冲和条达。

脾气分为脾阴与脾阳:脾阳能温煦,推动水谷和水液的运化;脾阴能凉润,抑制水谷和水液的运化。脾阴与脾阳协调,则水谷化为精微,水液得以运化。

肾气分为肾阴和肾阳:肾阳主温煦,能促进和推动人体的生长发育、生殖和水液代谢;肾阴主凉润,能宁静和抑制人体的生长发育、生殖和水液代谢。肾阴与肾阳协调共济,则维持人体的正常生长发育、生殖,并使水液代谢稳定有度。

持"气分阴阳"学说的学者,以古代"气分阴阳"的哲学思想为指导,将人体之"精"所化生的并与清气结合而形成的一身之气,根据其作用和运动趋势的不同,分为阴气与阳气两个部分:阴气主凉润、宁静、抑制、肃降,阳气主温煦、推动、兴奋、升发。该学说认为阴阳二气的运动和谐,平衡稳定,维持着机体正常的生理活动。

支持"气分阴阳"学说的学者认为,"脏气"包含"脏阴""脏阳"部分,"脏阴""脏阳"各为"脏气"的一个方面,所以,所谓的脏气虚亏也应当包括"阴""阳"两个方面。如果脏气虚弱而没有热象和寒象,则是脏之阴阳俱虚而又相对平衡;假若脏气虚弱并且出现热象或寒象,则是由于脏阴、脏阳在虚损程度上的差别所出现的偏颇,偏于阳虚者会出现寒象,偏于阴虚者则出现热象。临床治疗时,不管是滋补脏阴还是温补脏阳,或者是平补脏之阴阳,都有补益脏气的作用;直接补益脏气则既能滋补脏阴,又能温补脏阳。因此,益脏气之药如果想要发挥滋补脏气之阴的作用,则须与滋脏阴之药相配伍;若欲发挥温补脏气之阳的作用,则须与温脏阳之药相配伍。

持"气分阴阳"学说的学者认为,"阴虚"乃气中属阴的部分不足,阳虚乃气中属阳的部分不足,阴阳两虚则是气中属阴和属阳的两个部分皆不足。阴阳两虚时,有偏于阴虚或偏于阳虚的不同,分别表现为以阴虚为主的阴阳两虚证候和以阳虚为主的阴阳两虚证候。假如出现阴阳二气对等形式的俱虚，即为现今临床上所谓的"气虚"证候，其只有少气乏力等一般症状而无热象或寒象。无论是以阳虚为主的阴阳两虚还是以阴虚为主的阴阳两虚，均属于"气虚"之范畴，临床方面除有热象或寒象症状外，一般都有"气虚"的症状表现。治疗以阴虚为主的阴阳两虚证或阴气欲脱证的代表方剂是生脉散，参附汤则是治疗以阳虚为主的阴阳两虚证或阳气欲脱证之代表方剂。

持"气分阴阳"学说的学者还认为，按照"气分阴阳"学说，所谓的"阴虚"，是指气中属阴部分的亏虚；所谓的"阳虚"，是指气中属阳部分的亏虚。因为"气"从逻辑上讲，不能够与它的一部分"阴"或"阳"构成"两虚"，因此，现今所谓的"气阴两虚"和"气阳两虚"证候均属于悖论。"气阴两虚"就是"气与阴气"两虚，即气的整体不足再加上其属阴部分的不足，这是不符合逻辑的。所以，临床上出现的既有潮热、失眠等阴虚内热之症，又有少气疲倦等气虚之症，实际上是阴虚证的表现，并非气阴两虚。因为"阴气"是"气"的一部分，所以，阴虚一般都兼有气虚之表现，现今所谓的"气阴两虚"应该归属于"阴虚"范畴。

本研究通过辨析，认为"气分阴阳"学说的合理之处主要表现在以下方面：进一步肯定了"气"的物质性，将物质层面上的"阴"和"阳"置于物质性的"气"的范畴，纠正了传统认识中物质层面上的"阴"与"精""血""津液"概念的交叉混淆，纠正了传统认识中物质层面上的"阳"与"气"合称为"阳气"之不妥，纠正了传统认识中"阳虚"与"气虚"概念之不清。

（三）"气分阴阳"学说的不合理之处

本研究在紧密联系临床实际的基础上，通过详细的辨析和讨论，认为"气分阴阳"学说存在以下不合理之处。

一是"气分阴阳"学说与中医临床组方原则的相悖。持"气分阴阳"学说的学者认为，阴阳二气的对等俱虚，即现今临床上所谓的"气虚"证候，临床表现为只有少气乏力等一般症状而无热象或寒象。阴气虚亏即阴虚证，阳气虚亏即阳虚证。阴气和阳气均虚亏则表现为三种情况：第一种情况是以阴虚为主的阴阳两虚证;第二种情况是以阳虚为主的阴阳两虚证;第三种情况是阴虚和阳虚的程度对等,这种阴和阳的对等不足即气虚证。持"气分阴阳"学说的学者认为,气虚证是阴气和阳气的对等俱虚,阴虚证是以阴气虚为主的阴阳两虚证,阳虚证是以阳气虚为主的阴阳两虚证。由此可以看出,气虚为阴和阳的对等俱虚是以上学者的所谓共识,也是"气分阴阳"学说直接推理出来的结论;但对阴虚证和阳虚证的内涵认识,以上学者所论也有分歧。

持"气分阴阳"学说的学者认为,阴虚证是以阴气虚为主的阴阳两虚证,阳虚证是以阳气虚为主的阴阳两虚证。假若如此,可得出以下结论:在中医临床组方时,治疗阴虚证时,应当在补阴药中适当加用补阳药,将阴气和阳气同时提升至正常水平;治疗阳虚证时,应当在补阳药中适当加用补阴药,将阳气和阴气同时提升至正常水平。然而,这种推论显然是脱离临床实际的,在临床实际中没有这样的组方方法。这种组方方法,只对应于阴阳两虚证,而不对应于阳虚证或阴虚证。当然,持"气分阴阳"学说的学者认为,阴虚证是以阴气虚为主的阴阳两虚证,阳虚证是以阳气虚为主的阴阳两虚证,从这一角度而言,是可以这样组方的,但这样就将阳虚证、阴虚证与阴阳两虚证混为一谈,实难取得学术共识。

至于气虚证,按照"气分阴阳"学说,"气"包括"阴"和"阳"两个部分,气虚包含阴气和阳气的对等俱虚,以此之论,在治疗气虚证时,就应当同时选用补阴药和补阳药并使两者药力平衡,亦可直接以补气药治之。

在中医临床实践中,对于诊断为气虚证的患者,医者都直接用补气药治之,没有选用补阳药和补阴药并使两者药力平衡的组方方法,同时选用补阳药和补阴药时,对应的证型是阴阳两虚证而绝不是气虚证。当然,持"气分阴阳"学说的学者认为气虚证是阴阳两虚证的一种,因此依其所论当然是可以这样选药的。但这种将气虚证归属于气阴两虚证的范畴,实难取得学术共识。

二是"气分阴阳"学说与中药学理论的相违。持"气分阴阳"学说的学者认为,脏气虚而没有热象或寒象,是脏之阴阳俱虚而又相对平衡,所以,依据脏气与阴阳的关系,调补脏之阴阳就是在益脏气,并举四君子汤作为说明。他们认为：方中主药人参体阴而用阳，既可滋阴又可温阳，因此可直接补益脾气，以治疗脾气虚，本方就是用人参平补脾阴脾阳而达到补益脾气的目的。本研究认为，四君子汤由人参、白术、茯苓、炙甘草组成，人参即使有滋阴温阳作用，也只是该方一味药物，只用人参一味药并不能概括整个处方的功效。既然持"气分阴阳"学说的学者认为四君子汤是补气的代表方剂，调补脏之阴阳就是在益脏气，那么整个处方的功效应该是由补阴功效和补阳功效组成并且两者力量平衡，但传统中药学认为，方中的白术、茯苓、炙甘草等并不具备补阴和补阳功效。因此，此般举例反而证明了调补脏之阴阳就是在益脏气说法的不确切性。另外，调补脏之阴阳就是在益脏气之语本身，也很难得到临床认可。

三是"气分阴阳"学说与气阴两虚证候的相左。按照"气分阴阳"学说所论，"脏气"分为"脏阴"和"脏阳"，因为"气"已包括了"阴"和"阳"，所以当前临床上所谓的气阴两虚和气阳两虚证候不符合逻辑而属悖论。本研究认为，气阴两虚证名首见于清代吴坤安的《伤寒指掌·瘥后诸病新法》，在其后的医学典籍中，很多医家均对其客观存在持认可态度。如《丁甘仁医案》《张聿青医案》《张爱庐临证经验方》《金子久医案》《马培之医案》《沈菊人医案》等均将其作为有关病案的证型诊断。由此说明，清代至民国之际，气阴两虚证名已被正式确立。及至当代，更多学者进一步肯定了气阴两虚证的客观存在。据张六通不完全统计，仅 2000 年之后，专业期刊公开发表的学术论文中，在文章标题中明确使用气阴两虚证名的有 400 多篇；2000 年以来，博士学位论文在文章标题中明确使用气阴两虚证名的有 8 篇，硕士学位论文在文章标题中明确使用气阴两虚证名的有 100 多篇。由此可以看出，气阴两虚证早已得到广泛学术共识。因此，用"气分阴阳"学说否定气阴两虚证候的客观存在是错误的。

持"气分阴阳"学说的学者认为，由于各脏的阴虚是指阴气不足，阳虚是指阳气不足，故不可能出现各脏的气阴两虚和气阳两虚证候。目前所谓的气阴两虚和气阳两虚，实际上分别指的是阴气虚和阳气虚的进一步发展——由于阴阳互损而致的以阴气虚和以阳气虚为主的阴阳两虚，其代表方剂分别是生脉散和参附汤。

本研究认为，就算既往对"阳""气"内涵认识不统一而使气阳两虚证的存在尚有争议，气阴两虚证也是长期以来临床公认的客观存在。有关学者以"气分阴阳"学说否定气阴两虚证候的客观存在，不符合当前证候学的普遍认识。另外，生脉散和参附汤是否能够对症于阴阳两虚证，亦值得商榷。

持"气分阴阳"学说的学者认为，阴虚证是以阴气虚为主的阴阳两虚证，阳虚证是以阳气虚为主的阴阳两虚证，因此两者在治疗时都可加用补气药。如果在治疗阴虚证时在补阴药中加用补气药，治疗阳虚证时在补阳药中加用补气药，那么组成的方剂岂不成了"益气养阴"和"补气温阳"之剂？既然有"益气养阴"和"补气温阳"之剂，就当有气阴两虚证和气阳两虚证与之对应。如此，则又反证了气阴两虚证和气阳两虚证的客观存在。

四是"气分阴阳"学说与中医病机学说的不符。气虚可以导致血瘀是学术界的共识，但是，按照"气分阴阳"学说，气虚是阳气和阴气俱虚而又处于低水平平衡，按此学说推理，气虚怎么能导致血瘀？因为按照该学说之论，阳气主推动，阴气主宁静，现推动之力和宁静之力对等俱虚，处于低水平平衡，应该不会引起血行瘀阻。如果引起了血瘀，那只能是阳气比阴气更虚，推动之力相对减弱所致。但在这种情况下，按照持"气分阴阳"学说的学者的观点，气虚证就不是"气虚"证了，应该属于其所论的阳虚证或以阳气虚为主的阴阳两虚证了。因此，仅就临床常见的气虚血瘀证而言，"气分阴阳"学说无法合理解释其病理机理。

再如，肝郁气滞证是指肝失疏泄，气机郁滞，以情志抑郁、胸胁或少腹胀痛等为主要表现的证候，又名肝气郁结证。假若按照"气分阴阳"学说，气分为阳气和阴气两个部分之论，肝气即可分为肝之阳气（即肝阳）和肝之阴气（即肝阴）两个部分。按此之论，肝气郁结就成了肝阳和肝阴的郁结，而肝阳和肝阴郁结的意思隐晦不清，使人难以理解。

再如，脾虚气陷证是指脾气虚弱，中气下陷，以脘腹重坠、内脏下垂及气虚症状为主要表现的证候，又名脾气下陷证。假若按照"气分阴阳"学说，气分为阳气和阴气两个部分之论，脾气可分为脾之阳气（即脾阳）和脾之阴气（即脾阴）

两个部分。按此之论,脾气下陷就成了脾阳和脾阴下陷,而脾阳和脾阴下陷也使人很难理解。凡此,均说明"气分阴阳"学说与中医病机学说不符。

五是"气分阴阳"学说自身的歧义性。提出和支持"气分阴阳"学说的学者,对阴虚、阳虚的内涵规定,本身即有歧义之处。如有的学者认为,阴虚是在阴阳俱虚的基础上阴气虚更甚,阳虚是在阴阳俱虚的基础上阳气虚更甚,所以将阴虚和阳虚归属于阴阳两虚的范畴。而有的学者认为,阴虚即阴气虚而不兼阳气虚,阳虚即阳气虚而不兼阴气虚,若两者兼有则属阴阳两虚,若两者兼有并且程度相等则为气虚(狭义)。可以看出,以上两类学者对阴虚和阳虚的内涵规定并不相同,存在分歧。

六是"气分阴阳"学说自身的模糊性。持"气分阴阳"学说的同一位学者,一方面否认气阴两虚证和气阳两虚证的客观存在;另一方面又说不管阴虚还是阳虚,一般都兼有气虚的表现,脏腑之阴虚和阳虚都是脏腑之气虚的不同形式,故不管脏腑之阳虚还是脏腑之阴虚,一般都兼有脏腑之气虚的表现。姑且不论临床所见的阳虚证和阴虚证是否一定有气虚症,单就其字面描述,也隐晦费解,模糊不清。

（四）广义脏气的"气分为三"假说之建立

对于"气分为三"假说的主要内容,可暂做以下描述:脏气(广义)可分为脏阴、脏阳和脏气(狭义)三个部分,即"一分为三";脏阴、脏阳和脏气(狭义)共存于脏,和谐结合而成脏气(广义),即"三合为一"。如心气(广义)可分为心阴、心阳和心气(狭义),其他四脏类推。脏气(狭义)主推动和固摄,脏阴主凉润、宁静和潜降,脏阳主温煦、兴奋和升发。脏气(狭义)、脏阴、脏阳的内涵各自独立,互不包容,但在生理功能上又相互协调配合。脏之生理功能的发挥主要依赖于脏气(狭义),通过脏气(狭义)的推动和固摄作用实现脏的生理功能,但在发挥作用的同时,需要脏阴和脏阳的密切配合。脏气(狭义)推动作用的发挥,有赖于脏阳温煦和兴奋功能的激发和参与,脏气(狭义)固摄作用的发挥,有赖于脏阴凉润和宁静功能的增强和参与。三者分则为三,合则为一,三位一体,和谐配合，共同完成脏器的生理功能，体现为广义脏气的综合功能。

　　"气分为三"之语中的"气"，指的是广义的脏气，广义的脏气在学术交流和临床实践中，一般不作为特定术语出现。作为特定术语出现的脏气，指的是狭义的脏气。例如，言心气时，若不加特殊说明，指的即是狭义的心气；现今临床上广泛称谓的心气虚，指的即是狭义的心气不足。

　　若用"气分为三"假说对五脏功能进行解释，可暂做如下描述。

　　对心而言，心主血脉的功能是由心气（狭义，下同）完成的。心气具有推动和固摄作用，一方面推动血液运行，另一方面固摄血液循于常道。心阳的温煦、兴奋功能激发并参与心气的推动作用，心阴的凉润、宁静功能增强并参与心气的固摄作用。心阳和心阴的协调平衡，保证了心脏搏动的正常节律和血管的舒缩有度。

　　对肺而言，肺主呼吸的功能是由肺气完成的。肺气的推动作用推动肺脏吸清呼浊而发挥主司呼吸作用，肺气的固摄作用又固摄吸入的清气潜于体内而不至于外散。肺阳的温煦和兴奋功能激发并参与肺气的推动作用，肺阴的凉润、宁静功能增强并参与肺气的固摄作用。肺之宣发是肺阳引导并参与肺气向上升宣和向外布散，肺之肃降是肺阴引导并参与肺气向下和向内清肃通降。

　　对脾而言，脾气的推动作用推动脾脏的运化，脾气的固摄作用固摄血液循于常道。脾阳的温煦和兴奋功能激发并参与脾气的推动作用，脾阴的凉润和宁静功能又使脾之运化功能不致太过；脾阴的凉润和宁静功能增强并参与脾气的固摄作用，脾阳的温煦和兴奋功能又使脾之固摄作用不致太过。脾阳的升发功能引导并参与脾气的升举而使脏器位置恒定，脾阴的潜降功能又防止其升举太过。

　　对肝而言，肝气的推动作用使气机调畅，肝气的固摄作用使血有所藏。肝阳的温煦和兴奋功能激发并参与肝气的推动作用，肝阴的凉润和宁静功能增强并参与肝气的固摄作用。肝阳的升发功能激发并参与肝气的升发疏泄作用，而肝阴的潜降功能又防止其升泄太过。肝阴的潜降功能增强并参与肝的藏血功能，而肝阳的升发功能又防止其藏之太过。

对肾而言,肾主人体生长发育、生殖的功能是由肾气(还有肾精)完成的,肾阳的兴奋、温煦功能激发并参与肾气主人体生长发育、生殖的功能,而肾阴的宁静、凉润功能又防其太过。肾的藏精功能主要是由肾气的固摄作用完成的,肾阴的凉润和宁静功能增强并参与肾气的固摄作用,而肾阳的兴奋和温煦功能又防止其固摄太过。肾的主水功能是由肾气的推动作用完成的,肾阳的温煦、兴奋和升发功能激发并参与肾气的推动作用,而肾阴的凉润、宁静和潜降功能又使其不致太过。肾的纳气功能是由肾气的固摄作用完成的,肾阴的凉润、宁静和潜降功能增强并参与肾气的固摄,而肾阳的温煦、兴奋和升发功能又防止其摄纳太过。

（五）基于"气分为三"假说的若干问题

按照"气分为三"假说,五脏虚证应该有"肝阳虚""肝气虚""肺阳虚""脾阴虚""肾气虚"等证候的存在,但目前各种版本的《中医诊断学》教材均对以上证候没有记载,中医临床文献资料中虽有散在论述,但也缺乏系统的整理和确立,致使脏腑辨证体系失去系统性。以"气分为三"假说为理论依据,结合当前临床实际,将以上证候的诊断要点和选方用药暂做以下规定。

肝气虚证的临床表现暂定为神疲乏力,气短懒言,时常太息,善恐易惊,情志抑郁,胸胁、少腹坠胀隐痛;或兼见鼻衄、齿衄、呕血、便血,或兼有胁下肿块;妇女可见乳房胀痛隐隐、月经不调,痛经绵绵;舌淡胖或有齿痕,苔薄白,左脉微弱。遣方用药暂定为逍遥散加黄芪、人参、郁金等化裁。

肝阳虚证的临床表现暂定为畏寒肢冷,面色㿠白,胸胁、少腹、阴部、巅顶等处冷痛绵绵,得温则减,或兼见胁下肿块,或兼见时常太息,善恐易惊,情志抑郁;妇女可见乳房凉痛隐隐,月经不调,经期腹部冷痛绵绵;舌淡胖嫩或有齿痕,苔白滑,脉沉迟无力。遣方用药可暂定为桂枝加桂汤加续断、淫羊藿、巴戟天化裁。

肺阳虚证的临床表现暂定为畏寒肢冷,面色㿠白,背部寒冷明显,或久咳气喘,咯痰清稀色白,口不渴,或兼见无汗,水肿,咳吐涎沫,或兼见心悸胸闷、唇青舌紫;舌淡胖嫩或有齿痕,苔白滑,脉沉迟无力。遣方用药可暂定为甘草干姜汤加桂枝化裁。

脾阴虚证的临床表现暂定为口燥咽干,手足心热,口唇干燥甚或皲裂、起皮、脱屑、渗血、泛红;或兼见消渴善饥易食、便干,或兼见便血、尿血、吐血、衄血、紫斑、妇女月经过多;舌红少津苔少,脉细数。遣方用药可暂定为芍药甘草汤加黄精、麦冬、山药、莲子肉化裁。

肾气虚证的临床表现暂定为神疲体倦、气短懒言,腰膝酸软,小便清长;或耳鸣耳聋,或咳嗽喘息,动则益甚,呼长吸短,吸气尤难,或遗尿,或夜尿频多,或小便失禁;男子可见滑精、早泄;女子可见月经淋漓不尽,或带下清稀量多,或胎动易滑;舌淡,苔白,脉弱。遣方用药可暂定为黄芪、人参、山药、补骨脂、五味子、刺五加、黄精等化裁。

九、《黄帝内经》中的二分思维和三分思维

《黄帝内经》将阴阳学说作为中医理论的核心,全书贯穿着阴阳哲理,乃实践阴阳学说之典范。隋代杨上善在《黄帝内经太素·知针石》中首先提出了阴阳的"一分为二"命题,及至明代,张介宾更在《类经·阴阳类》中明言:"阴阳者,一分为二也。"因此,《黄帝内经》中的阴阳学说观点充分体现了"一分为二"的思维。与此同时,《黄帝内经》大量使用了"一分为三"的思维,并且常将其与"一分为二"的思维综合运用。

(一)病因分类

《黄帝内经》将病因分为阴、阳两类,体现了二分思维。《素问·调经论》云:"夫邪之生也,或生于阴,或生于阳。其生于阳者,得之风雨寒暑;其生于阴者,得之饮食居处,阴阳喜怒。"此段经文,将病因分为外感和内伤两类。风雨寒暑之六淫邪气,自外伤人,故"其生于阳";饮食居住失宜、房事不节和情志不遂,自内伤人,故曰"其生于阴"。

《黄帝内经》对病因的分类，除取二分思维外，还采用了"一分为三"的三分思维。如《灵枢·百病始生》云："夫百病之始生也，皆生于风雨寒暑，清湿喜怒。喜怒不节则伤藏，风雨则伤上，清湿则伤下。三部之气，所伤异类……三部之气各不同，或起于阴，或起于阳……喜怒不节则伤藏，藏伤则病起于阴也；清湿袭虚，则病起于下；风雨袭虚，则病起于上，是谓三部。"此段经文，以三分思维将病因分为三类，即伤人上部之风雨寒暑之气、伤人下部之水湿之气和伤人内脏之喜怒之气，此为该文"上下中外，分为三员"之谓。"风雨寒暑"属天之邪气，常侵袭人体上部；水湿属地之邪气，常侵袭人体下部；情志不遂属人体自生，常直接伤人内脏。此文也隐含天、地、人三才的认知思想。可以看出，病因的三分法分类是对二分法的进一步深化，三分法将二分法的外感病因又分为易于伤人下部的水湿之邪和易于伤人上部的外感诸邪。因此，在病因的分类方法上，三分思维和二分思维不是矛盾的，而是相互补充的。

（二）人体部位划分

在人体部位的划分上，《黄帝内经》采用了阴阳学说的二分思维，如《素问·金匮真言论》云："夫言人之阴阳，则外为阳，内为阴；言人身之阴阳，则背为阳，腹为阴；言人身之藏府中阴阳，则藏者为阴，府者为阳。"此段经文，即以阴阳学说的二分法，将人体之外和内、背和腹、腑和脏分别以相对的"阳"和"阴"命之，属于"一分为二"的思维方法。

《黄帝内经》对人体部位的划分，除取二分思维外，还采用了"一分为三"的三分思维。如《灵枢·营卫生会》云："上焦出于胃上口，并咽以上，贯膈而布胸中，走腋……中焦亦并胃中，出上焦之后……下焦者，别回肠，注于膀胱，而渗入焉。"此段经文，即以三分思维对人体部位进行三焦划分。

由此可见，《黄帝内经》对人体部位的划分，并非只以阴阳学说的二分思维一以贯之，也采用了"一分为三"的三分思维。即使在使用二分思维进行部位划分时，仔细玩味，实也隐含三分思维在内。如上文将人体的"外"和"内"分为"阳"和"阴"，而"外"和"内"之中间部分则属"阳"和"阴"之外的第三者；将人体的"背"和"腹"分为"阳"和"阴",而"背"和"腹"之中间部位则属"阳"和"阴"之外的第三者;将人体的"腑"和"脏"分为"阳"和"阴",而"腑"和"脏"之外的奇恒之腑则属"阳"和"阴"之外的第三者。因此"一分为二"的二分思维和"一分为三"的三分思维,在某种情况下是统一的。

（三）阴阳之气再分

《素问·生气通天论》云:"夫自古通天者,生之本,本于阴阳……其生五,其气三,数犯此者,则邪气伤人,此寿命之本也。"《素问·六节藏象论》亦云:"故其生五,其气三,三而成天,三而成地,三而成人。"此段经文,在坚持阴阳"一分为二"的基础上,运用"一分为三"的三分思维,又将阴阳之气再分为三阴三阳,这是目前比较统一的认识。

隋代杨上善对此则有另一种解释。其在《黄帝内经太素》中解释"其生五,其气三"时云:"谓天地间九州等物,其生皆在阴阳及和三气。"在此,杨上善将"和"与"阴""阳"并称,用于解释经文中的"其气三"。他认为"阴""阳"和合,化生"和"气,此"和"气与"阴""阳"二气并称,是以为三。此般解释,深合《道德经》"道生一,一生二,二生三,三生万物。万物负阴而抱阳,冲气以为和"之论。

不管是将阴阳之气分为三阴三阳,还是将气分为"阴""阳""和"三个方面,都说明了其思维方法是在二分思维基础上的三分思维。

（四）经络分类

《黄帝内经》将经络分为"阴经"和"阳经",是为阴阳之二分思维。其规定属腑而行于肢体外侧面者为阳经,属脏而行于肢体内侧面者为阴经。但在此基础上,《黄帝内经》又将"阴经"和"阳经"分别一分为三。这样,一阳分为三阳,分称为阳明经、少阳经、太阳经。一阴分为三阴,分称为太阴经、厥阴经、少阴经。对于各经之间的关系,《素问·阴阳离合论》则有明确论述:"三阳之离合也:太阳为开,阳明为阖,少阳为枢……三阴之离合也,太阴为开,厥阴为阖,少阴为枢。"三阴三阳的命名方法,是以阴阳之气的多少为标准的,故《素问·天元纪大论》

云："阴阳之气，各有多少，故曰三阴三阳也。"经络系统整体分为阴经和阳经，此为二分思维，阴经和阳经又分别分为三阴经和三阳经，此为三分思维。由此可见，二分思维和三分思维是可以共存互补的。

（五）脉诊部位划分

《黄帝内经》有人迎、寸口脉诊法，如《灵枢·终始》云："持其脉口人迎，以知阴阳有余不足，平与不平，天道毕矣。"《灵枢·四时气》则明确指出："气口候阴，人迎候阳也。"一般认为，寸口主要反映内脏情况，人迎主要反映体表情况，在生理情况下，此两处脉象是相应的，来去大小亦相一致。此般脉诊法是将脉诊部位以二分思维分之，以寸口候里，以人迎候表。

但是，与此对应，《黄帝内经》也将诊脉部位以三分思维分之。如《素问·三部九候论》云："人有三部，部有三候，以决死生，以处百病，以调虚实，而除邪疾。帝曰：何谓三部？歧（岐）伯曰：有下部，有中部，有上部，部各有三候。三候者，有天有地有人也，必指而导之，乃以为真。"此段经文，论述了三部九候脉诊法，属遍诊上、中、下三部有关的动脉，以诊断病情的一种脉诊方法。其上为头部，中为手部，下为足部；上、中、下三部又各分为天、地、人三候，三三合之为九，故称三部九候。可以看出，此处脉诊部位的划分是基于三分思维的。

综上所述，《黄帝内经》所采用的分类方法，绝不限于"一分为二"的二分思维，还大量使用了"一分为三"的三分思维，并且有时是将两者综合运用而互有补充。实际上，《黄帝内经》除使用以上两种分类方法外，还使用了"一分为多"的多分思维，限于篇幅，在此不再赘述。

可以看出，在对事物进行分类时，中医学中"一分为二"的二分思维不具有排他性，并可与"一分为三"的三分思维共存互补。在解决实际问题时，假若一以贯之地以阴阳学说的二分法进行思考，则很有可能走向误区。例如，在"脏腑精气阴阳"理论体系的构建中，有学者根据"气分阴阳"的二分法，将"脏气"分为"脏阴"和"脏阳"两个部分（如心气分为心阴和心阳两个部分），并以此否定早已形成临床共识的"气阴两虚证"之客观存在。张六通认为，出现这种情况的根本原因,是不加选择地机械地套用了阴阳学说的"一分为二"的思维方法。假若对"脏气"进行分类时,在坚持"一分为二"的基础上,按照"一分为三"的三分思维,将广义的"脏气"分为"脏阴""脏阳"和狭义的"脏气"(如广义的心气分为心阴、心阳和狭义的心气),则形成了"脏气"的"两面三分"模式(广义的脏气分为脏阴、脏阳和狭义的脏气,是为"三分";脏阴、脏阳的功能特性易于显现于外而被察觉,是为"两面";脏阴、脏阳和狭义的脏气合则为一,是为"一体"),如此则能够肯定"气阴两虚证"的客观存在,也与临床实际契合。

张六通认为,全面看待《黄帝内经》的分类方法,不仅仅是简单的文献整理问题,更重要的是启发我们自觉地运用多元思维方式解决问题。在对事物进行分类时,将"一分为二""一分为三"甚至"一分为多"的思维有机结合起来,对中医基础理论研究和临床研究具有重要的现实意义。

十、《黄帝内经》养生方法的层次观

养生理论是《黄帝内经》较为重要的学说之一,其"形神共养""天人合一"等养生观点对后世养生学说的形成产生了深刻的影响。有关养生方面的理论分布在《黄帝内经》的《素问·上古天真论》《素问·四气调神大论》《灵枢·天年》《灵枢·刺法论》等篇中。通过对养生学说的深入学习,我们发现《黄帝内经》养生方法可以分为三个层次,即保养形体、形神共养、天人合一。下面做简要分析。

(一)保养形体

保养形体是《黄帝内经》养生方法的最初级的层次,以保证形体、体格的健康为主要目的,包括避虚邪毒气、节饮食、慎起居、不妄作劳等,归纳起来不外乎内养正气以强身,外避虚邪以防病两个方面。

1. 内养正气以强身

《素问·上古天真论》云:"上古之人,其知道者,法于阴阳,和于术数,食饮有节，起居有常，不妄作劳，故能形与神俱，而尽终其天年，度百岁乃去。今时之人不然也，以酒为浆，以妄为常，醉以入房，以欲竭其精，以耗散其真，不知持满，不时御神，务快其心，逆于生乐，起居无节，故半百而衰也。"这段经文以对比的方式，阐述了不同生活方式带来的后果，即善养生者可度百岁，不善养生者半百而衰。其中"法于阴阳，和于术数，食饮有节，起居有常，不妄作劳"被后人作为养生的五个基本原则，这五个原则涉及日常饮食、生活起居、形体锻炼等方面。

（1）慎起居："起居有常"一般指起居有规律，我们认为，这里的常应该也包含"正常""常态"的意思；"有常"其实并不单纯指生活起居有规律，更重要的是要与自然界阴阳之气相一致，即"法于阴阳"，只有符合阴阳变化规律的起居方式才能算作"有常"。

（2）节饮食："食饮有节"在中医养生中的作用一直被历代医家所重视，饮食是脏腑气血化生之源，是维持生命活动的物质基础，但是如果饮食不当也会妨碍养生，所以《素问·五常政大论》云："穀（谷）肉果菜，食养尽之。无使过之，伤其正也。"《黄帝内经》要求的"食饮有节"应该包含三层含义。

首先是节食量。《素问·生气通天论》有"因而饱食，筋脉横解，肠澼为痔"的说法，说明饱食是不利于健康的因素。其次是节五味。《灵枢·五味》云："五味各走其所喜，穀（谷）味酸，先走肝；穀（谷）味苦，先走心；穀（谷）味甘，先走脾；穀（谷）味辛，先走肺；穀（谷）味咸，先走肾。"酸苦甘辛咸分属肝心脾肺肾，五味对脏腑有补益作用。同时《灵枢·五味论》又说："五味入于口也，各有所走，各有所病。酸走筋，多食之，令人癃；咸走血，多食之，令人渴；辛走气，多食之，令人洞心；苦走骨，多食之，令人变呕；甘走肉，多食之，令人悗心。"这说明如果五味偏嗜，则会对机体产生损害。《灵枢·五味》还提出"五禁"的观点，即"肝病禁辛，心病禁咸，脾病禁酸，肾病禁甘，肺病禁苦"，这句话从治疗禁忌的角度说明了五味对五脏的影响，因此要保证形体健康，进食五味一定要适度。最后是饮食要有规律。人类经过漫长的进化过程已经适应了一日三餐的生活习惯，所以《黄帝内经》提出的"食饮有节"应该也包含时间上的规律性。

（3）不妄作劳：不要违背常规地过度劳作。妄者乱也，此处有违背常规之意。作劳即劳作,包括劳力、劳心、房劳等方面。《素问·宣明五气》云:"久视伤血,久卧伤气,久坐伤肉,久立伤骨,久行伤筋,是谓五劳所伤。"这里的视、卧、坐、立、行都是日常生活中必不可少的行为,并不会对健康产生危害,但这种行为如果过度就会出现伤血、伤气、伤肉、伤骨、伤筋等不良反应。华佗在论五禽戏时指出:"人体欲得劳动,但不当使极耳。动摇则谷气得销,血脉流通,病不得生,譬犹户枢,终不朽也。"这段话表达的意思与《黄帝内经》相同,即都是强调劳逸结合。

（4）和于术数:术数指古人调摄精神、锻炼身体的一些养生方法,诸如导引、按跷、呼吸、吐纳等,是对养生方法的总称。张介宾注曰:"术数,修身养性之法。"和在此处有适当运用之意。其含义有二:一是方法要适合,不是每种养生方法都适用于所有人群,锻炼的方法要因人、因时、因地恰当地选择;二是锻炼的技术要熟练,每种养生方法都有其技术要领,只有按照锻炼方法的要求进行锻炼,才能达到"和"的状态。由此可见,"和于术数"的核心思想是用适当的方法锻炼保养。

2. 外避虚邪以防病

《素问·上古天真论》云:"夫上古圣人之教下也,皆谓之虚邪贼风,避之有时。"这句话指出正确的养生应该做到规避虚邪贼风。虚邪贼风泛指异常气候和外来致病因素,因邪乘虚而入故名。王冰注曰:"邪乘虚入,是谓虚邪;窃害中和,谓之贼风。"其认为乘虚而入之邪谓之虚邪,不知不觉中偷袭人体之风谓之贼风。"避之有时"一方面告诫人们要规避外邪的侵袭;另一方面则强调要按照四时气候的变化规律,根据时令之不同而防之。《素问·阴阳应象大论》曰:"冬伤于寒,春必温病;春伤于风,夏生飧泄;夏伤于暑,秋必痎疟;秋伤于湿,冬生咳嗽。"这句话从发病学的角度提出了四时规避的重点是冬季防寒、春季防风、夏季防暑、秋季防湿。

《素问·刺法论》指出:"五疫之至,皆相染易……正气存内,邪不可干,避其毒气。"其中"正气存内,邪不可干"对后世影响极为深远,以至于有些医家过分强调正气的抗病能力，而忽视了预防、隔离等防护措施。其实，《黄帝内经》的本意并非如此，因为其后"避其毒气"一句已经明确告诉后人，正气仅仅是防病强身的一个方面，避免毒邪的侵袭和增强正气一样，对养生保健同样具有非常重要的意义。

（二）形神共养

《黄帝内经》不但花费大量的笔墨叙述保养形体的理论和方法，而且还非常强调养神的重要性。《素问·上古天真论》云："恬惔虚无，真气从之，精神内守，病安从来？"这句话指出做到思想安闲清静，心无杂念，可以保证正气调和，精气和神气守持于内，从而达到形体与精神的协调共存，使得形神健全和谐。

1. 形与神的关系

对于形与神的关系，姚止庵说："形者神所依，神者形所根，神形相离，行尸而已。故惟知道者，为能形与神俱。""形与神俱"这句经文经后世医家逐渐发挥后，形成了"形为神之宅，神为形之主""无形则神无以附，无神则形无以活"等诸多类似观点。

（1）形为神之宅：《灵枢·本神》云，"生之来谓之精，两精相搏谓之神"。这句话说明人体是男女（阴阳）两精相结合的产物，男女之精是形体的产物，这就从神的来源上肯定了神生于形。《素问·六节藏象论》说："天食人以五气，地食人以五味。五气入鼻，藏于心肺，上使五色修明，音声能彰。五味入口，藏于肠胃，味有所藏，以养五气，气和而生，津液相成，神乃自生。"这段话指出人出生后开始接受天之气、地之味，在脏腑经络的作用下，养身形，生精神，说明神要在形的作用下逐步完善。"心者，君主之官也，神明出焉"（《素问·灵兰秘典论》）、"心者，五藏六府之大主也，精神之所舍也"（《灵枢·邪客》）、"心藏神，肺藏魄，肝藏魂，脾藏意，肾藏志。是谓五藏所藏"（《素问·宣明五气》）等经文则从神与脏腑的关系说明形体是神产生的物质基础，即"形为神之宅"。

（2）神为形之主：《灵枢·天年》说"失神者死，得神者生也"，这句话从生命存亡的角度论述了神的御形作用。该篇还说："百岁,五藏皆虚,神气皆去,形骸独居而终矣。"一方面,年老五脏功能衰退则神气消亡,是为形生神;另一方面,神去则虽有"形骸独居",但生命随之告终,显示神有驾驭形体的作用。从这段经文可以看出,精神衰亡与形体败坏互为因果。

2. 形神互伤

《黄帝内经》有大量因形伤而造成神伤和因神伤而造成形伤的描述,形成了中医学独特的形神互伤理论。

（1）神伤形。《灵枢·本神》有云："是故怵惕思虑者则伤神,神伤则恐惧,流淫而不止。因悲哀动中者,竭绝而失生。喜乐者,神惮散而不藏。愁忧者,气闭塞而不行。盛怒者,迷惑而不治。恐惧者,神荡惮而不收。"这段话明确指出神伤可以形成"流淫而不止",并且激烈或过度的精神活动,可以造成"气闭塞而不行",甚则"竭绝而失生"等形体的异常。《灵枢·口问》所说的"悲哀愁忧则心动,心动则五藏六府皆摇"、《素问·疏五过论》所说的"暴乐暴苦,始乐后苦,皆伤精气,精气竭绝,形体毁沮。暴怒伤阴,暴喜伤阳"等也是神伤形的典型表现。

（2）形伤神。对于形体受伤造成神伤的情况,《黄帝内经》中也有大量描述,如《灵枢·天年》曰："六十岁,心气始衰,苦忧悲,血气懈惰,故好卧。"心气衰是形的受伤,其后果"苦忧悲、血气懈惰、好卧"则是神的异常。《素问·藏气法时论》中的"肝病者,两胁下痛引少腹,令人善怒"、《灵枢·本神》中的"肝气虚则恐,实则怒……心气虚则悲,实则笑不休"等经文也是形伤神的具体例证。

基于"形神密不可分"的基本认识,《黄帝内经》非常重视形神共养,养形与养神的结合逐渐成为具有鲜明中医特色的养生方法。较之单纯保养形体,形神共养无论是从养生的手段,还是从养生的效果上看,都要高出一个层次,是《黄帝内经》养生方法的第二个层次。

（三）天人合一

《黄帝内经》养生方法的最高层次是不刻意追求养生的方法和技术,把人融人环境之中，做到天人合一，即人与自然环境及社会环境能够和谐相处。

1. 人与自然环境的和谐

人与自然环境的和谐相处，《黄帝内经》称之为"法于阴阳"，即要求人们顺应自然界的阴阳变化规律来调节人体阴阳。在各种养生方法中，"法于阴阳"被放在最前面，反映了它在养生理论中极其重要的价值和地位。

《素问·生气通天论》曰："阳气者，一日而主外。平旦人气生，日中而阳气隆，日西而阳气已衰，气门乃闭。"这句话描述了一天当中阴阳之气的变化规律，人的活动就要与这种规律相适应。日出而作、日落而息的原始生活状态，与一天当中的阴阳变化非常吻合，这可能是上古之人健康长寿的原因之一。《素问·四气调神大论》又提出了四季养生的基本原则，即"春夏养阳，秋冬养阴"；除了在时间、季节方面，人要与自然界阴阳之气的变化一致以外，《灵枢·本神》又提出了安于居住环境的要求，曰："智者之养生也，必顺四时而适寒暑，和喜怒而安居处，节阴阳而调刚柔。如是则僻邪不至，长生久视。"这些经文从不同角度提出了人要与自然和谐相处的要求。

2. 人与社会环境的和谐

世界卫生组织新近调整了健康的标准，规定健康不仅是指没有疾病或病痛，而且是一种躯体（生理）上、精神（心理）上和社会（社会适应能力）上的完全良好状态，即在健康的标准中加入心理方面和社会适应能力方面的内容，这与《黄帝内经》的养生方法非常吻合。《素问·上古天真论》说："是以志闲而少欲，心安而不惧……故美其食，任其服，乐其俗，高下不相慕，其民故曰朴。是以嗜欲不能劳其目，淫邪不能惑其心。"这段话的意思是思想安闲清静而少有嗜欲，心中安定而没有恐惧之感，各种嗜好、欲望都不能引起他的注意，淫乱邪说不能迷惑他的心绪，这正是心理健康的表现。无论吃什么食物，都觉得味道甘美（美其食）；随便穿什么衣服，都感到舒适（任其服）；在任何风俗环境下生活，都感到快乐（乐其俗）；无论社会地位尊贵或卑贱，都能安于本分，不互相倾慕（高下不相慕），则形象地反映了健康人适应社会环境的良好心态。由此可见，《黄帝内经》提出的养生要求在两千多年后的今天仍然具有非常重要的现实意义。

天人合一是主动将自己的日常行为和精神情志活动与自然环境和社会环境融为一体,这是《黄帝内经》养生方法的最高层次。

(四) 结语

综上所述,《黄帝内经》养生方法可归纳为三个层次。一是通过内养正气,外避邪气以强身防病,以保证形体健康为主要目的,这是养生方法的最低层次。二是通过精神调养,修身养性,做到恬惔虚无,精神内守,真气从之,使形神和谐共存,追求在形体健康基础上的精神健康,这是养生方法的第二个层次。第三个层次是不刻意追求养生的技术和方法,自觉将自己与环境融为一体,主动适应自然环境和社会环境,使整个身心包括生理、心理和社会适应能力诸方面都能达到完全良好的状态,这是养生方法的最高层次。

十一、《黄帝内经》饮食养生的基本原则

《黄帝内经》中有大量关于饮食养生原理和方法的论述,已经形成了较为系统的理论体系,有关饮食养生的基本原则,可以概括为以下几个方面。

(一) 节五味,避免五味偏嗜

酸苦甘辛咸是饮食水谷的五种滋味,《黄帝内经》称之为五味,五味对人体脏腑具有补益作用,是维持生命活动的物质基础,《素问·六节藏象论》云:"天食人以五气,地食人以五味……五味入口,藏于肠胃,味有所藏,以养五气,气和而生,津液相成,神乃自生。"这段话指出五味可以养五脏之气,促进神的生成。《黄帝内经》的其他篇还讨论了五味对五脏的作用差异,如《灵枢·五味》所说的"五味各走其所喜,穀(谷)味酸,先走肝;穀(谷)味苦,先走心;穀(谷)味甘,先走脾;穀(谷)味辛,先走肺;穀(谷)味咸,先走肾",《灵枢·宣明五气》所说的"五味所入:酸入肝、辛入肺、苦入心、咸入肾、甘入脾。是谓五入"等,提出了在生理情

况下五味对五脏的影响有主次之分。

五味偏嗜会造成相应脏腑的功能失调，出现多种病理变化，如《素问·五藏生成》说："是故多食咸，则脉凝泣而变色；多食苦，则皮槁而毛拔；多食辛，则筋急而爪枯；多食酸，则肉胝而唇揭；多食甘，则骨痛而发落，此五味之所伤也。故心欲苦，肺欲辛，肝欲酸，脾欲甘，肾欲咸，此五味之所合也。"《素问·生气通天论》说："味过于酸，肝气以津，脾气乃绝。味过于咸，大骨气劳，短肌，心气抑。味过于甘，心气喘满，色黑，肾气不衡。味过于苦，脾气不濡，胃气乃厚。味过于辛，筋脉沮弛，精神乃央。"上述经文虽表述不同，但其核心思想基本一致，即都认为五味过极可以损伤脏腑功能。过食酸味，肝气太过，克伐脾土，可见肌肉皱厚，口唇缩揭。过食咸味，肾气乘心，心气抑郁不舒，血脉瘀滞，可见胸闷气短，面色无华；或伤肾，致使骨受损伤；或水侮土，使脾虚肌肉萎缩。过食甘味，土气太旺，土乘水，伤及于肾，可见面色黧黑，胸闷气喘，腰膝酸痛，脱发。过食辛味，金旺乘木，肝血受伤，筋失其养，可见爪甲干枯不荣，筋脉拘急不利。过食苦味，火气太过，火旺刑金，伤及皮毛，可见皮肤干燥，毫毛脱落；或母病及子，影响脾胃，致使脾气不运，胃部胀满。

晋代葛洪在《抱朴子》中对《黄帝内经》五味损伤学说，运用五行学说进行了解释，谓："五味入口，不欲偏多，故酸多伤脾，苦多伤肺，辣多伤肝，醎多则伤心，甘多则伤肾，此五行自然之理也。"因此，调节五味的平衡对维持脏腑功能具有重要意义，避免五味的偏嗜是中医饮食养生的首要原则。

（二）节饥饱，避免饥饱失宜

饮食是生命活动的物质基础，《灵枢·平人绝谷》云："胃满则肠虚，肠满则胃虚，更虚更满，故气得上下，五藏安定，血脉和利，精神乃居，故神者，水谷之精气也……故平人不食饮七日而死者，水谷精气津液皆尽故也。"《素问·平人气象论》云："人以水榖（谷）为本，故人绝水榖（谷）则死，脉无胃气亦死。"这两段话都强调了饮食水谷对生命活动的重要性，同时提出了饮食要发挥其营养作用，一定要"胃满则肠虚，肠满则胃虚，更虚更满"，即饥饱要适宜。

如果长期饮食过饱,则会引起肠胃受伤等病变,如《素问·生气通天论》云:"因而饱食,筋脉横解,肠澼为痔。因而大饮,则气逆。"《素问·痹论》云:"饮食自倍,肠胃乃伤。"如果长期饮食过饥,又会造成气血津液的化生不足。《灵枢·五味》说:"故谷不入,半日则气衰,一日则气少矣。"《灵枢·五癃津液别》说:"五谷之津液,和合而为高(疑为"膏")者,内渗入于骨空,补益脑髓,而下流于阴股。"如果长期饮食摄入不足,会形成脑髓不足、骨失所养等病变,因此,避免饮食的饥饱失宜对饮食养生而言也是非常重要的原则。

(三)节寒热,防止过寒过热

《黄帝内经》对饮食的要求是"热无灼灼,寒无沧沧。寒温中适"(《灵枢·师传》),否则,"寒温不适,饮食不节,而病生于肠胃"(《灵枢·小针解》)。关于饮食过寒过热对人体造成的损害,《黄帝内经》还进行了举例说明,《素问·阴阳应象大论》中的"故天之邪气,感则害人五藏;水谷之寒热,感则害于六府"指出饮食寒热主要伤人六腑。具体而言,六腑中又以胃肠首当其冲,饮食过冷则易伤胃阳,过热则易伤胃阴,尤其是进食过热食物被认为是消化系统恶性肿瘤的主要诱因。因此,饮食的温度应该根据季节和环境温度适当调整,以适合人体温度为宜,即所谓"热无灼唇,寒无冰齿"。

此外,《黄帝内经》还对饮食寒热失宜影响五脏的情况进行了描述,尤其重视饮食过寒对五脏的损害,如《灵枢·邪气藏府病形》中的"愁忧恐惧则伤心,形寒寒饮则伤肺,以其两寒相感,中外皆伤,故气道(疑为"逆")而上行"指出饮食过寒可以伤肺而致气机上逆。《素问·咳论》对寒饮伤肺的描述则更为具体,其说:"其寒饮食入胃,从肺脉上至于肺则肺寒,肺寒则外内合邪,因而客之,则为肺咳。"目前,随着冰箱等制冷设备的普及,饮食过寒损伤肺脏的情况越来越多,尤其是青少年过食冷饮而致久咳不止的现象屡见不鲜,这充分证明了《黄帝内经》理论的科学性。

（四）结合体质，辨证选食

《黄帝内经》耗费了大量的笔墨，从生理病理等多个角度，对因人选食的原则和方法进行了分析和描述。《素问·藏气法时论》根据脏腑的生理功能和生理特点论述了五味对五脏产生的不同影响，"肝苦急，急食甘以缓之……心苦缓，急食酸以收之……脾苦湿，急食苦以燥之……肺苦气上逆，急食苦以泄之……肾苦燥，急食辛以润之，开腠理，致津液，通气也……肝欲散，急食辛以散之，用辛补之，酸泻之……心欲软，急食咸以软之，用咸补之，甘泻之……脾欲缓，急食甘以缓之，用苦泻之，甘补之……肺欲收，急食酸以收之，用酸补之，辛泻之……肾欲坚，急食苦以坚之，用苦补之，咸泻之"。

基于上述理论，《灵枢·五味》又从病理的角度，对五脏病证适宜的食物种类做了规定："脾病者，宜食秔（粳）米饭、牛肉、枣、葵；心病者，宜食麦、羊肉、杏、薤；肾病者，宜食大豆黄卷、猪肉、栗、藿；肝病者，宜食麻、犬肉、李、韭；肺病者，宜食黄黍、鸡肉、桃、葱。"该篇还按照五行学说解释了选择上述食物的依据，谓："肝色青，宜食甘，秔（粳）米饭、牛肉、枣、葵皆甘。心色赤，宜食酸，犬肉、麻、李、韭皆酸。脾色黄，宜食咸，大豆、豕肉、栗、藿皆咸。肺白色，宜食苦，麦、羊肉、杏、薤皆苦。肾色黑，宜食辛，黄黍、鸡肉、桃、葱皆辛。"即肝属木，肝病者应选择甘味食物，甘属土，取土能生木之意。其他如心病食酸、肾病食辛与此相同。

《黄帝内经》还对五脏、气血、筋骨等疾病的饮食禁忌做了说明，如《灵枢·九针论》说："病在筋，无食酸；病在气，无食辛；病在骨，无食咸；病在血，无食苦；病在肉，无食甘。"《素问·宣明五气》说："五味所禁：辛走气，气病无多食辛；咸走血，血病无多食咸；苦走骨，骨病无多食苦；甘走肉，肉病无多食甘；酸走筋，筋病无多食酸。是谓五禁，无令多食。"《灵枢·五味》说："五禁：肝病禁辛，（心）病禁咸，脾病禁酸，肾病禁甘，肺病禁苦。"这些饮食禁忌的理论依据仍然是五行学说。

（五）顺应四时，灵活选食

《素问·六元正纪大论》谓："用寒远寒，用凉远凉，用温远温，用热远热，食宜同法。有假者反常，反是者病，所谓时也。"这段话指出用寒凉药物应远离寒凉的季节，用温热药物应远离温热的季节，选择食物和选择药物的方法相同。这里的寒热既指食物的温度，又指食物的寒热属性。即秋冬季要少食冷食和具有清热泻火作用的食物；春夏季要少食热食和具有温补作用的食物。《素问·四气调神大论》说"春夏养阳，秋冬养阴"，也是强调要顺四时以调饮食。

后世医家根据《黄帝内经》理论，还对四季饮食的五味做了要求，如唐代孙思邈的《卫生歌》就有"春月少酸宜食甘，冬月宜苦不宜咸。夏要增辛聊减苦，秋辛可省但加酸"的论述，其认为春季肝木旺，多食酸味，可使肝木之气偏亢而伐脾，因此，春季饮食要多吃甜食养脾抑木。冬季不能多吃咸味，以防水克火，要多吃苦味以养心气。夏季多食苦味可使心气偏亢，易致火克金伤肺，要多吃辛味以抗心的克伐。秋季肺金当令，辛多则金旺乘木，故宜食入肝之酸以御之。清代尤乘的《寿世青编》也有类似描述："春月少酸宜食甘，冬月宜苦不宜咸。夏要增辛减却苦，秋辛可省便加酸。季月可咸甘略戒，自然五脏保平安。"这与孙思邈的思想完全一致。

以《黄帝内经》理论为指导，《金匮要略》还提出了四季食物种类的禁忌，如"春不食肝，夏不食心，秋不食肺，冬不食肾，四季不食脾"等，这里既有以脏补脏的寓意，即食肝则补肝、食心则补心；又蕴含五行相克之理，春季肝气本就偏旺，食肝则易致肝旺乘脾而致病，余脏类推。

（六）饮食多元，合理调配

《素问·藏气法时论》云："五谷（谷）为养，五果为助，五畜为益，五菜为充。气味合而服之，以补精益气。"这段话指出饮食结构要多元，谷肉果蔬要合理搭配，只有这样，才能更好地"补精益气"。如果饮食结构单一，偏嗜肥甘厚味，则易于化热生火，出现痈疽疮毒等疾病，即"高粱之变，足生大丁"（《素问·生气通天论》）。

《素问·五常政大论》说"谷肉果菜，食养尽之"，提出饮食结构要多元。现代研究表明，谷类食物含有糖类和一定量的蛋白质，肉类食物主要含蛋白质和脂肪，蔬菜、水果则含有丰富的维生素和矿物质。这些物质都是生命活动必不可少的营养成分，长期缺乏某种食物，就会形成营养失衡，不利于健康。随着物质生活水平的提高，人们在菜肴的搭配上，普遍存在肉食偏多而素食偏少的情况，这种饮食结构也不利于养生，肉食可以提供人体所需的大量热能，是人体组织结构再生、修复必不可少的营养物质，但过量则会损害健康。已有充分的研究资料表明，高血压、冠心病、糖尿病、胆石症、肥胖等，均与肉食和高脂肪饮食有关。素食中不仅含有丰富的维生素和无机盐，还能疏通肠胃，促进消化。素食中的纤维素遇水会膨胀，形成致密的网络，可以在肠腔内吸附无机盐和有机酸，进而调节肠道的消化吸收功能。因此，饮食结构的多元化是饮食养生的另一重要原则。

除了食物种类要合理搭配以外，《灵枢·五味论》还对五味调配的问题做了论述，曰："五味入于口也，各有所走，各有所病。酸走筋，多食之，令人癃；咸走血，多食之，令人渴；辛走气，多食之，令人洞心；苦走骨，多食之，令人变呕；甘走肉，多食之，令人悗心。"这段话从五味所病的病理表现阐述了五味合理搭配的重要性。

综上所述，饮食养生作为《黄帝内经》养生理论体系的重要组成部分，蕴含大量深刻精辟的养生学原理。深入研究其科学内涵，具有重要的实践价值和深远的理论意义。

十二、《黄帝内经》情志养生方法

情志养生是中医养生理论的重要组成部分，《黄帝内经》全书涉及情志的生理病理及其运用的内容不胜枚举，尤其是有关情志的产生机理、调控情绪的方法、影响情志的因素、情志与疾病的关系、调节情志在养生中的重要地位等，均有极为丰富的论述,构成了中医学独特的情志学说,下面对有关情志养生的内容做一简要梳理。

(一)乐观愉悦

《素问·上古天真论》曰:"外不劳形于事,内无思想之患,以恬愉为务,以自得为功,形体不敝,精神不散,亦可以百数。"其中的"以恬愉为务"就是要保持内心的平静和愉快,"以自得为功"就是欲望容易满足,不因物欲影响心情。如果能够做到"外不劳形于事,内无思想之患",就可以保持形体和心理的健康,达到百岁以上的寿命。现实生活中,高寿的人大多性格开朗,情绪乐观,情操高尚,而急躁、焦虑、忧郁的性格,常常是产生疾病的土壤,甚至是早夭的原因。因此,经常保持乐观心境,忌心浮气躁是情志养生的第一要务。

(二)志闲少欲

《素问·上古天真论》曰:"是以志闲而少欲,心安而不惧,形劳而不倦,气从以顺,各从其欲,皆得所愿。"这句话指出只有"少欲""心安",才能保证体内真气的正常运行,强调志不贪,心知足。该篇又云:"是以嗜欲不能劳其目,淫邪不能惑其心,愚智贤不肖,不惧于物,故合于道。"这句话提出只要做到不为物欲所累,心无妄念,无论人的天赋如何,均能符合养生之道的要求而达到养生的上乘境界。后世医家运用不同的文字,表达了同样的思想,如《红炉点雪》说:"若能清心寡欲,久久行之,百病不生。"《太上老君养生诀》说:"且夫善摄生者,要先除六害,然后可以保性命,延驻百年。何者是也? 一者薄名利,二者禁声色;三者廉货财,四者损滋味,五者除佞妄,六者去妒忌。"

《黄帝内经》对"欲"的认识包括物欲和性欲两个方面,并描述了放纵性欲所带来的严重后果,如《素问·痿论》谓:"思想无穷,所愿不得,意淫于外,入房太甚,宗筋弛纵,发为筋痿,及为白淫。"这段话指出纵欲太过可以造成阳痿、遗精等生殖系统疾病。而且如果"以妄为常,醉以入房,以欲竭其精,以耗散其真",则可造成"半百而衰"(《素问·上古天真论》)。

关于性欲，中医学普遍认为应以适度为原则，谓"房中之事，能生人，能煞人，譬如水火，知用之者，可以养生；不能用之者，立可尸矣"。研究证明，失精过多可导致性激素水平降低、免疫功能减退、内分泌失调，尤其是造成前列腺素水平降低。患不育症的男子精液中的前列腺素 E 浓度比正常男子低。

基于《黄帝内经》节欲以保精的养生理论，后世医家又提出了非常具体的方法和要求，如朱丹溪曰："夫以温柔之盛于体，声音之盛于耳，颜色之盛于目，馨香之盛于鼻，谁是铁汉，心不为之动也。"其主张"善摄生者，宜暂远帷幕，各自珍重，保全天和"，说明保持理智，不放纵情欲，可使精足而神全。

（三）凝神敛思

所谓凝神就是指精神集中专注，不散乱；敛思就是集中精力，从事适度的脑力劳动。《黄帝内经》所强调的"少欲"，并非指无所事事，碌碌无为，毫无精神寄托的闲散空虚，而是要在"少欲"的基础上"凝神敛思"，做到"志意和则精神专直，魂魄不散，悔怒不起，五藏不受邪矣"（《灵枢·本藏》）。这里的"精神专直"就是要聚精会神，从事一些力所能及的工作。长期保持"精神专直"的状态，可以达到"魂魄不散，悔怒不起，五脏不受邪"的效果。《医钞类编》说："养心又在神凝，神凝则气聚，气聚则形全。若日逐攘扰烦，神不守舍，则易于衰老。"实验证明，钓鱼、练气功等清静养神的自我调节方法，能够保持神经系统不受干扰，使人体生理功能处于最佳状态，有助于血压的降低和心脑功能的恢复，故中医有"神贵凝而恶乱，思贵敛而恶散"的说法。

（四）御神有节

《黄帝内经》的诸多养生理论和方法，或多或少地蕴含了儒家的"中庸"思想，即凡事不走极端。反映在情志养生理论中，就表现为"少欲"而非"空虚"，"凝神"而非"过劳"。既主张"精神专直"，又反对劳神太过，强调"御神有节"，适度愉悦。若不能恰当调控精神情志，"不时御神，务快其心，逆于生乐，起居无节"，也可造成"半百而衰"。并且，过分追求"凝神敛思"，又有可能走向"劳则气耗,思则气结"的另一个极端。因此,《黄帝内经》情志养生的最佳状态应该是恰当御神,劳逸结合,以不过劳、不伤神为度。

(五) 与人为善

《素问·上古天真论》曰:"故美其食,任其服,乐其俗,高下不相慕,其民故曰朴。"其中"高下不相慕",显示出上古圣人与人为善、追求良好人际关系的思想境界。研究表明,人际关系差对健康的影响比吸烟和肥胖更大。人体既需要营养、锻炼、休息等生理方面的满足,也需要安全、友谊、信任和尊重等心理方面的满足。良好的人际关系能满足人们精神层面的多种需求。

《灵枢·通天》将人的体质分成了太阳、少阳、太阴、少阴和阴阳和平五种,其中以阴阳和平者最佳,其云:"阴阳和平之人,居处安静,无为惧惧,无为欣欣,婉然从物,或与不争,与时变化,尊则谦谦,谭而不治,是谓至治。"其中"婉然从物,或与不争"表现了阴阳和平之人在情志方面的特点,并且能够"与时变化,尊则谦谦",说明与人为善、人际关系良好是保持健康的重要条件。

(六) 以情胜情

《黄帝内经》以情胜情的养生方法主要基于五行学说,其认为肝属木,与怒相应;心属火,与喜相应;脾属土,与思相应;肺属金,与忧相应;肾属水,与恐相应。按照五行生克规律,人体可以主动调控七情,以维持体内阴阳平衡。《素问·阴阳应象大论》云:"怒伤肝,悲胜怒……喜伤心,恐胜喜……思伤脾,怒胜思……忧伤肺,喜胜忧……恐伤肾,思胜恐。"这段话提出了主动调控七情的原则和方法。后世将这些原则运用于医疗实践的首推金元医家张子和,他在《儒门事亲》中说:"悲可以制怒,以怆恻苦楚之言感之;喜可以治悲,以谑浪戏狎之言娱之;恐可以治喜,以恐惧死亡之言怖之;怒可以制思,以污辱欺罔之事触之;思可以治恐,以虑彼志此之言夺之。凡此五者,必诡诈谲怪,无所不至。然后可以动人耳目,易人听视。"他还记载有一位庄老师"治以喜乐之极而病者",庄切其脉,佯为之失声曰:"吾取药去。"数日不来,患者渐生恐惧,认为医生不再来是因为自己患了重病，谓其亲友曰："吾不久矣。"庄慰之，遂愈，此即"恐胜喜"。

（七）顺时调神

关于情志与四时的关系散见于《黄帝内经》多篇文章之中，但以《素问·四气调神大论》表述最为集中、完整，其云："春三月……以使志生，生而勿杀，予而勿夺，赏而勿罚，此春气之应，养生之道也……。夏三月……使志无怒，使华英成秀，使气得泄，若所爱在外，此夏气之应，养长之道也……。秋三月……使志安宁，以缓秋刑，收敛神气，使秋气平，无外其志，使肺气清，此秋气之应，养收之道也……。冬三月……使志若伏若匿，若有私意，若已有得，去寒就温，无泄皮肤，使气亟夺，此冬气之应，养藏之道也。"

《黄帝内经》提出春季戒暴怒，忌情怀忧郁，要做到心胸开阔，乐观愉快，使情感随春天生发之机而生，与自然界阳气萌动的规律一致。夏季万物茂盛，人的情感也应随着盛夏而充盛、饱满，但夏日炎热，易致心绪烦躁，应静心宁神，即"使志无怒"，以防止加重热邪。秋季气候渐转干燥，气温渐降，草枯叶落，花木凋零，容易让人有凄凉的心境，产生忧郁、烦躁等，故应精神内守，不受肃杀之气影响，不躁不急，收敛神气，"使志安宁"。冬季寒风凛冽，万物蛰伏，为保证冬令阴气伏藏，人的情感也应伏藏于内，以求精神安静。

（八）疏导宣泄

妥善发泄不良情绪是养生保健的一个重要方法，心理学家认为，宣泄是人的一种正常的心理和生理需要。美国医学界提出减轻心理压力的方法包括自我宣泄、情绪转移、请人疏导、爱好冲淡等。《黄帝内经》也有疏导、宣泄不良情绪的记载，《灵枢·师传》曰："人之情，莫不恶死而乐生，告之以其败，语之以其善，导之以其所便，开之以其所苦，虽有无道之人，恶有不听者乎？"其中"告之以其败，语之以其善，导之以其所便，开之以其所苦"都属于语言疏导的范畴。西方医学之父希波克拉底指出，医生有两件宝贝，一件是语言，另一件是药物，强调语言在心理维护中的重要作用。对于气郁体质者，解释、暗示、疏导、祝由等语言开导尤其重要。

综上所述,《黄帝内经》有关情志养生的内容,不仅理论丰富多彩,而且方法灵活多样,是后世医家发展完善情志养生理论之滥觞。《黄帝内经》养生学说虽经两千多年的风雨侵蚀,但至今仍有巨大的生命力。在情志因素损害健康日益严重的今天,深入探讨《黄帝内经》情志养生方法,不仅具有较大的理论意义,而且具有较高的实用价值。

十三、谈谈学习脏腑辨证

脏腑辨证是中医学基本的辨证纲领之一,它不仅运用于内伤杂病的辨证,也是外感病辨证不可缺少的法则,被广泛地应用于内、外、妇、儿各科。

脏腑辨证肇始于《黄帝内经》而形成于《金匮要略》,千余年来在临床辨证施治中发挥了重要作用。同时,其又在临床实践中不断得到充实、完善。现行《中医学基础》讲义中的脏腑辨证,以五脏六腑为纲,以证型为目,论述脏腑各证型的证候及机理,是对历代脏腑辨证相关理论的整理和发展。但张六通在教学中发现其还存在一些问题——证型、证候多而呆,学习时难以记忆、掌握,临床时又感不够用。怎样才能使学生比较容易记忆而又学得活呢?张六通认为,除了后阶段在临床实践中学习巩固外,在理论学习时,应从研究每个脏腑的基本病理变化入手,总结脏腑证候表现的规律,分析有关证型的联系和区别,可有所裨益。

(一) 从生理功能研究每个脏腑的基本病变及证候特点

《中医学基础》脏腑辨证中每个脏腑的证型是为了便于教学而概括出来的病理概念,但它不是也不可能是脏腑的全部病理,脏腑的复杂病理变化也不会都按照所列的证型反映出来。脏腑辨证是分析临床证候,找出所属的脏腑,但在所列的证型中,并不是每个症状都属于该脏腑病变的特征。因此,从生理功能研究每个脏腑可能发生的基本病理变化,从而使我们不拘泥于所列的证型,找出每个脏腑病变的特有证候，就可以判断临床证候所属的脏腑。在这样的基础上学习具体证型（将它作为病变证候的举例），认识才能全面而有针对性。

例如：肺和大肠，肺的生理功能是主气，主宣发而外合皮毛，主肃降而通调水道，经由肺系而开窍于鼻等；大肠的生理功能是传导和燥化糟粕，形成粪便。据此，可以概括出肺的基本病变及其证候特点：肺卫不和，恶寒、发热、头痛、脉浮；肺气上逆，咳嗽、气喘；肺津不布，咳痰、水肿、小便不利；肺系不利，声音嘶哑、喉痒喉痛；肺窍受病，鼻塞流涕、鼻衄、鼻渊。大肠的基本病变及其证候特点：燥化太过、传导不行，便秘；燥化不及、传导太过，泄泻、痢疾。不论是肺和大肠的哪个证型，它所包括的都是这些方面的病理变化，只是各证型所感邪气的性质和虚的实质不同而已（下文另述）。上述证候基本上是肺和大肠病变的特有征象，如表证、咳嗽、鼻病等可以作为辨病属肺的依据，水肿、小便不利，虽非肺所独有（《中医学基础》讲义中肺病证型就未列此证候），但在一定的病情（如风水）中，也可以认作肺病的直接反映。

在学习中，用类似的方法概括出每个脏腑的基本病变和证候特点，是进一步学习和研究具体证型的必要前提。

（二）从脏腑病变的共性与个性关系中找出证候规律

学习脏腑辨证，完全地、一个不漏地死记硬背每个证型的证候，不仅是困难的，而且是不必要的。但不掌握每个证型所出现的证候，就谈不上辨证。整个脏腑的各种病变，既有明显的区别，又有十分密切的内在联系，这就可以从共性的联系与个性的区别中找出证候规律，即共性及个性证候的规律。

研究整个脏腑的病变，首先以虚实为纲进行概括是十分必要的。任何脏腑的证型，不是虚就是实（还有虚实夹杂证，但不妨碍对证的概括）。分别对虚证和实证的病变及证候进行概括，就能总结出可循的证候规律。

"精气夺则虚"。所有虚证，无非阴、阳、气、血之虚，并有特定的证候，这就是共性的东西，如肺气虚、心气虚、脾气虚、肾气虚，都有气虚的证候。所以，"虚的实质"就决定了脏腑虚证的共性证候规律。兹概括如下：气虚表现为"不振"

之象——少气懒言，倦怠乏力，自汗面白，舌淡脉弱；阳虚表现为"不振加外寒"之象——气虚证候加形寒肢冷，苔白滑，脉沉；血虚表现为"不荣"之象——面色淡（或萎黄），眼睑、口唇、指甲色淡，头昏心悸，舌淡脉细；阴虚表现为"不濡加内热"之象——潮热盗汗，颧赤心烦，手足心热，口干咽燥，舌红少苔，脉细数。但同一种虚，由于所在脏腑不同，又会在共性证候的基础上兼有不同的个性证候，如任何脏腑的气虚都有"不振"之象（程度可有差别），但在心则兼有心悸、脉结代；在脾则兼有食少、腹满、便溏；在肺则兼有咳嗽、痰稀；在肾则兼有腰膝酸软、遗精、尿多等。这样，把"虚"的共性证候与各脏腑出现的个性证候结合起来，就是各虚证证型的证候。

"邪气盛则实"。实证都是邪盛于脏腑，因此从邪的性质就可以概括出脏腑实证的共性证候规律。脏腑证型中的实邪，包括火（热）、湿、风、寒、燥，以及痰饮、瘀血等，在病因等相关内容中已分别叙述过它们的证候特征，如热象证候为口干苦、舌红苔黄、尿赤便结、脉数、局部热感或发热等；湿象证候为苔腻、口黏、头重身困、腹胀、脉濡，或排泄秽浊物等；痰象证候为胸闷、苔腻、脉沉、呕恶痰涎，或咳痰等。这些热象、湿象、痰象分别是所有火（热）的证型、湿的证型、痰的证型的共性证候。实证证型的个性证候决定于各个脏腑的功能特点，如心火上炎的证候为心烦、舌尖红或舌体赤烂、尿痛等；胃火炽盛则见消谷善饥、口臭、食入即吐、齿龈肿痛出血等；热邪犯肺的证候则为咳喘气粗、咳黄痰、胸痛、脉滑；肝火上炎则表现为头晕头痛、面红目赤、耳鸣、躁怒、胁痛、脉弦等。这四型都可兼有上述热象，每个证型的证候就是共性证候与个性证候的结合。但是，实证的共性证候比虚证的要复杂，因有的邪气只局限在某一个或两个证型中，如"瘀"只见于心血瘀阻型，"寒"只见于寒滞肝脉、寒邪袭肺型；而有的则是两种邪气为病，如肝胆湿热、脾胃湿热、大肠湿热、膀胱湿热，其共性证候就会兼有湿象和热象。

综上所述，在学习脏腑病变证候时，首先依据虚的实质和邪的性质概括并掌握其共性证候，然后研究这些"虚"和"邪"在各个不同脏腑证型中可能出现的个性证候，并分别将其有机地结合起来，从而找出脏腑病变的证候规律。这种在理解的基础上总结出的有规律性的证候，不但便于记忆和掌握，在临床上也可更灵活地运用。

（三）从有关证型的对比分析中明确其联系和区别

在脏腑证型之间，除少数如心血瘀阻、大肠液亏、食滞胃脘、胆郁痰扰、寒滞肝脉等证型比较具有独立性外，一般都有某方面的联系，有些则有密切的内在联系。因此，在学习证候规律的基础上，运用对比分析的方法，从病机方面进一步研究有关证型的联系和区别，从证候方面分析其异同点，对进一步强化和明确各证型的病机和证候特点是十分必要的。

（二）中所述证候规律，若从对比的角度讲，已经包含了对不同脏腑之间证型的病机联系和证候异同的分析。所以下面只举例谈谈同一脏腑之中有关证型的病机联系和证候鉴别。

同一脏的虚证中，例如心阴虚与心血虚，病位都在心，阴虚、血虚患者都会出现心悸、失眠、多梦、脉细等心失所养的共性证候，两者证候的区别则在于前者兼"不濡加内热"之象，后者兼"不荣"之象。这可以说是并列证型的对比。又如脾气虚、脾阳虚、脾气下陷、脾不统血、脾虚水泛，在病机联系上不仅都是脾病，而且脾气虚可以发展为脾阳虚，后三型又是脾虚在一个方面的概括，所以脾气虚可以是其他四型的病理基础，因此在证候鉴别上，五型都可不同程度地见脾气虚（不振加不运）象——食少、腹满、便溏、面黄、肢倦乏力、少气懒言、舌淡脉弱等，区别点在于脾阳虚兼脘腹冷痛、形寒肢冷、苔白滑；脾气下陷兼脏器下垂（如胃下垂、阴挺、脱肛等），下坠感（如坠胀、坠痛、虚坐努责等），下脱象（如泻利不禁、白带如注等）；脾不统血兼下血（如崩漏、便血等）、吐血、衄血；脾虚水泛兼水肿、身重等。这是对证型复杂联系的分析。

同一脏腑的实证中，例如寒邪袭肺、热邪犯肺、燥邪伤肺、痰湿阻肺四型，病位在肺，都会导致肺气上逆的病理变化而出现咳嗽、咳痰等共同证候，另外，前三型外感为患，均可兼有某些表证，这是它们的联系和共同点。但由于所感寒、热、燥、湿邪气的不同，在共性的咳嗽、咳痰中，对于咳的状态，痰的色、量、质等方面,又有咳少量白痰、咳嗽气粗且痰黄稠、干咳少痰而稠、咳喘且痰多呈泡沫状等差别,其兼证亦不同。又如肝气郁结、肝火上炎、肝阳上亢、肝阳化风四型,在病机上除了都属肝病外,又有着转化、发展的联系,"肝气郁结"可化火成为"肝火上炎",火炎久而伤阴可发展为"肝阳上亢",阳亢可动而生风、灼津成痰而成"肝阳化风"的病变,从某种意义上讲,这是肝病一个病理过程的四个阶段。在证候上,四型都有易怒(不过前者因"气"而郁闷易怒,后三者因"火"而暴躁易怒),另外,后三型都有阳盛于上(肝主升)的面红目赤、头晕头痛、耳鸣耳聋。其不同者,气郁有脘腹胀满、大便失调、胁肋胀痛、月经不调、痛经等;肝火上炎有吐衄;阴亏有腰膝酸痛、遗精等;动风有肢麻、震颤、挚痛,及风痰窜络的猝倒、舌强、口歪、半身不遂等。

在同一脏腑证型的对比分析中,由脏腑本身功能特点所反映的病变证候,成了共性证候,而虚的实质、邪的性质所反映的病变证候,反而成了个性证候。如果说前面第二个问题算是从横的方面研究,这里就是从纵的方面分析。此外,还可以在有关虚、实证(如肺气虚与痰湿阻肺等)之间进行类似的对比分析,或对某一主证的几种病机(如心悸,有心气虚勉力鼓动、阴血虚不养心神、瘀阻心动失常的病机区别)进行对比分析。这样,同中求异,异中求同,从不同角度反复学习研究,才能在理论上融会贯通,在临床上运用自如。

(四)结语

本文针对学习脏腑辨证时的困难和问题,谈了个人运用唯物辩证法进行脏腑辨证教学的体会:首先从生理功能研究每个脏腑的基本病变和证候特点,在此基础上,概括和掌握整个脏腑病变证型表现的证候规律——共性证候与个性证候,然后运用对比分析的方法,明确有关证型之间病机的联系、区别和证候的异同。也就是从生理病理入手,从共性与个性关系分析、讨论脏腑病变证候的规律。如果这样的想法可以成立的话,那就建议在修改《中医学基础》教材时,对脏腑辨证的体例、内容做适当的调整和补充。但由于个人学术水平有限,认识难免有偏,不当之处,请予斧正。

十四、谈脏腑不"相"表里

下面的内容，不是要否定脏与腑之间的表里关系，而是想指出在脏腑表里关系的提法上有用词不够准确、不够统一的问题。且不说口头上和文章里，即使在规范教材中也存在这个问题。如《内科学》载"心与小肠互为表里""肾与膀胱相表里"。相（xiāng）者，《正韵》曰"交相也"。如果说脏腑真是互相为表里，岂不是脏为腑之里，腑亦可为脏之里？腑为脏之表，脏亦可为腑之表？原《内经讲义》在"五脏与六腑的关系"一节中称"一表一里，相互配合，谓之脏腑表里相合"，采取的还是较为慎重的态度，但在"病理"中却有"互为表里的腑与脏之间……"这样的提法。而现行《中医学基础》在"脏与腑""脏腑辨证"节中竟也有脏腑"相为表里""相表里"的提法。

据考证，《黄帝内经》言脏腑表里之间关系，用的是"为"和"合"。如《素问·调经论》曰："五藏者，故得六府与为表里。"《灵枢·九针论》具体指出"足阳明、太阴为表里，少阳、厥阴为表里，太阳、少阴为表里，是谓足之阴阳也。手阳明、太阴为表里，少阳、心主为表里，太阳、少阴为表里，是谓手之阴阳也"。又《灵枢·本输》则谓"肺合大肠……是六府之所与合者"。为，判断词，作"是"解；合，配合之义，都不包含"互相"的意思。因为"藏者为阴，府者为阳"，阳者主表，阴者主里，一脏一腑，一阴一阳，一里一表，其属性是固定不移的，所以用"相为表里""相表里"概括脏与腑的关系就难免有用词欠准、概念模糊之嫌，而用"为表里""表里配合"，则把脏腑之表里关系表达得比较准确、清楚了。

所谓脏腑不"相"表里者，此之谓也。

十五、《黄帝内经》脏腑"藏""泻"辨

《素问·五藏别论》说："五藏者，藏精气而不泻也，故满而不能实；六府者，传化物而不藏，故实而不能满也。"据此，历代医家都把"藏精气""传化物"分别

作为脏、腑的总体功能,认为"藏""泻"二字分别概括了五脏和六腑的特性。验之临床,肝不藏血,则上为吐衄,下为崩漏;大肠燥结,腑气不通,则成大小承气证。所以,上述认识应当是正确的。但是对肺病有宣降之法,对肝病又有疏泄之方,对膀胱病有益气固脬之法,对大肠病亦有涩肠固脱之方,这又怎样用脏"藏"、腑"泻"的特性来解释? 因此,前说难免有些偏颇。

其实,《黄帝内经》又何尝只讲脏"藏"、腑"泻"? 例如在五脏之中,《素问·宣明五气》曰"心藏神",而《素问·灵兰秘典论》则说"心者……神明出焉";《灵枢·本神》曰"脾藏营",而《灵枢·营卫生会》则说"营周不休";《素问·六节藏象论》曰,"肾者,主蛰(当是衍文),封藏之本,精之处也",而《素问·上古天真论》则说,"二八,肾气盛,天癸至,精气溢泻……肾者主水,受五藏六府之精而藏之,故五藏盛,乃能泻",还有"脾气散精",肺主"通调水道"之类。又如在六腑之中,《素问·灵兰秘典论》载有"膀胱者……津液藏焉,气化则能出矣";《素问·五藏别论》则有"此六者……藏于阴而象于地,故藏而不泻,名曰奇恒之府"之称;《灵枢·胀论》有"胃者,太仓也"之说;《灵枢·本输》则有"小肠者,受盛之府"之说。仅以上《黄帝内经》所论,则五脏藏中有泻当无异议,六腑泻中有藏也已昭然。本来,无"藏"就无所谓"泻",无"泻"亦无所谓"藏";五脏只藏不泻,则精气神无以为用;六腑只泻不藏,则"化物"、津液无所依存,这是十分明白的道理,脏腑均有"藏""泻",只是各有主次罢了。综观《黄帝内经》,张六通认为脏腑的特性应该是五脏以藏为本,藏不可闭塞,藏中有泻;六腑以泻为用,泻不可太过,泻中有藏。只有这样,才能使藏象学说在理论上符合中医学之"阴阳中还有阴阳"的朴素辩证法观点,并全面地指导临床实践。

当今,《中医基础理论》讲脏腑"藏""泻",仍旧但言其一,不述其二,这对研究和发展中医藏象学说无疑是有害的,在实践中人们也几乎把"六腑以通为顺"当作口头禅,用以解释腑实证言之成理,若遇六腑虚证,就不免自相矛盾了。故作以上小辨,仅为引玉之砖耳。

十六、外湿浅析

风、寒、暑、湿、燥、火是自然界六种不同的气候变化。正常情况下，六气随四时有规律地变化，起到化生万物的作用。正如《素问·阴阳应象大论》云："天有四时五行，以生长收藏，以生寒暑燥湿风。"

湿气为自然界正常"六气"之一，六气中湿为长夏主气，《素问·异法方宜论》曰："中央者，其地平以湿，天地所以生万物也众。"《素问·六元正纪大论》又曰："其化柔润重泽……善为时雨，始生始长，始化始成。"湿在五行属土，来自中央，中央地域地势平坦而湿润，湿气滋润万物，长养由乎雨露，因此，中央物产最为丰富。可见，湿气乃万物生长的条件之一，滋养濡润自然界，使万物保持蓬勃生机。因此，正常"六气"之湿有益于自然界，不会使常人生病，对人体是无害的。

外湿是自然界气候致病的"六淫"之一。当湿气太过，超过人体适应调节能力时，则由常而变为湿邪。由于长夏湿气太过或冒雨涉水或居处卑湿，长期水中作业，湿邪由外侵袭人体，又因其从外而来，故称为"外湿"。这也是相对于内湿而言的。内湿是由于素体脾虚，或体型肥胖，痰湿过盛，或因恣食生冷、过食肥甘，内伤脾胃，致使脾失健运不能为胃行其津液，从而引起水湿痰浊蓄积停滞的病理产物，亦称"内生湿浊"，是脏腑功能失调引起的综合性病机变化，不在外感六淫之列，而属病证范畴。

六气之湿气与六淫之湿邪，是正常与反常两种不同的概念。与水能载舟也能覆舟的道理一样，正常湿气滋润万物，一旦湿气太过，或未至而至时，则会破坏人体正常的平衡状态，成为致病邪气。因此，外湿不仅是气候变化失常的概念，更重要的是致病邪气的概念，是外感致病因素之一，属病因病邪范畴。如《素问·至真要大论》曰："夫百病之生也，皆生于风寒暑湿燥火，以之化之变也。"但湿气与湿邪又具有相对性，湿气太过即淫胜而为邪，所谓"之变"也。而正常湿气之为气为淫则主要在于其作用对象的反应性，即"之化"在于人体的反应性。如同一气候变化,对产生疾病者为"邪",而对健康未病者则为"气"。

《黄帝内经》中关于外湿的论述相当丰富,散见于多篇之中。对外湿的形成因素、性质、侵犯部位及传变途径、致病特点和规律、病理表现及治法等进行了较为系统、全面的讨论。简述如下。

(一)外湿的形成因素

1. 长夏湿气太过

湿为长夏主气,夏秋之变,气温下降,雨多而地湿上蒸,是四时中湿气最盛的季节,最易发生外湿为患。故《素问·金匮真言论》曰:"长夏善病洞泄寒中。"湿虽为长夏主气,但其他季节水湿太过或潮湿日久也可导致外湿侵害人体。

2. 雨水过多

水为湿之甚,湿为水之渐。大凡阴雨连绵或大雨滂沱的天气,均易致湿气弥漫。若冒雨涉水,或汗出淋雨,常易感受外湿。正如《素问·五常政大论》云:"大雨时行,湿气乃用。"《三因极一病证方论·叙中湿论》亦云:"夫湿者,在天为雨。"

3. 潮湿环境

《素问·本病论》曰:"地布湿蒸,民病四肢不举……人久坐湿地,强力入水即伤肾。"其指出,居处卑湿或长期在潮湿环境中工作易受外湿侵袭。此外,居住在干燥地区的人初入潮湿之处难以适应,也易感受外湿。因此外湿的形成与季节、气候及环境密切相关,对此虞氏总结为"若居处卑湿之地,与夫道途冲斥风雨,或动作辛苦之人,汗沾衣裳,皆湿从外感者也",可谓一言以蔽之。

(二)病位方面

1. 湿从外受,易伤皮肉筋骨

《素问·阴阳应象大论》曰:"地之湿气,感则害皮肉筋脉。"湿邪从外而来,首先侵犯在表之形体,濡渍皮肤、肌肉,留滞关节。初则湿邪郁伤肌表,营卫不和而发热恶寒，身重自汗，皮肤麻木不仁。继则表湿内传，濡渍肌肉；或阻滞经络，为痛为痉；或痹着筋骨而为湿痹，为腰痛。

2. 湿性趋下，易袭下部阴位

湿为水土之气，其性重浊而趋下，且湿为阴邪，故地之湿气侵袭则阴分受之，常从履地之足跗侵入，同气相合，以从其类。因此，《素问·太阴阳明论》曰："阴受湿气……伤于湿者，下先受之。"《灵枢·邪气藏府病形》亦曰："身半以下者，湿中之也。"

3. 湿通于脾，易困中焦脾土

脾为湿土之脏，其性喜燥恶湿，如《素问·宣明五气》曰："脾恶湿。"脾对湿邪有特殊的易感性。

4. 外湿稽留，易犯肺肾两脏

外湿由肌表而入，皮毛属肺，故可循皮毛而犯肺。《素问·阴阳应象大论》曰："秋伤于湿，冬生咳嗽。"初秋感湿，正不敌邪，至冬日水湿相合，上迫于肺而咳喘。《黄帝内经》对外湿伤肾有多篇论述。如《素问·气交变大论》曰："岁土太过，雨湿流行，肾水受邪。民病腹痛，清厥，意不乐，体重，烦冤。"肾为水脏，而湿为阴邪，其性类水，且湿土克水，故坐卧湿地或劳后淋雨皆可伤肾。

（三）病理方面

1. 湿邪有形，易阻三焦气机

《素问·阴阳应象大论》曰："阳化气，阴成形。"湿为阴邪，阴静而凝，故成形。三焦为水液运行和气机升降出入的通道。湿为有形之邪，其性黏滞，故易蒙上流下，郁阻三焦，导致三焦气机不畅，水道不利。因此，《温病条辨》指出："盖湿为浊邪，最善弥漫三焦。"

2. 湿性属阴，易损脏腑阳气

《素问·阴阳应象大论》曰："阴胜则阳病。"湿为阴邪，阴长则阳消，阴盛则阳衰。因此外湿为患，易困脾阳致纳差、便溏。头为诸阳之会，湿邪上蒙，清阳不升，则头重如裹。四肢为诸阳之本，"清阳实四肢"，湿盛伤阳，温养气化失常，水湿停聚则肢体沉重疼痛，困倦不举。肾为一身阴阳之本，湿胜则阳微，水湿不化，泛溢肌肤而见水肿、大便溏薄之症。

（四）病程及症状方面

外湿致病，病程较长，缠绵难愈。如痹证以湿偏胜为着痹，表现为重着不移，不易速去。故《素问·痹论》曰："湿气胜者为着痹也。"湿性黏腻凝滞，易留着皮肉筋骨脏腑，病程较长。湿邪最易阻滞气机，损伤阳气而难以施化，故其致病，缠绵难愈，胶着难解。又如《灵枢·贼风》曰："此皆尝有所伤于湿气，藏于血脉之中，分肉之间，久留而不去。"湿性黏滞是区别于其他外邪的特点之一，正如《证治准绳》所云："风寒暑湿，皆能中人。惟湿气积久，留滞关节。"

此外，《黄帝内经》还指出外湿有易兼挟风、寒、暑、热为病的特点，论述了风湿、寒湿、暑湿和湿热相合致病的症状表现及机理。

在病证及症状表现方面，《黄帝内经》还较为系统地讨论了痹证、痰证、水肿、濡泻、痉症、头痛、纳差、四肢不举、身重疼痛等与外湿的关系。这些关于外湿致病机理的论述为完善和发展中医病因学说奠定了理论基础。

十七、关于外感湿邪致病机理的研究

外感湿邪是常见的致病因素之一。《黄帝内经》中关于外湿的论述较为丰富，后世在此基础上进行了研究和发展，但大多局限于文献整理和临床应用方面。近年来，国内外学者开始运用现代实验方法探讨与湿有关的病证，如湿阻证、湿热证及痹证等。还有人结合现代医学提出，湿邪应包含需要一定湿度而生长繁殖的细菌。但大体而言，有关湿的探讨尚缺乏全面深入的研究，尤其在外湿致病机理的研究方面更是如此。针对这一薄弱环节，张六通团队从六淫之外湿角度入手进行了实验研究。首先根据中医学外湿形成的论述复制动物模型，并以外湿理论指导技术路线和指标的选择，从免疫、肠道细菌、内分泌、能量代谢、病理形态学和超微结构等方面，探讨外湿致病的内在机理。现将研究思路及结果阐述如下。

中医学认为，外湿的形成与长夏湿气太过、雨水过多及潮湿环境有关，故采取人工模拟潮湿环境，用加湿器使造模箱相对湿度保持在 90% 以上，并在鼠笼底部铺垫湿锯末以增高地之湿气，使大鼠自然发病。实验发现，于造模第 2 天后大鼠陆续出现纳呆饮少、体重增长缓慢、消瘦、嗜卧懒动、趾（指）关节肿大、拒绝触碰、活动受限、大便不成形或稀便、呼吸粗重等症状。造模第 105 天，大鼠连续死亡 2 只，且极度瘦弱。共观察 108 天，模型组大鼠体重、进食量、饮水量与正常组有显著差异（$p < 0.01$），经胜湿方治疗后，模型组大鼠症状均有不同程度的改善或恢复，反证外湿动物模型的可靠性。

为了科学而客观地解释外湿模型出现诸症的机理亦即外湿致病机理，张六通团队有针对性地选择免疫、肠道细菌、内分泌、能量代谢、病理形态学和超微结构等方面的指标，进行了较全面的观察。

中医学认为，疾病的发生不外乎正气和邪气两个基本因素，而正气实际上包含免疫机理。湿气太过，势必伤正，为此我们选择免疫反应中极为重要的 T 淋巴细胞亚群及白细胞介素 2（IL-2）进行观察，结果表明，T 淋巴细胞亚群水平异常低，说明外湿可引起 T 淋巴细胞介导的细胞免疫功能低下，此或许为外湿致病途径之一。

"湿胜则濡泻"系常见的病理变化，模型动物也显示了这一点，这是否与肠道菌群失调有关？为此我们观察了大鼠粪便细菌总数、大肠杆菌数及双歧杆菌数的改变，发现细菌总数和大肠杆菌数显著增加，双歧杆菌数减少。这表明由于肠道中大量繁殖的细菌包括大肠杆菌刺激肠黏膜，引起肠腔中液体累积和肠推进运动亢进，导致大便稀或便溏。作为肠内正常菌群的重要成员，具有屏障、免疫和营养作用的双歧杆菌的减少与大便稀或便溏也有相关性。由于双歧杆菌的减少，肠道屏障作用减弱，某些肠道致病菌在肠黏膜上定植、繁殖而致腹泻。

实验中发现,大鼠精神倦怠、嗜卧懒动、明显消瘦,似乎反映能量不足。线粒体是细胞的呼吸代谢中心及能量的源泉,纯化线粒体磷氧比(ADP/O)和线粒体呼吸控制率(RCR)是线粒体活性的主要指标,可反映线粒体的功能状况。实验结果表明,外湿模型大鼠骨骼肌线粒体 ADP/O 和 RCR 降低,用中药治疗后恢复至正常水平,这说明潮湿环境可引起线粒体活性异常,ADP/O 降低,ATP 生成减少,导致供能不足,故大鼠倦怠懒动。由于能量不足,储存减少,糖酵解代谢代偿性亢进,机体处于低能耗状态,肌肉不能获得足够的能量而消瘦。RCR 可反映线粒体结构的完整性及其功能状态,外湿模型大鼠 RCR 降低,说明其线粒体结构发生改变,而线粒体功能高度依赖于结构的完整性,因此线粒体能量转化效率降低,能量合成减少,故大鼠表现为懒动、乏力、消瘦。

外湿模型大鼠纳呆、少饮表现较突出。胃泌素主要的短期作用是刺激胃酸分泌,而胃动素的主要生理活性为刺激胃和肠的运动及促进胃蛋白酶分泌,二者在胃肠道消化、运动的调节上具有重要作用。实验表明,外湿模型大鼠胃泌素分泌减少、胃动素分泌增加。胃泌素减少时,胃酸分泌随之减少,引起食物的胃内消化减弱而致纳差。此外,胃泌素减少使胃肠道黏膜和胰腺的蛋白质、RNA 和 DNA 合成减少,黏膜缺乏营养而致消化功能减弱。胃动素的过度分泌诱发胃强烈收缩和小肠明显的分节运动,使胃肠运动加快,导致排便次数增多、便溏。

功能与形态是有机联系并统一的,彼此相互依存。外湿引起的功能变化必然与病理形态的改变相关联。模型病理形态学及超微结构的观察是本研究的重要内容之一。结果表明,外湿模型大鼠关节、肺、肾、大肠、小肠、肝等均存在不同程度的病理改变。光镜下见踝、趾(指)关节滑膜细胞轻度增生,滑膜及周围软组织充血、水肿,炎性细胞浸润,纤维组织轻度增生。电镜下见关节成纤维细胞及滑膜细胞增生,粗面内质网增多。这提示外湿模型大鼠关节及周围软组织存在慢性炎症,为关节肿大提供了病理学依据,说明外湿致痹证确有病理学基础。外湿模型大鼠大肠、小肠黏膜糜烂,小肠绒毛上皮变性、坏死、脱落以及黏膜的炎性细胞浸润，从病理形态学上证实小肠黏膜及绒毛的病理改变影响消化、吸收功能，故可见纳差、明显消瘦。电镜下发现，肝线粒体可肿胀，出现嵴短缺，甚至消失，有的完全空泡化。肝脏是能量代谢的重要器官，含有丰富的线粒体，可以合成机体所必需的能源物质。肝线粒体结构的改变必然影响其功能，因此 ATP 生成减少，能量不足而致倦怠、懒动、消瘦。

本研究首次提出了符合中医病因学说的外湿动物模型的造模方法，并成功复制外湿致病的动物模型，从整体功能变化、局部组织改变及生物致病因子等方面，较全面、系统地探讨外湿致病机理，发现其中存在多系统、多指标的改变。通过本项研究，我们认为，外湿通过对免疫、内分泌、肠道细菌、能量代谢、病理形态学及超微结构等方面的影响，造成多系统、多器官的形态与功能损害而致病。本研究提出外湿的科学内涵是季节气候环境、生物致病因子及机体反应性相结合的综合概念。本研究深化了对外湿致病机理的认识，使之提高到一个新的水平。

十八、浅议寒与寒邪

寒是六气之一，是大自然正常的气候变化，正常的寒气并不致病，若寒气变化异常，则伤人正气，导致疾病产生，中医称这种"不正之寒气"为寒邪。随着现代科学技术的发展，人们对寒与寒邪有了新的认识，深入分析寒邪致病的病因病机具有重要的理论意义和临床意义。

（一）寒

东汉许慎在《说文解字》中把"寒"释为"冻"。寒指气温低下，始于人们对气温的感觉，属于冬气。《素问·四气调神大论》说："冬三月，此谓闭藏，水冰地坼，无扰乎阳……"其告诫人们冬季气温低下，要使阳气闭藏，无泄于外。寒是六气之一，是冬季的主气。《伤寒论》曰："春气温和，夏气暑热，秋气清凉，冬气冷冽。"《素问·至真要大论》提出"六气分治""太阳司天,其化以寒",《素问·天元纪大论》提出"太阳之上,寒气主之",每年的 12 月、1 月、2 月左右,水冰地坼,"阳气乃辟(通"避"),阴气暴举,大寒乃至,川泽严凝,寒雾结为霜雪,甚则黄黑昏翳,流行气交,乃为霜杀,水乃见祥"(《素问·六元正纪大论》)。寒气虽是冬季的主气,但在春夏亦可有寒袭,此即古人所谓"非其时有其气",如"春时应暖,而反大寒""夏时应热,而反大凉",皆是。

(二)寒邪

寒气是大自然正常的气候变化,它并不致病,然若非其时而有其气,又或是气候突变、变化太大,寒气过重,持续作用于人体的时间较长,超过了机体的适应及防御能力,便会伤人正气,导致疾病发生,这种寒气,中医学称之为"寒邪"。"邪",不正也,寒邪,顾名思义即"不正之寒气"。《素问·至真要大论》说:"夫百病之生也,皆生于风寒暑湿燥火,以之化之变也。"张仲景在《伤寒论》中指出:"其伤于四时之气,皆能为病。以伤寒为毒者,以其最成杀厉之气也。中而即病者,名曰伤寒。"寒气变化失常,超过人体的适应调节能力时,则可转变为寒邪而致病。

(三)寒邪致病的特点

1. 寒邪属阴,易伤阳气

寒为阴气盛的表现,其性属阴。《素问·阴阳应象大论》说,"阴胜则阳病","阴胜则寒"。若寒邪过盛,则易损伤阳气。阳气又叫"生气",主要生理功能有温养身体、生化精微、温养神明、柔和筋骨、护卫表里、抗御外邪等。阴寒偏盛,阳气受损,则失其正常的卫外防御、温煦气化作用,可致寒遏卫阳的实寒证,或阳气衰退的虚寒证。

2. 寒邪凝滞,主痛

"凝滞"即凝结、阻滞不通,人体气、血、津液之运行,全靠身体阳和之气,温煦其间。"热则流通，寒则凝滞。"若寒邪侵入人体，阳气受损，温煦推动功能减弱，可使经脉气血阻滞，变生气滞、瘀血、痰浊、内湿等，并可引起各种疼痛，《素问·痹论》说："痛者，寒气多也，有寒故痛也。"

3. 寒性收引

收引即收缩牵引的意思。《素问·举痛论》说，"寒则气收"，"寒气客于脉外则脉寒，脉寒则缩蜷，缩蜷则脉绌急，绌急则外引小络，故卒然而痛"，指出寒邪侵袭人体，则筋脉收缩拘急，以致拘挛作痛、屈伸不利。

（四）寒邪致病的思考

在漫长的历史进程中，人类已经总结出"适寒温"的方法，即使在气温极低的严寒季节，大多数人仍能维持健康状态。那么，寒邪是怎样影响机体并导致疾病发生的？对于这个问题，需要从两个方面来思考：一方面是从作为致病因素的寒本身去思考，另一方面则须从寒邪所作用的对象也就是患者的机体中去思考。寒是否为病，寒究竟是寒气还是寒邪，主要取决于机体正气的盛衰和寒气的强弱，正如《灵枢·百病始生》所说："此必因虚邪之风，与其身形，两虚相得，乃客其形。"首先，寒邪是致病的外因。仔细观察机体"受寒"的情形，如气温骤降、涉水淋雨、汗出当风、空调过冷、内外温差过大等，我们发现这里面包括的不仅有异常气候和物理因素——温度的改变，还包括一些气象因素，如空气流动速度、气压、空气湿度等。当气温降低、湿度过大、空气流动过快时，机体会感到寒冷，阳气耗损，抵御寒邪能力下降。

其次，寒邪是否致病，除了取决于邪气盛衰外，还与机体正气强弱密切相关，前者为外因，后者是内因。邪气入侵，正气会与之斗争。若机体正气旺盛，即使寒气很重，也不一定会引起疾病；反之，如果正气衰弱，那就很容易受寒发病。正如《素问·评热病论》中所说的"邪之所凑，其气必虚"。如寒性体质者，本身阳虚体弱，稍有寒邪侵入，便易发病。王米渠在一个寒性体质家族中发现15个与代谢相关的差异表达基因，研究发现由于能量代谢基因表达水平低下，阳气产生不足,正气衰弱,寒邪非常容易入侵机体致病。在寒邪致病的环节中,除上述因素外,还有一个非常重要的影响因素,那就是生物致病因子——病原微生物。它与六气的"寒"截然不同,它在本质上就是邪气,无论强弱,无论是否引起疾病,它都是邪气,其本质为导致患者在临床症状上表现出寒证特征的病原微生物,如细菌和病毒等。

(五)结语

寒为六气之一,寒气过盛而伤人正气、导致疾病时被称为寒邪。寒邪属阴,易伤阳气,具有凝滞、收引等特点。寒邪作为一种致病因素,不仅仅是一个单纯的异常气候因素,还与物理因素、化学因素、气象因素、生物致病因子、机体的体质、机体的反应性甚或某些基因的表达密切相关。

十九、析中医学延缓衰老机理——兼论多因素 综合致衰老

中医学延缓衰老具有很大的潜力,在当前国际老龄化趋势快速发展的情况下,中医学延缓衰老已引起医药界的高度重视。自 20 世纪 70 年代末以来,研究渐多,特别是近年来有不少中医学衰老机理观点被提出,并以之指导用药组方等,这无疑是研究中医学延缓衰老的重要途径。结合我们数年来的理论研究和实验研究,谨析中医学延缓衰老机理如下。

(一)清代之前的中医学衰老机理观点

从历代延缓衰老理论和方药运用上考察之,大体在金元之前,缺乏较为明确的衰老机理认识,对于延缓衰老方药的研究则侧重于炼丹服食(汉代至唐代)或动植物药补虚(唐代至金元时期),如唐代孙思邈曰,"四十以上……须服补药","四时勿阙补药,如此可以延年"(《备急千金要方》)。其所制延年方中,仍有钟乳石、云母、紫石英等矿物药,并主张"常须服石"(《备急千金要方·解五石

毒》)，这是延缓衰老用药从以丹石为主向以动植物药为主转换的体现。金元时期至明代，大多数医家提出脾肾虚衰致衰老观点，其后，清代亦沿此论，延缓衰老用药组方亦以补脾肾为主。如金代李东垣曰，"其元所消耗，不得终其天年"（《兰室秘藏·脾胃虚损论》)，"调理脾胃，老年当先"（《脾胃论》)。明代张介宾曰："两天俱得其全者，耆艾无疑也。"（《景岳全书·传忠录·先天后天论》）明代龚廷贤曰："凡年老之人，当以养元气、健脾胃为主。"（《衰老论》）清代程国彭曰："脾肾两脏，皆为要本，不可偏废。"延缓衰老方剂中，补肾、补脾和脾肾双补这三类方，在金、元、明、清各期均共占 90％左右。

（二）当前的中医学衰老机理观点

关于中医学延缓衰老的研究，近年来有较大发展。其中前一阶段的中医学衰老机理观点，基本是明清以来的脾肾虚衰致衰老观点，并大多是对补肾、补脾、脾肾双补这几类延缓衰老方剂的研究。张六通统计了 1979 年至 1995 年 5 月已在医学杂志上报道的延缓衰老方剂，共 74 首，其中以补肾为主者 35 首，占 47.3％；以补脾（补气、补气健脾）为主者 15 首，占 20.3％；脾肾双补者 12 首，占 16.2％，三类方共 62 首，占 83.78％（此外，还有以绞股蓝、蚂蚁、猕猴桃等可能有效的药物为主的方剂 7 首，占 9.5％）。1991—1996 年，学者们逐渐提出了不少新的中医学衰老机理观点，部分指导用药组方并开展了延缓衰老的实验研究，其中主要有颜德馨等提出的"气虚血瘀是衰老的根本原因"观点，及其组的"衡法 2 号"方（黄芪、当归、川芎等）；韩明向等提出的"气虚、阴亏、血瘀是衰老的基本病机"观点，及其组的"寿星宝"（以益气养阴活血为治法）；马丽春提出"津液不足"与衰老有关；李建生等认为肾虚是衰老之本，血瘀为其标；李顺成又认为脾肾虚衰夹瘀是衰老的主要机理；胡桃英提出"痰阻"与衰老有关；杜怀棠等提出"脾肾虚衰，胃肠郁滞致衰"的观点等。这些新观点中较突出的是"实"也是致衰老的重要原因之一，从而突破了千年来基本是"虚"致衰老的统一观念。"实"则具体有血瘀、痰浊、积滞等，并各有一定的理论或实验为证据。虚实夹杂致衰老观点在当前日益受到重视，但是衰老作为复杂生命现象的一种变化，其是否仅是较少因素作用的结果？还是多因素综合作用的结果？张六通倾向于后者。现代医学研究也表明影响衰老的因素极为复杂。

（三）衰老是多因素综合作用的结果

1. 五脏虚衰是衰老的基本原因

众所周知，人是一个有机的整体，五脏则是这一有机整体的中心。自《黄帝内经》以来，历代医家亦早已认识到，从幼年至青中年，随着五脏的逐渐充盛，机体亦渐强盛。机体的逐渐衰老是否仅是脾肾等某一、二脏虚衰的结果？客观事实表明，机体衰老是五脏虚衰的结果，如从临床观察之，老年人不仅有肾主藏精、生殖、生长发育，主水，主骨生髓等功能的衰退，毛发、牙齿、听力、二阴等功能的衰退，以及脾主运化、统血、四肢肌肉等功能的衰退，同时也存在着心主神志、血脉、开窍于舌、其华在面，肝主疏泄、藏血、筋爪，肺主气、皮毛、宣发肃降等功能的衰退，总之，五脏所主的每一组织和功能均无不衰减，从而可见全身性衰老的内在基本原因是五脏虚衰，是其对机体和生命的主持功能与作用逐渐减退所致，而不仅是某一、二脏虚衰所致，同时，衰老是一种生命现象，不仅仅受部分脏器所左右。此外，现代老年医学研究也已证明衰老具有全身性、内在性、减退性和渐进性等特点。美国老年学家肖克提出"个体的衰老是各脏器衰老的总和"，德国老年病学会原主席 H. Franke 提出"人的衰老都是由脏器耗损所致"等观点。中医学流行病学调查也表明，老年人客观存在着五脏虚衰。

2. 多种实邪阻滞是致衰老的重要因素

致衰老之"实"，目前有认为是血瘀者，有认为是痰阻者，有提出胃肠积滞者等。张六通认为，在五脏虚衰的整体过程中，气滞血瘀痰浊积滞等实，似乎并非仅个别产生和存在，因为衰老不是部分性的，所以在脏腑功能全面性的逐渐衰退中，气血津液及饮食的输布运行和化生等均无不渐有迟滞障碍，且互有影响。不少现代有关研究及中医学流行病学调查也表明，老年人有气滞、血瘀、痰浊积滞等实并存的客观状况，可见在脏腑诸功能逐渐衰退的过程中，实滞不是单一性产生的，而是在因虚致实、因实致实的广泛必然联系中产生多种实滞共存。诸实反而内损脏腑精气功能，加重虚衰，并成为促进衰老的重要因素。

综上可见，衰老这一生命现象，是相互联系的多因素综合作用的结果，而不是单纯虚或实或较少的虚实夹杂作用的结果。

3. 补虚化实延缓衰老实验结果

研究人员使用补虚化实法进行了有关家蚕寿命、人胚肺二倍体细胞传代、大脑神经元超微结构、老化产物（脂褐素、过氧化脂质）、老化相关酶（SOD）、免疫功能、耐疲劳、耐缺氧、记忆力、微量元素（硒、锌、铜、锰、镉）、血脂（TC、TG、HDL-C、LDL-C）和胰岛素等的多项实验，并与西药维生素 E 和中药七宝美髯丹进行对比，结果表明，该方具有明显改善绝大部分指标的作用，并在较多方面优于后两者，这说明此多因素综合致衰老的中医学衰老机理观点有较重要的理论和临床意义。

二十、肾虚、血瘀、痰浊阻络为衰老的基本病机

随着时代的发展，科学的进步，我国人口渐趋老龄化。改善老年人的生活质量，提高他们的健康水平，可以大大减轻社会和家庭的负担，并有利于老年人发挥"余热"。因此，延缓衰老已成为当今世界性的重大医学课题。探求衰老的病机将为衰老的防治提供必要的理论依据。

衰老病机不外虚实两端。虚乃脏腑虚损，尤其肾虚是衰老的主要原因；实则以血瘀痰浊为主。

补肾之法，前贤多有明论。唯有祛实，文献报道多以活血化瘀或祛痰为主，所用药物也多为一般活血化瘀或祛痰之药。通过长期的临床观察和理论总结，我们认为血瘀、痰凝的主要病变部位当在络脉。病在络，若药（常用的活血化瘀、祛痰药）不入络，则络中之邪不能尽去，难以获得理想的效果。所以我们提出肾虚、血瘀、痰浊阻络为衰老的基本病机。

（一）肾虚是衰老的病理生理基础

《黄帝内经》中关于衰老的原因主要有两种观点。

一是《素问·上古天真论》所说:"女子七岁,肾气盛,齿更发长……三七,肾气平均,故真牙生而长极……五七,阳明脉衰,面始焦,发始堕……丈夫八岁,肾气实,发长齿更。二八,肾气盛,天癸至,精气溢泻,阴阳和,故能有子。三八,肾气平均……五八,肾气衰……七八,肝气衰,筋不能动,天癸竭,精少,肾藏衰,形体皆极。八八则齿发去。肾者主水……而无子耳。"其认为肾虚可以导致衰老。

二是《灵枢·天年》所说:"人生十岁,五藏始定……三十岁,五藏大定……五十岁,肝气始衰……六十岁,心气始衰……七十岁,脾气虚……八十岁,肺气衰……九十岁,肾气焦,四藏经脉空虚。百岁,五藏皆虚,神气皆去,形骸独居而终矣。"其认为五脏虚衰可以导致衰老。

肾气虚衰与五脏虚衰都是导致衰老的原因。我们认为,两者有主次之分,肾虚居于主导地位,起着更为重要的作用。理由如下。

1. 肾元虚衰可以直接导致衰老

肾为先天之本,肾中所藏精气为生命活动的原动力,可以促进、激发、维持人体的功能活动。肾气亏虚,原动力不足,则人的生命力、生殖力、体力和智力将会随之下降,导致衰老,即所谓"肾元盛则寿延,肾元衰则寿夭"(虞抟《医学正传》)。

2. 肾气亏虚可以通过影响气血津液的运行而导致衰老

人至老年,肾气肾精亏虚,津液失于蒸化而为痰浊,阴血无以运化而为瘀血,痰浊瘀血结聚于络脉,使营养物质不能输布全身,机体失养,生理功能逐渐低下,从而导致衰老。

3. 肾元亏损也可通过影响其他脏腑功能而间接导致衰老

肾为先天之本,肾中阴阳是五脏阴阳的根本,肾所藏精气对脏腑的功能活动有推动和激发作用。肾元虚衰,则其他脏腑功能也随之减退,气血不和,阴阳失调，以致整体功能下降而出现衰老。

薛红丽通过人群调查证实，各年龄组肾虚的百分率随年龄的增长而呈递增现象。40岁以上男女组肾虚百分比均可达70％以上。沈自尹也从多年的研究中揭示了人体衰老的实质是肾虚，即便是正常老年人也存在不同程度的生理性肾虚。

由此观之，肾元亏损应是衰老的主要原因。

（二）痰、瘀是衰老的催化剂

1. 老年多痰

肾对津液的输布和排泄起着极其重要的主宰作用。《素问·逆调论》说："肾者，水藏，主津液。"胃的"游溢精气"，脾的"散精"，肺的"通调水道"以及小肠的"分清别浊"，都需要依赖肾的蒸腾气化作用而实现，全身的水液最后都要通过肾的蒸腾气化升清降浊，使"清者"蒸腾上升，从而向全身布散；"浊者"下降化为尿液，注入膀胱。王月芳认为，人到老年，肾气亏虚，蒸腾气化作用失常，津液不能蒸化而为痰浊；或肾精亏虚，阴虚火动，灼津为痰。痰浊是老年人发病过程中不可忽视的病理因素。

晏庆德认为，老年高血压、高脂血症、糖尿病、动脉粥样硬化、冠心病等无不与痰浊内阻、气血失和密切相关。

2. 老年多瘀

老年人肾精不足可致气化无源，无力推动血液运行，血失流畅，脉道涩滞乃至血瘀。王清任《医林改错》指出："元气既虚，必不能达于血管，血管无气，必停留而为瘀。"《素问病机气宜保命集》也云："五十岁至七十岁……血气凝泣。"

王阶认为，老年多瘀是老年病临床中的常见证候表现，五脏功能衰退，气血多虚，血液运行不畅，是老年多瘀的病理基础。从血瘀证的现代概念来看，凡涉及血液的流动性、凝固性、有形成分和变形性改变者，都是血瘀证。所以，老年血瘀证的辨病与辨证治疗为临床所常用。研究表明，中年组及老年组血栓素

B_2（TXB_2）水平均显著高于青年组（p 值均小于 0.01），这说明随着年龄的增长，血液逐渐呈现高凝倾向。

3. 痰、瘀相关

血瘀与痰浊互为因果、互生互化，导致痰瘀互结，最终缠绵难愈。

痰浊导致血瘀。一是痰浊之邪性阴凝滞，有形易阻，所以可以直接影响络中气血的流注运行，致使局部血滞为瘀；二是痰浊停聚于络脉内外，阻滞络中气机，由气滞导致络中血行不利而产生瘀血。

血瘀导致痰浊。一是瘀血阻滞络道，致使络中之津不能经心化赤为血而郁于络中，络外之津亦不能还流于络内而聚于脉外，郁积日久，逐渐化生痰浊；二是血瘀于络脉内外，阻滞络中气机，气不化津，津凝而产生痰浊；三是瘀血积聚于络脉内外日久，在正气的作用下，本身亦可化为痰浊。正如唐容川在《血证论》中所说："血积既久，亦能化为痰水。"

津血同源。现代医学研究表明，痰浊证与血瘀证在血液流变学、微循环、自由基及血液生化等方面的病理表现极为相似。因而许多学者认为"痰瘀同源"，痰浊可导致血流缓慢、血管硬化、血液流量减少，表现为血瘀证。例如血脂的蓄积是动脉粥样硬化的标志，高脂血症又是冠心病、脑卒中的危险因子；血瘀又可导致病态血液流变学异常，即津液代谢失常，津凝为痰，如动脉粥样硬化可造成自由基损伤、自由基致脂质氧化，引起痰浊内生。冠心病、脑动脉硬化症、高脂血症、高血压等无不以痰滞、血瘀为基本病理变化，可见痰浊与血瘀联系之紧密。

4. 痰瘀与衰老

（1）痰瘀乃有形之邪，"邪之所凑，其气必虚"。一方面，肾为气之根，痰瘀阻滞肾络则肾气必然受损，肾气虚则原动力不足，人体生命活力亦随之下降，从而导致衰老。另一方面，肾气虚又可使脏气受损，脏腑功能减退，气血失和，阴阳不调，整体功能下降，而出现衰老。

（2）痰瘀互结，阻滞脏络。脏腑脉道阻滞不通，则气血津液输布失常，脏腑组织失养，功能逐渐衰退，久之出现衰老。

现代研究认为，老年人代谢功能低下或紊乱，一方面易引起循环障碍而出现血液运行异常，同时由于代谢产物清除减少和堆积，必将造成细胞损伤，日久还可引起组织器官增生、变性等血瘀、痰瘀的变化，这种变化又进一步使机体代谢功能减弱，导致衰老的发生。老年人易患的高血压、高脂血症、脑卒中、冠心病等对衰老的影响就是血瘀、痰浊引起衰老的具体例证。

（三）痰瘀与络脉的关系

络脉是营卫、气、血、津液输布贯通的枢纽，营养物质传递的末端环节，且络体细小，使痰瘀等有形之邪不易通过，常造成络脉痹阻，络脉痹阻又使气血津液运行受阻，积久化痰生瘀。同时，络脉流注与经脉循环不同，经脉循环往复，如环无端，单向流动；而络脉双向流动，络脉中的血气既能离经脉方向流动而布散于脏腑组织、皮毛肌腠，又可以向经脉方向流动而注入经脉，络脉中气血津液双向流动的特点使得络脉本身更易瘀阻。所以相对而言，络中血行瘀滞和痰浊凝结是最为常见的。

微循环理论专家修瑞娟曾把微血管称为"第二心脏"，认为"微血管的自律运动以不从属于心率的独特频率驱动着微血管内的血流"。中医"络"的概念在形态和功能上都与现代医学的微血管和微循环概念相似，这提示我们与微血管相似的络脉在维持血液运行方面确实具有其独特的、不容忽视的作用，从而决定了络病治疗的独特性。

对老年人甲皱微循环的观察也显示，在微血管形态方面，异形管袢显著增多，血管张力明显减弱，且出现血流缓慢、流态异常等微循环改变。老年人的血液流变学也发生变化，表现为红细胞电泳加快，血沉增高，血细胞聚集，红细胞变形能力下降，全血及血浆黏度明显增高，导致血流缓慢，血液瘀滞，以上均反映老年人存在血瘀并络脉阻滞的病理改变。

不仅如此，血瘀与痰浊的相互影响也往往是通过络脉来实现的。《灵枢·卫气失常》说："血气之输，输于诸络。"《素问·调经论》指出："病在血，调之络。"

《临证指南医案》也强调"经主气,络主血""初为气结在经,久则血伤入络"。《医林改错》尝曰:"久病入络为瘀。"这些文字均说明血瘀主要发生在络脉。由于"津血同源""痰瘀互化",所以,痰浊与血瘀一样,其阻滞部位也主要在络脉。在临床上,我们对痰瘀痹阻的患者在活血化瘀的基础上,加用通络药,比单纯用一般活血化瘀药效果要好,这也是痰浊血瘀在络的有力佐证。

血瘀痰浊,痹阻络脉,导致气血津液等营养物质不能"内溉藏府,外濡腠理"(《灵枢·脉度》),脏腑整体功能下降,逐渐出现衰老。此即《灵枢·天年》所谓"脉不通……故中寿而尽也"。

邱幸凡认为,血瘀和痰浊在病理上均可直接或间接地影响对方,而出现血瘀导致痰浊或痰浊导致血瘀的病理变化,且血瘀与痰浊之间的相互影响也往往是通过络脉来实现的,其病变部位主要在络脉。

因为络脉是痰瘀发生的主要部位,所以说,痰瘀对衰老的影响主要是通过络脉来实现的。

(四)肾虚与络痹的关系

肾虚可以导致络痹。肾气肾精亏虚,气化无源,则津液失于蒸化而为痰浊,阴血无以运化而为血瘀,痰浊、血瘀互生互化,痰瘀互结,阻滞气血运行,导致络脉痹阻。

络痹可以加重肾虚。络脉通过经脉与脏腑间接相通,络中的血气根源于脏腑,脏腑组织本身也需要络中血气的滋养,才能维持其正常功能。络脉痹阻,一方面,五脏六腑不能得到络中血气的滋养,使精气亏虚,不能归藏于肾,可间接加重肾虚;另一方面,肾脏本身也缺乏络中血气的滋养,可直接导致肾虚。肾虚导致络痹,络痹加重肾虚,恶性循环,从而加速了衰老的进程。

二十一、补脾抗衰老理论的形成与发展

两千多年前的《黄帝内经》对脾胃的重要生理功能进行了论述,指出"胃者,

水谷之海，六府之大源也。五味入口，藏于胃，以养五藏气……"，"水谷皆入于胃，五藏六府，皆禀气于胃"，"脾主为胃行其津液者也"。《黄帝内经》的这些有关论述，也是后来明代李中梓提出"脾为后天之本"观点的理论基础和立足点。

《黄帝内经》关于脾胃与衰老关系的论述见于《素问·上古天真论》中的"五七，阳明脉衰，面始焦，发始堕。六七，三阳脉衰于上，面皆焦，发始白"及《灵枢·天年》中的"七十岁，脾气虚，皮肤枯"等。但在这两篇与衰老有关的论述中，《黄帝内经》并非将脾（胃、阳明）虚衰作为相对重要的致衰老因素，而仅将其作为五脏、经脉等众多致衰老因素中的一个。《黄帝内经》特别强调和突出的是肾气虚衰为导致衰老的重要原因，如"以欲竭其精，以耗散其真……故半百而衰也"等，而对于脾虚致衰老，虽在上文有明确提及，但张六通认为其只不过是与其他脏器如心、肝、肺及经脉虚衰相等的一般性致衰老因素。

因此，对于《黄帝内经》中关于脾及其与衰老关系的理论认识，若严格分析，可将其分为两个方面。一方面，关于脾胃生理功能的重要论述，这是中医基础理论和脏腑学说中的一个重要组成部分，《黄帝内经》对各脏的生理功能也都有重要论述。另一方面，在脾（胃、阳阴）与衰老的关系上，《黄帝内经》则仅认为脾（胃、阳阴）虚衰与除肾之外的其他多脏腑、经脉虚衰一样，只是导致衰老的一般性因素之一。《黄帝内经》并未突出地把脾虚作为一个十分重要的致衰老因素，以及与肾气虚衰致衰老相提并论。

现常有人把补脾和补肾是抗衰老的两大重要原则的理论均归结于《黄帝内经》，张六通认为不尽妥当，补肾为抗衰老的重要原则的观点确源于《黄帝内经》（有大量依据）；但若把补脾作为抗衰老重要原则的观点亦归结于《黄帝内经》，则难有充分证据，而似有强加之嫌。《黄帝内经》虽重视脾胃的生理功能，但在脾虚与衰老的关系上，则只把脾虚列为一般性的致衰老因素之一，这一微细差别，后世则常未予以足够的重视。在如今继续探寻中医学抗衰老途径的研究中，就张六通所见，《黄帝内经》的这一观点十分正确且具有重要的指导意义。突出补脾抗衰老的理论认识，从历代文献看，主要起自金元时期，一直发展至明代。这一时期，著名的补土学家李东垣将其重视脾胃的学术思想亦贯入抗衰延年的观点中,"凡有此(脾胃)病者,虽不变易他疾,已损天年",并主张"调理脾胃,老年当先"(《脾胃论》)。在这一时期,李中梓首次提出了"先天之本在肾,后天之本在脾"的观点。总之,在这一时期,脾胃受到了医家普遍的高度重视,并把这一重视脾胃的思想极大地贯入抗衰延年的理论指导和治法方药之中,很多该期著名医家也将补脾作为一个重要的抗衰老原则,并以之与补肾抗衰老相提并论,且将两者视为抗衰老的两大重要原则。如张介宾曰,脾肾"皆为五脏六腑之本","土气为万物之源,胃气为养生之主……是以养生家必当以脾胃为先……善养脾胃之道,所以便能致寿"(《景岳全书》)。吴昆曰:"诸脏腑百骸皆受气于脾胃,而后能强,若脾胃一亏,则众体皆无以受气,日见羸弱矣。"(《医方考》)龚廷贤曰:"凡年老之人,当以养元气、健脾胃为主。"(《衰老论》)王文禄曰:"是以养脾者……养生之要也。"(《医先》)该时期甚至还有"补肾不如补脾"等论。李干(见《浙江中医杂志》1986 年第 12 期)对历代抗衰老方的统计亦表明,金元明这一时期的抗衰老方中,补肾方占 63.5%,健脾益气方和脾肾双补方占 34.6%,这些以补脾肾为原则的方剂占比共高达 98.1%。因此,在历代关于抗衰老认识的形成和发展中,突出补脾并将其作为抗衰老两大重要原则之一的理论主要创建于金元时期而发展于明代。由于该时期有关理论和应用的深刻影响,其后的清代直至当今,补脾即一直和补肾一起,成为抗衰老的两大重要原则。如清代程国彭曰:"脾肾两脏,皆为要本,不可偏废。"(《医学心悟》)徐文弼曰:"人以水谷为主,故脾胃为养生之本。"(《寿世传真》)曹廷栋曰:"老年更以调脾胃为切要。"(《老老恒言》)叶天士曰:"高年阳明气乏。"(《临证指南医案》)胡慎柔曰:"治先天者,治后天耳,岂能舍后天而治先天。"(《慎柔五书》)李干的统计亦表明,在清代抗衰老方中,以补脾肾为大法的方剂共占 76.4%。近几年来,国内开展了大量中药抗衰老方剂的实验研究,我们经统计共发现 67 首,从这些方的理论指导方面看,以补脾肾为主要抗衰老原则的方药占比高达 89.5%。可见,补脾和补肾乃是现在重要的两大抗衰老原则。

由上可见,关于补脾抗衰老的认识起源于《黄帝内经》,但《黄帝内经》仅将脾虚列为一般性致衰老因素之一,除肾之外,脾虚并不突出于心、肝、肺、任脉、三阳脉等脏腑经脉之上。而至金元时期及明代之后，补脾才和补肾一起被认为是抗衰老的两大重要原则。这一重大理论差别在今天继续探寻中医学抗衰老途径的研究中有着十分重要的理论意义。目前，随着中医学抗衰老研究的大量开展和逐渐深入，我们认为，《黄帝内经》关于脾虚与衰老关系的认识是正确的，且具有重要的指导意义，有不少研究结果已有支持《黄帝内经》观点的客观趋向。

二十二、脾虚络阻与衰老关系的理论探讨

（一）中医学对脾虚致衰老机理的认识

中医学在探讨衰老的原因和机理方面，从古至今，提出了各种学说。后世医家根据《素问》中脾胃在人体生长发育中的重要性等论述，提出了脾虚致衰老的理论。从此，古今医家大多认为脾虚是衰老的主要原因之一，并在中医学衰老理论中占有重要地位。

《素问·上古天真论》说："五七，阳明脉衰，面始焦，发始堕。"这说明衰老是从"阳明脉衰"开始的。李东垣曾著《脾胃论》，阐述"人以脾胃之气为本"的机理，认为"凡有此（脾胃）病者，虽不变易他疾，已损天年"。张介宾在《景岳全书》中系统论述先天、后天之间的关系："盖人之始生，本乎精血之原；人之既生，由乎水谷（谷）之养。非精血，无以立形体之基；非水谷（谷），无以成形体之壮……是以水谷（谷）之海本赖先天为之主，而精血之海又必赖后天为之资。故人之自生至老，凡先天之有不足者，但得后天培养之力，则补天之功，亦可居其强半。此脾胃之气所关于人生者不小……故人自有生以后，无非后天为之用，而形色动定，一无胃气之不可。"其提出"善养脾胃之道，所以便能致寿"的观点。明代王文禄说："是以养脾者，养气也。养气者，养生之要也。"（《医先》）

自金元明至今，肾虚致衰老和脾虚致衰老的观点始终是中医解释衰老的主要理论。如清代程国彭说："脾肾两脏，皆为要本，不可偏废。"（《医学心悟》）曹

廷栋说："老年更以调脾胃为切要。"(《老老恒言》)徐文弼说："人以水谷为主,故脾胃为养生之本。"(《寿世传真》)脾胃在人体的生命活动和衰老进程中确实起着重要的作用,故脾虚是导致衰老的原因,亦为历代医家所重视。

(二)脾胃虚是导致衰老的重要因素之一

衰老的发生机理极为复杂,目前倾向于由生物内部的遗传因素所决定,但环境、饮食、地理、社会等因素也可促进衰老的发生。因此有学者提出了生理性衰老和病理性衰老的概念,生理性衰老是机体必然发生的一种生理性变化,病理性衰老是由于不良的生活方式、环境等因素而产生的一种病理性变化,其可加速生理性衰老的过程,从而使人过早发生衰老,不能达到自然寿命。所以,衰老是一个复杂的生理病理过程,也是综合因素导致的结果。

脾位于中焦,在横膈之下。它的主要生理功能是主运化、升清和统摄血液。足太阴脾经与足阳明胃经相互络属,为表里。机体生命活动的持续和气血精液的生机都有赖于脾胃运化的水谷精微,故称脾胃为气血生化之源和"后天之本"。《素问·灵兰秘典论》说:"脾胃者,仓廪之官,五味出焉。"

机体在生长过程中不断摄取自然界的营养物质以维持人体的正常发育及功能活动,这一过程中脾胃的运化功能起着极为重要的作用。饮食入胃,必须依赖脾的运化功能才能将水谷化为精微,同时也有赖于脾的传输和散精功能,才能把水谷精微输布至全身。因此,脾胃运化水谷的功能旺盛,则机体消化、吸收水谷后化生气血、津液等精微物质,营养五脏六腑,以及筋肉、四肢百骸,维持人体的正常生理过程。反之,若脾胃虚弱,即脾胃运化水谷精微的功能衰退,则气血化生不足而影响到人体的各种正常功能,出现各种病理反应。所以,李中梓在《医宗必读》中说:"一有此身,必资谷气,谷入于胃,洒陈于六腑而气至,和调于五脏而血生,而人资之以为生者也。故曰后天之本在脾。"所以说,脾胃虚是导致衰老的重要因素之一。

（三）脾虚络阻是衰老的基本病理生理变化

络脉是对经脉支横别出的分支部分的统称，其中包括别络和孙络。孙络是从经脉分出的支脉，大多分布于体表。从别络分出的小络脉称为孙络，即《灵枢·脉度》所说："络之别者为孙。"络脉系统呈弥散状遍布于机体各处。

五脏六腑皆有络脉别出，脾胃与络脉的关系最为密切，早在《黄帝内经》中就有"脾之大络""胃之大络"的专门论述，强调了其重要性。《类经》中说："脾之大络……总统阴阳诸络……此大络包罗诸络之血。"《医门法律·络脉论》曰："胃之一大络……统络诸络脉于上……脾之一大络……统络诸络脉于中。"所以，脾胃与络脉的关系极为密切。

络脉为通行气血、濡养组织器官的重要环节，在此，五脏六腑以及筋肉、四肢百骸等全身各处得到气血的渗灌滋养。此外，络脉还是血液生成的重要场所之一。首先，脾胃化生的水谷精微从脾胃之大络上注于心肺，化赤而为血，如《灵枢·营卫生会》有言，"人受气于谷，谷入于胃，以传与肺，五藏六府，皆以受气"，"中焦……化其精微，上注于肺，乃化而为血"。从脾胃把精微上输于肺，必须通过脾之大络"布胸胁"，才能实现与心肺的联系，而把精微化生为血。其次，人体肌肉筋骨的津液可以渗透到络脉中，并在经脉运行的过程中化赤为血，这是水谷精微在体内化血的又一途径。如《灵枢·痈疽》说："中焦出气如露，上注溪谷，而渗孙脉，津液和调，变化而赤为血。血和则孙脉先满溢，乃注于络脉，皆盈，乃注于经脉。"所以，脾胃和络脉在生化气血上有极为密切的关系，脾胃运化功能正常且络脉畅通，则气血生化、运行正常，如脾胃虚弱或络脉空虚、络脉痹阻，则血液生化不足，进而影响机体的各种功能活动，如《灵枢·口问》说："胃不实则诸脉虚，诸脉虚则筋脉懈惰。"《灵枢·经脉》说："脾之大络……虚则百节尽皆纵。"

脾胃虚弱必致络脉空虚，络脉空虚，则气血不足，络脉痹阻，进一步影响气血的生化。

人的生长壮老与气血有明显的关系，《黄帝内经》说："人之血气精神者，所以奉生而周于性命者也……此人之所以具受于天也,无愚智贤不肖,无以相倚也。"这段话强调了血气精神在人体中的作用,把血放在了首要位置,可见血的重要性。导致衰老的关键在于阴血的盛衰变化,"阴精所奉其人寿",血虚则早衰,而血的产生之本在脾胃和络脉。"络主血"(《临证指南医案》)、"脾生血"阐明了血与脾及络脉的关系。

衰老是全身性渐进发展的一个过程,所以长期的、全身性的微虚衰是导致衰老的重要因素,如《灵枢·玉版》所说"积微之所生也",积微成损,积损成衰,导致早衰出现。络脉循行由大到小,至极微极细,遍布全身。所以,微虚衰的重要部位在络脉。络脉空虚、络脉痹阻等络脉病变是重要的衰老特征。所以,可以说,衰老从络脉开始(未病)。而脏腑虚衰、气虚痰浊血瘀等的出现已经是衰老的后果(已病)。

综上所述,张六通认为,脾虚络阻是衰老发生的重要因素,是衰老发生、发展的基本病理生理变化。

二十三、中医五神脏理论与老年痴呆发病机理研究

中医对脑的认识在《黄帝内经》成书之前曾经有一个争议的阶段,古人早就认识到神志活动与脑有关,《黄帝内经》则明确指出,脑的功能是通过依附于五脏而完成的。在中医理论体系中,藏象学说以五脏为中心,将脑的功能分属五脏,因而形成了中医独特的五神脏理论。

(一)五脏藏五神主五志是对脑与神关系的高度概括

神是中国传统文化与中医理论中的一个复杂而重要的概念,《黄帝内经》中对神的论述相当丰富。概而言之,神是人体生命活动总的体现,是精神、意识、知觉、运动的概括,它的物质基础是精。《灵枢·经脉》说:"人始生,先成精,精成而脑髓生。"《灵枢·平人绝谷》曰:"神者,水谷之精气也。"在先天、后天的作用下,神随着生命活动逐渐成熟健全,如目之能视、耳之能听、口之能言,以及精

力充沛、智力健全,对客观事物分析、判断、理解等能力,都是神气活动正常的体现,神在人体中居重要地位,神充则身强,神衰则身弱。只有神存在,才能有人的正常生命活动。

中医学早已认识到脑与神的密切关系,如《类经》曰:"气出于脑,即不邪干。"后世的认识更为深刻,如李时珍称脑为"元神之府"(《本草纲目》)。《医林改错》则明确提出"灵机记性在脑",还做了进一步分析,"两耳通脑,所听之声归于脑……两目系如线,长于脑,所见之物归于脑……鼻通于脑,所闻香臭归于脑……小儿……至周岁,脑渐生……舌能言一二字"。这段文字说明,王清任已认识到脑具有记忆、听觉、视觉、言语等功能。由于神产生于精气,而脑的生成及精气的来源均出自五脏精气,所以《黄帝内经》将人之神分成"神、魂、魄、意、志"五个部分,分属于五脏,如《素问·宣明五气》曰:"五藏所藏:心藏神,肺藏魄,肝藏魂,脾藏意,肾藏志。"此外,神、魂、魄、意、志的概念也有明确阐述,如《灵枢·本神》曰:"两精相搏谓之神,随神往来者谓之魂,并精而出入者谓之魄,所以任物者谓之心,心有所忆谓之意,意之所存谓之志,因志而存变谓之思,因思而远慕谓之虑,因虑而处物谓之智。"神与血、营、脉、气、精的关系,表现为"肝藏血,血舍魂""脾藏营,营舍意""心藏脉,脉舍神""肺藏气,气舍魄""肾藏精,精舍志"(《灵枢·本神》)。

五脏藏五神主五志的五脏藏神学说或称五神脏理论,是对中医脑与神关系的高度概括,充分反映了中医学以五脏为中心,认识整体生命活动和神志活动的基本特点。在病理上,脑的病变可表现为五脏六腑的改变,反过来,五脏发生病变时也必定会有相应的脑神经发生改变,这种独特的五神脏理论以及相应的治法方剂体系,体现了整体观与形神合一的思想,直接指导着中医对神经、精神系统疾病的认识和防治。

（二）以肾虚为主的五脏虚衰是脑衰老、老年痴呆发生的内在机理

中医学认为,现代医学的大脑功能主要是由五脏(心、肝、脾、肺、肾)藏五神

主五志的调控中枢所主宰。因此,总结归纳《黄帝内经》及历代医家对五脏虚衰或病邪侵袭所致五神脏功能障碍,以及脑髓本身在增龄中的改变的论述,对认识脑衰老及老年痴呆具有十分重要的意义。《素问·上古天真论》说:"丈夫八岁,肾气实,发长齿更……七八,肝气衰,筋不能动,天癸竭,精少,肾藏衰,形体皆极。八八则齿发去。肾者主水,受五藏六府之精而藏之,故五藏盛,乃能泻。今五藏皆衰,筋骨解堕,天癸尽矣,故发鬓白,身体重,行步不正,而无子耳。"《灵枢·天年》说:"人生十岁,五藏始定,血气已通,其气在下,故好走……九十岁,肾气焦,四藏经脉空虚。百岁,五藏皆虚,神气皆去,形骸独居而终矣。"这两段论述中前者突出反映了肾气的自然盛衰对衰老的作用,后者则突出反映了五脏盛衰对衰老的作用。同时,也指出了生命过程的发展变化和衰老的发生,其根本原因不是源于机体的外部,而是由机体的内部变化决定的。外界和人类社会中的不良因素虽然对衰老有影响,但只是重要的外部因素,而不是机体必然衰老的根源,内部的变化才是衰老的决定性因素。五脏缓慢而持续地逐渐虚衰(包括气血津液、阴阳、经脉等),进而导致人的逐渐衰老。如老年人既有肾虚而出现主藏精、生殖、生长发育、主骨生髓,以及在齿和藏志等方面的衰老表现,也有肝主疏泄、藏血、藏魂,脾主运化、统血、四肢肌肉及藏意等多方面的衰老表现。"视其外应,以知其内藏"(《灵枢·本藏》)表明衰老是中年后五脏逐渐虚衰的结果。

肾为先天之本,因而在五脏中,其对生命的生、长、壮、老、已的发展变化具有相对突出的作用。故《黄帝内经》有很多养生以保精护肾的论述,如"以欲竭其精,以耗散其真,不知持满……故半百而衰也"(《素问·上古天真论》),"七损八益……不知用此,则早衰之节也……知之则强,不知则老"(《素问·阴阳应象大论》)。

肾虚与脑衰老的关系十分密切,因肾主藏精,精生髓,髓又上通于脑,脑为髓海,故精足则令人体魄坚强,智慧聪颖。唐容川说:"事物之所以不忘,赖此记性,记在何处,则在肾经。益肾生精,化为髓,而藏之于脑中。"(《中西汇通医经精义》)所以随增龄而发生的肾精亏损、肾气不足常是脑衰老、老年痴呆发生的最基本病机,应当指出的是,肾为先天之本,禀赋与肾有关,禀赋与老年痴呆的发病也有密切关系。

《医学心悟》明确指出:"肾主智,肾虚则智不足。"人体衰老之渊薮在于肾。人至老年,肾中真阴真阳亏虚,精血不足,髓海失充,造成髓少不能养脑,脑失滋养枯萎,萎则神机失用,五神失司。临床上老年痴呆常伴有肾虚症状,如《灵枢·海论》指出"髓海不足,则脑转耳鸣,胫酸眩冒,目无所见,懈怠安卧",还有耳鸣、耳聋、发脱、齿摇,小便失禁或淋漓不尽等。肾中之气是推动气运的动力,肾气不足则气虚失运,亦是导致痰浊、血瘀产生的重要原因。正如《医林改错》所谓:"年高无记性者,脑髓渐空。"正因为肾虚致髓海不足在脑衰老、老年痴呆的发病中占有如此重要的地位,所以早在《神农本草经》所记载的健脑益智药物中,补肾药就居第一位。其后如《备急千金要方》中的孔圣枕中丹,《太平圣惠方》中的圣惠益智丸,《辨证录》中的生慧汤,《普济方》中的育神丸,《赤水玄珠》中的状元丸、读书丸等均以补肾填精为主。

临床上,以补肾为主治疗老年痴呆获效的报道也证实了脑衰老、老年痴呆的病理变化以肾虚为主。可以说补肾健脑法是较为公认的延缓脑衰老的有效措施,是老年痴呆的基础治法。

在肾气与五脏逐渐虚衰的基础上,还将逐渐产生气滞、血瘀、痰浊等实滞,这也与衰老进程密切相关。

（三）痰浊、血瘀是加速脑衰老导致老年痴呆发生的重要因素

痰浊是人体脏腑气血失和、津液运化失常的病理产物,同时是一种危害甚广的致病因素。随年龄的增长,以肾虚为主的五脏虚衰逐渐发生,势必导致气机滞涩不利,津液运行障碍,所以痰浊的产生是衰老过程中的重要变化之一。其与脑衰老、老年痴呆的关系也十分密切。明代医家张介宾首先提出了痴呆病名,并指出:"痴呆证,凡平素无痰,而或以郁结,或以不遂……渐致痴呆。"《石室秘录》则明确指出"痰气最盛,呆气最深","治呆之奇法,治痰即治呆也"。这强调了痰与痴呆的关系。《医林绳墨》也指出:"有问事不知首尾,作事忽略而不记

者,此因痰迷心窍也,宜当清痰理气,而问对可答,用之牛黄清心九……若痴若愚,健忘而不知事体者,宜以开导其痰,用之芩连二陈汤。"可见,当时医家就十分重视痰浊与健忘、痴呆的关系,并有丰富的临床实践。文献与临床资料分析均表明,痰浊阻滞是老年痴呆病机中的主要因素之一。痰浊蒙蔽清窍,则视、听、语言障碍,健忘,情志异常。痰浊流注经络,则肢体活动受限,困倦懒动。痰浊因衰老而产生,反过来又进一步损害五神脏功能,加快脑衰老进程或导致老年痴呆的发生。有研究用加味温胆汤、天麻、雪莲花等具有化痰作用的药物治疗老年痴呆收到良效,也从侧面证实了痰浊在脑衰老与老年痴呆发生中的重要作用。

血瘀是与衰老关系密切的又一重要病理因素。中医素有"老人多瘀""久病必瘀""虚久致瘀"的说法,增龄所致的五脏虚衰与血瘀的产生有着密切的因果关系。因虚可以致瘀,而瘀久则使虚更甚。正如《景岳全书》所说:"凡人之气血犹源泉也,盛而流畅,少则壅滞,故气血不虚不滞,虚则无有不滞者。"因为肾阳不足,阳虚生寒,寒凝则可致瘀,脾胃虚损,气血生化无源,气虚行血无力亦可致瘀;阴虚血少,脉道枯涩可致血瘀;三焦失司,腑气不畅,气滞亦可致血瘀。临床所见随增龄出现的各种"瘀"象,如皮肤色素斑、舌质暗紫或瘀点,以及与衰老相关的各种疾病中,均有不同程度的血瘀征象。

《灵枢·邪气藏府病形》指出:"十二经脉,三百六十五络,其血气皆上于面而走空窍。"这说明脑对气血的供应需求很多。随着五脏和气血运行的功能减弱、失调,必然会出现血瘀脑络的病理改变,瘀阻络内和血溢脉外均可导致脑功能衰退,甚至脑卒中、老年痴呆的发生。《素问·四时刺逆从论》也指出:"秋刺经脉,血气上逆,令人善忘。"这说明当时即已认识到气血逆乱是善忘等脑功能障碍发生的重要原因。唐容川所著《血证论》指出:"又凡心有瘀血,亦令健忘……血在上则浊蔽而不明矣。凡失血家猝得健忘者,每有瘀血。"现代临床对脑动脉粥样硬化、血管性痴呆等病多从血瘀论治并收到较好疗效,也说明血瘀是影响脑衰老和导致老年痴呆发生的一个重要因素。

应当指出的是,中医其他致病因素如外邪、药毒、禀赋等因素也与脑衰老和老年痴呆的发生密切相关,而痰浊、血瘀也常互相影响,兼挟为病。

综上所述,老年痴呆是以本虚标实为特征的老年常见疾病,其本虚主要在于肾精不足、髓海亏虚、清阳不升、五神失用;其标实在于痰浊、血瘀蒙蔽脑窍、闭阻脑络。由于其与增龄密切相关,一方面,以肾虚为主的五脏虚衰可导致痰浊、血瘀等的产生,即因虚而致实;另一方面,痰瘀为患又可影响气血津液的化生和运行,致本虚更甚,此所谓因实而致虚。两者互为因果,形成恶性循环,以致病程缠绵,见症多端。

二十四、中医药防治老年痴呆的研究现状与思路

目前,对老年痴呆的研究已广泛涉及病因、发病机理、动物模型、治疗药物等方面。西医学尚无确切有效的药物。因此,从传统中医药中寻求防治老年痴呆的有效药物具有十分重要的意义。

(一) 老年痴呆的定义与分类

英国皇家内科学会对痴呆的定义:痴呆是不伴有明显意识障碍的皮层高级功能的获得性全面障碍,它包括记忆、解决日常生活问题、使用已获得的技能和正确的社交技巧,以及控制情绪反应能力的障碍,通常是进行性的。根据这一定义,痴呆在理论上应该是在神志清楚的情况下,记忆、理解、判断、计算、定向、自我控制等能力的进行性障碍,并影响患者的生活和社交能力。

老年痴呆包括阿尔茨海默病(AD)、血管性痴呆(VD)、混合型痴呆和其他痴呆。其中阿尔茨海默病和血管性痴呆是老年痴呆中主要的类型,患病率占所有痴呆的90%以上。

阿尔茨海默病或称阿尔茨海默型痴呆(SDAT),又名早老痴呆、原发性老年期痴呆,是一种以脑的退行性病变,脑细胞萎缩为病理基础的痴呆症候群。在临床上,其以起病隐匿,记忆、智力呈慢性进行性减退,乃至部分或全部丧失,并影响日常生活和社交能力为主要特征,可伴有精神和行为异常的表现。

血管性痴呆是因脑血管病变而引起的痴呆综合征,它是老年痴呆的另一种主要类型。在西方国家,血管性痴呆占老年痴呆的 18％～37％,仅次于阿尔茨海默型痴呆,而在日本和俄罗斯,其占老年痴呆的 60％。血管性痴呆的内涵如下:①必须是痴呆;②必须有明显的脑血管疾病表现和体征;③上述两项必须互相联系,即必须是因脑血管病变引起的痴呆综合征。血管性痴呆主要包括缺血性和出血性两大类,多发梗死性痴呆是血管性痴呆最常见和最重要的一种类型。

中医学虽无老年痴呆病名,但早在《黄帝内经》中即对脑髓的生理、病理及其与脏腑、组织的关系有较全面的论述。《黄帝内经》将现代医学脑的功能和记忆、思维、情志活动等归属于五脏系统之中,从而形成了中医学独特的脑理论——五神脏理论,后世将其加以发展并运用于临床,取得了丰硕成果。

20 世纪 80 年代末,国内外开始进行中医药治疗老年痴呆的研究,取得了一定进展。整理、研究中医有关脑髓的生理、病理,尤其是对脑衰老、老年痴呆的有关认识和实践,并对其中的有效方剂进行实验研究,具有重要的现实意义。

(二)中医药治疗老年痴呆的优势

1. 手段多样,疗效确切

中医历来重视智力保健,早在《黄帝内经》中即对老年智力减退和老年痴呆的共同核心症状——"善忘"多有描述,后世又专立"健忘""痴呆""神病"等病证。治疗老年痴呆的方剂有近 200 首,多是宗古方、经方化裁,如读书丸、生慧汤、转呆汤等。中药资源丰富,毒副作用小,安全可靠,便于长期服用。另外,还有针灸疗法、针灸加药物疗法、饮食疗法、穴位注射疗法、心理疗法等,充分体现了中医药在治疗手段上的多样性。需要强调的是,综合康复训练仍是改善老年痴呆患者功能状况的主要方法。

2. 中西结合,实验有据

采用国际公认的诊断标准,辨证与辨病相结合,开展较大样本的研究,是近年中医药治疗老年痴呆研究的趋势。从许多临床有效验方中选用动物模型进行实验验证为中药治疗老年痴呆提供了依据。近年来，在胆碱能学说、神经递质、促进蛋白质和核酸合成、抗自由基损伤、钙拮抗作用、兴奋性氨基酸-NMDA受体-LTP系统的影响、脑组织及神经细胞培养的改善、神经生长因子等方面都有不少研究，这说明老年痴呆的中药研究虽起步晚，但进步快，起点较高。

（三）中医药治疗老年痴呆存在的问题

1. 证型多样，标准不一

由于前五版《中医内科学》（上海科技出版社出版，后同）教材均未设老年痴呆一病，第六版《中医内科学》虽以痴呆命名，但诊断标准不够明确，故临床辨证分型杂乱，最少分为两型，最多分为七型，即使同是五型，说法也不一致。辨证分型的目的是给治疗提供依据，如果分型不统一，则给临床运用，以及衡量、评估都带来不便。1990年《老年痴呆病的诊断、辩证分型及疗效评定标准》的发布对推动与规范老年痴呆的研究起到了促进作用。但许多临床观察仍存在诊断标准不严格，疗效评定欠客观，缺少针对性强的理化和影像学检查，以及疗程较长等问题。实验研究方面多以记忆障碍尤其是短期记忆障碍模型作为评价治疗老年痴呆的中药效果的动物模型，缺乏说服力。有的仅做了跳台、Y形迷宫等粗筛实验，就认为药物有益智作用，缺乏对有效方药或某一证型的深入研究，不便于重复。

2. 临床报道较多，理论与实验研究少

近年来采用中医药治疗老年痴呆的临床报道较多，且以补益方剂多见，而且疗程较短，例数偏少。但运用传统中医脑髓理论，五神脏理论，痰饮、浊毒、瘀血学说来探讨老年痴呆病因病机的研究较少，或只重视方剂的发掘而忽视对健忘、痴呆、神病、痱风等相关疾病的系统整理与继承，这也是临床分型难以统一的原因之一。实验研究多停留在以验证为主，而缺乏依据中医理论复制的动物

模型,缺乏围绕现代医学新进展用有效方剂探讨老年痴呆发病机理的高水平研究。

（四）中医药治疗老年痴呆的研究思路

对老年痴呆的研究是一个极其复杂的问题,它涉及生物学、医学、药学和社会科学,是一项跨学科、跨世纪的系统工程,中医药要在老年痴呆的防治上有所作为,今后的研究要注意以下几点。

1. 理论上继承整理,总结创新

中医学虽无老年痴呆病名,但与其相关的脑髓理论、五神脏理论以及对健忘、神病、痴呆、痱风的认识与治疗都值得系统总结。益智的方法、穴位也需筛选整理,找出规律,对于近代的临床、实验研究,也需认真总结,同时对许多有特色的治疗方法如穴位注射、药氧吸入和心理疗法等,也应深入研究。对于老年痴呆的发病原因,要从中医病因学的角度进行实验研究和临床研究,老年痴呆病程长,病情复杂,应针对某一阶段或某一突出症状开展研究,如老年健忘是中老年生理性脑衰老与老年痴呆的共同核心症状,也是老年痴呆的主要临床表现。中医学对健忘的认识早在《黄帝内经》中即有多处论述,后世还有人将其列为专篇。以健忘为切入点,从中医"治未病"的角度观察可长期服用且安全有效的中药对老年痴呆的预防作用具有重要意义。

2. 临床上统一标准,加强协作

目前,老年痴呆的诊断多采用美国精神卫生学会的 DSM-Ⅳ 诊断标准和 WHO 的 ICD-10 诊断标准。神经心理学检查多采用简易智力状态检查量表（MMSE）、韦氏记忆量表、韦氏成人智力量表、长谷川痴呆量表、Hachinski 缺血指数量表等。中医诊断分型多采用 1990 年中国中医药学会制定的《老年痴呆病的诊断、辨证分型及疗效评定标准》。但从临床报道看,仍需加强老年痴呆的早期诊断标准研究,并应用中医四诊观察症、舌、脉变化,制订出中医或中西医结合老年痴呆诊断量表,并在全国推广使用。老年痴呆病位在脑,与心、肾、肝、脾、肺关系密切。其两大主要类型——AD 和 VD,均有不同的病变特征,应分别进行辨证治疗。有条件者,可采用先进科技手段检测如生长抑素(SS)、载脂蛋白 E 等特异性较好的理化指标,或采用计算机体层成像(CT)、磁共振成像(MRI)、正电子发射计算机断层扫描(PET)、单光子发射计算机断层扫描(SPECT)等现代科学技术检查。积极治疗早期轻、中症,提高临床疗效,是中医研究本病的关键。为保证科研水平,应根据有关标准制订出严格可行的前瞻性、随机双盲对照和多中心、大样本的科研方案。在康复、调护上,注意运用情志疗法、药膳疗法、功能锻炼、针灸、气功等方法。

3. 实验研究高起点、多学科、规范化

老年痴呆患病机理未明,使得中医药治疗该病的实验研究困难重重。动物模型是目前最突出的难题,VD 的动物模型相对容易,而 AD 模型要有衰老和遗传两个因素以及特征性脑部病变。日本竹田俊男研制的快速老化痴呆小鼠 SAM-P/8、SAM-P/10 具有衰老、呆笨及部分特征性脑改变和脑萎缩,是目前比较接近老年痴呆的病理模型,现已由天津等地引进,并用于针灸的疗效研究。湖北中医学院老年病研究室与天津已合作研究中药益智药,美国、德国均有转基因 AD 模型鼠研制的报道,但造价昂贵。如果能结合中医药病因理论造模,将会有广阔的应用前景。实验指标的选择应围绕老年痴呆的主要假说,如胆碱能学说、炎症学说、自由基学说、铝中毒学说、基因变异学说等,从神经生理、生化、病理、药理、免疫等学科,从细胞、分子、基因水平,来探讨中药有效方剂的配伍变化、药代动力学、药效学,并注意运用高新技术,如计算机自控行为学实验仪、高效液相色谱(HPLC)和气相色谱-质谱(GC-MS)检测技术、电生理膜片钳技术、分子生物学技术、超微病理定量分析及免疫组化原位杂交技术等,这样将会提高研究水平,为研制老年痴呆中药新制剂和最终揭示老年痴呆的病理机理打下坚实的基础。

二十五、关于中医药高等教育之思考①

自 1959 年成立湖北中医学院以来,我国中医药高等教育走过了 30 余年历程,已经成为我国高等教育一个有特色的重要组成部分。认真总结 30 余年来中医药高等教育的经验和教训,对其进行进一步改革和发展,顺应当代科学技术的潮流,培养适应社会主义经济发展和社会进步的中医药人才,更好地为涉及广大群众的卫生事业服务,应该是有益的。

(一)回顾与评价

在中医药学源远流长的发展历史中,其主要依靠师承教育培养后继人才。直到 20 世纪 50 年代,在党的教育方针和中医政策指引下,我国开创了中医药高等教育的新局面,并在 30 余年的发展和完善中取得了显著的成就。

1. 中医药高等教育体系已经形成

目前全国共有 29 所高等中医药(包括民族医药)院校,3 所中医药专科学校,有 46 所西医院校、综合大学开办了中医药专业;同时还发展了包括继续教育、岗位培训、函授、夜大和自学考试等多种形式的成人高等教育。在教育层次上,已经具有专科、本科、双学位、七年制、硕士、博士及博士后等较完善的多层次人才培养模式,其中,高层次教育标志着中医药高等教育的水平,也在一定程度上反映了中医药的学术水平。在专业设置上,中医学、中药学和中西医结合三个一级学科下设置的中医药本科专业基本覆盖了中医药基础和临床学科,并且在与社会和市场发展的多学科交叉中,产生了市场营销、医学信息工程等许多新的专业。可以说,中医药高等教育现已成为我国高等教育体系的组成部分,并与现行教育制度接轨而健康地向前发展。

---

① 本部分内容基于 1996 年数据

2. 中医药高等教育办学规模不断扩大

以湖北中医学院为例，目前学校占地面积为 107.33 公顷（1610 亩），共有建筑面积 42.29 万平方米。学校以中医药和医学相关学科为主体，共有医、理、工、管、文 5 个学科门类。现有中医学、中药学、中西医临床医学等 16 个本科专业，设有基础医学院、中医药临床医学院、药学院、海外学院、继续教育学院、中医药临床技能实训中心等 16 个教学系（院）部（中心），拥有包括 8 所附属医院在内的 103 个实践教学基地。截至 2006 年 12 月，各类在校生 11158 人，其中全日制普通本科生 6220 人，专科生 1794 人，研究生 1006 人，留学生 118 人，成教生 2020 人，形成了以中医药本科教育为主体，多类型、多层次的中医药教育体系。

高等中医药院校的发展壮大，使之成为培养中医药高级人才的主要渠道，对促进中医药科技进步和中医药事业发展发挥了重要作用。

3. 中医药海外教育迅速发展

随着中医药在国际上的影响不断扩大，中医药与国外的交流和合作也不断加强，许多中医药专家应邀到国外办班讲学，在国外建立了一批教学网点，国外来华学习进修中医药的人员也越来越多，国内大部分高等中医药院校成为外国留学生和进修生的培养基地，留学生人数也不断增多，如湖北中医学院目前在校的各类留学生已达 420 人。世界卫生组织在我国建立的 3 个国际针灸培训中心，已为 120 多个国家和地区培养了数千名针灸医生。受世界卫生组织委托，我国成立了中国国际针灸考试中心和中国国家中医药考试中心，为通过考试的海外中医药人员颁发相应的水平证书。中医药海外教育在传播中医药和促进中医药走向世界中发挥了重大作用。

（二）挑战与对策

中医药高等教育所取得的成就是显著的、肯定的。但是，随着社会经济和中医药事业的不断发展，特别是 21 世纪的社会变革和科学技术进步，中医药高等教育面临着更高的需求和严峻的挑战。一是医学的社会化,按照世界卫生组织的要求,21世纪卫生服务的对象和重点将由患者扩大到健康人、家庭、社会;卫生服务的内容由单纯的治疗扩大到预防、治疗和康复。中医药作为我国卫生事业中的一支重要力量,理应为医学的社会化提供更好的服务。二是疾病谱的变化,由生物因子引起的传染病大部分得到控制,而由社会环境、生活习惯和心理变化等因素引起的慢性疑难病证如心脑血管疾病、恶性肿瘤等,已成为危害人类健康的主要疾病,中医药的特色和优势将会起到不可替代的重要作用。三是人口老龄化进程正在加速,人们期望中医药特有的观念和思维方法在老年病防治、养生保健等方面发挥更大的作用。还有世界现代科技迅速发展及其对中医药研究形成的挑战等,都要求中医药高等教育不断进行相应的改革和深入、全面的发展。

1. 更新中医药高等教育观念,培养更能适应社会需求的人才

中医药高等教育是我国具有传统特色的医学教育,随着时代的发展和社会的进步,中医药高等教育既要保持其特色和优势,又要跟上时代的步伐,这样才能培养出适应社会需求的新型中医药人才,为中医药现代化做出贡献。

首先,要处理好中医药教育中继承与创新这一对矛盾。人类的继承从来都是辩证地继承,继承的目的是创新,继承是创新的基础,创新是最好的继承。科学研究方法对于任何学科都是无排他性的,开展中医药科学研究,只有针对性地综合运用传统的、现代的多学科手段,才能取得创新性的成果。

中医药具有独特的以脏腑学说为核心的理论体系,以及整体观念、辨证论治等思维方法,辨证论治贯穿于对人体生理病理的认识和对疾病诊断治疗的全过程;中医学历经千年积累的丰富实践经验和中药取于自然及其特有的药性药理,亟待人们开发研究,这些是中医药高等教育中体现中医药特色不可或缺的基本内容。同时,中医药高等教育必须为学生日后的发扬和创新打好基础,即掌握必要的现代科学知识和技术。

随着中医药高等教育的深入发展,走学科交叉的路子,联合办学,实行由单

学科（医科）向多学科发展的培养模式,是中医药高等教育发展的新要求。因为中医药本是融多学科综合发展的历史产物,单学科性培养模式难以适应人才培养和学科自身发展,现代科技的发展和经济全球化要求中医药高等教育实行多学科融合。21世纪,中医药高等教育在人才培养模式上应灵活多样地面向"三个未来",主动适应21世纪社会主义现代化建设的需要,培养基础扎实、知识面广、综合素质高、个性鲜明、专长突出、中医药创新意识和临床实践能力较强、有理想、有道德、有文化、守纪律的高级中医药人才。

2. 进一步完善科学的课程体系,优化教学内容

课程是专业知识的载体,加强课程体系的建设,优化课程结构,始终是教学改革的重点和难点。自创办中医药院校以来,课程的建设和改革一直在进行着,但是中医药院校课程体系的总体结构中课程偏多、学时偏多、学生负担过重等问题始终未能妥善解决。在相同的学制下,且不说中医药高等教育实践性很强,其课程体系中多了需要相当多课时的现代医学和医古文两大块,这就应按照人才培养的需要,从总体上规划好切合实际情况的课程体系和课时安排等,并对课程体系中的各个板块(包括公共课、中医药课、西医药课、实践课等)不断进行改革和完善,这是一个关系到培养目标的尚未圆满解决的难题。在中医药课程体系方面,仅从本身的特殊情况考虑,更需要加强改革的力度,例如中医基础理论和内经,伤寒、金匮、温病与中医内科,方剂与中医临床等课程之间界定不够清楚,内容重复比较严重;设置古典医著课程在不同层次、不同专业的目的、要求、内容取舍、课时安排等中尚需进一步完善。如何设置好必要的西医课程,是中医院校课程建设的又一重大课题,这既要适合各层次、各专业学生的知识需求,还要考虑一定学制课时布局和其与各类课程之间的相互关系,使之成为优化教学内容的重要组成部分。

3. 强化教学方法和手段的革新,加强临床能力的培训

教学方法的改革和教学手段的更新是实施课程体系和教学内容改革、培养高级中医药人才的重要保证。要改变传统的以教师为中心、以传授知识为主的

教学方式,倡导以学生为中心、以培养能力为主的教学方式,积极推进引导式、启发式、研讨式和以问题为中心的教学方法,充分调动学生的积极性、主动性和创造性。各类各门课程的教师必须依据课程和学生的具体情况,开展与之相适应的启发式教学。比如,近几年在中医药课程中倡导的案例式教材、教学方法,对提高学生学习兴趣、启迪思维、联系临床实际等无疑是有益的,但是其在临床课程和各门基础课程中的运用显然不能千篇一律,因为各门课程的目的、要求是不一样的。同时,模拟实验教学、信息高速公路、多媒体技术与中医药教育结合,丰富多彩的音频信息和视频信息媒介纷纷被用于中医药教学之中,成为新的现代化教学手段,使比较难懂的中医理论图像化、直观化、立体化,这将大大有利于提升教学效果。

中医药学是实践性极强的学科,是以临床实践为基础的学科。为此,在教学的全过程中,必须狠抓临床基本功的训练,培养动手能力,早临床、多临床,使学生将已学的理论知识与临床实践结合起来。值得提出的是,由于学生班次多、数量大,临床教学基地又受规模、数量、距离、时间等限制而很难满足需要,近年来,新建的中医药临床技能实训中心就成了在校学生模拟实践的重要基地。因此,该中心应被作为重点,在硬件和软件方面加强规划和建设,使之更好地发挥在学生从理论到临床过渡中的作用。

4. 重视高等中医药成人教育,完善全程教育体系

高等中医药成人教育是中医药高等教育的延伸和发展。《中国教育改革和发展纲要》指出:成人教育是传统学校教育向终身教育发展的一种新型教育制度,对不断提高全民族素质,促进经济和社会发展具有重要作用。张六通认为,要从战略高度认识高等中医药成人教育在中医药队伍建设、中医药学术水平提高方面的重要作用。

中医药高等教育肩负着培养高级中医药人才的任务。客观地讲,院校学历教育主要是也只能是为未来的人才奠定较坚实的理论基础、提供较宽阔的知识面和培养一定的动手能力,真正高水平的中医药理论家、临床家和科学家,必须

在走出院校后的较长期的教育、临床、科研的实践中才能造就出来。中外的实践证明，其中除了个人的不懈努力外，还需要制度上的终身教育相配合和辅助，例如美国的医生，不论其职位、年龄的高低，每人每年必须完成继续教育的 24 个学分，否则将失去执业资格。继续教育的开展对中医药专业技术队伍整体素质的提高，以及中医药科研、医疗的创新进步具有相当大的促进作用。

中医药所特有的师承教育曾经是培养中医药后继人才的主要形式。如今，应有计划、有组织、有目的地将师承教育纳入现代中医药高等教育范畴之中，即在本科教育中部分地试行导师制。部分师承教育，因其导师基本上已是院校的兼职教师，应纳入院校成人教育的统一规划中，从而使师承教育在中医药继续教育（主要是临床水平的提高）中发挥更好的作用。

由于输送中医药院校毕业生到农村的道路一时还很难畅通，这就为成人教育服务于农村中医药的发展提供了广阔的空间，岗位培训、夜大、自学考试等多种形式的高等中医药成人教育，可以培养一大批具有一定学识水平、留得下、用得着的农村基层中医药人员并提高其水平，为改善和提高农村的医疗卫生水平做出贡献。

总之，院校学历教育是培养高级中医药人才的重要基础教育，继续教育是促使中医药人才不断学习，提高中医药水平的重要条件。高等中医药院校应该在加强和完善中医药全程教育中发挥应有的作用。

二十六、中医学的传统优势与现代发展的思考

有悠久历史的中医学为中华民族的繁衍昌盛做出了巨大贡献，是中华民族的优秀传统文化遗产，其哲理与人文精神饱含着民族情感，同时是治病救人的应用科学。随着近代科学技术研究生命与疾病的规律和不断更新医学理论与实践手段，中医学关注的重点逐渐由治疗经验转向学术内涵，由神秘好奇转向理论体系。中医学顽强生存至今，已引起包括生物学在内的多学科学者的关

注。回顾中医学的发展历史、学术内涵和认识论特点，将有利于深刻理解中医学的传统优势和促进新形势下中医学的发展。

（一）正确理解中医学文化内涵和医学理论体系

世界万物的复杂性决定了人们认识的多样性。中医学、西医学虽然都以人体生命活动和疾病作为对象，但由于历史背景、哲学体系、思维方式等差异，其产生了各自的医学概念、原则和理论模式。西医学建立在欧洲"主客二分"式哲学基础上，以实体结构、物质变化的实验观察，以及形式逻辑的因果推理为基本研究思路和方法，从解剖形态、物量变化角度研究人体生理功能、病理变化及相互关系，关注的是疾病病理变化中的器官、组织、细胞等。

而在《黄帝内经》成编的时代，代表中华民族思维方式和特色的自然哲学——精气论、阴阳五行论已基本形成，其与当时先进的天文学、地理学、物候学、数学、社会学、人文学、心理学、气象学等知识一起，奠定了中医学的理论基础；"天有四时五行，以生长收藏，以生寒暑燥湿风；人有五藏化五气，以生喜怒悲忧恐"（《素问·阴阳应象大论》），这表明前人已逐渐建立认识生命与疾病规律的学说；除利用有限的人体解剖观察（五脏大体形态与功能，如心主血脉，肺司呼吸）以外，人们多以思辨方式探析生命与疾病；学术的主体是藏象、经络、"精气神"，是气机升降、气血虚实和邪正相争，也赋予了某些器官超越其解剖形象的功能；一些重要概念如经络、三焦、营卫气血等在西医学中难以找到相应的解剖生理学基础；多以抽象类比方式论述生命运动规律、辨证论治和养生防病法则，讲空间方位即寓含时序流变，讲时序即喻义万物空间状态之盛衰。这种天人一体、形神一体与心身一体的认识集中体现在"生气通天"的言论之中，形成了中医学宏观强调整体功能而微观认识不足的学术特点。中医理论常常引经据典，一方面系统地表达中医学的精髓特色，另一方面包含着中华灿烂的文化底蕴，其精神内涵、哲学理性和涉猎的内容一时难以用普通语言表达清楚，故其深厚的内涵长期难以为世界所理解。

（二）中医学逻辑思维的自知之明

医学的存在是因为疾病的存在，疾病谱的改变与人类活动的时空改变相关并渐致现代医学模式的形成。中医理论的每一项构成，无论在时间上还是在空间上都是运动的、关联的，通过分析临床疾病信息与症状及病机的联系，以及对其病机关系的辨析，并加入各司其属的认识，这就是求证。中医药学的形成主要是通过人体黑箱试错，以及多输入-多输出状态变量系统分析法，在机体"多样性的统一"上把握某些整体的本质，这是中医药学的长处，何况试错法（神农尝百草，日遇七十毒）又是科学哲学大师波普尔（Popper）大力提倡的"证伪"（否认）的科学方法。中医药学具有符合复杂性科学家希利尔斯（Cillers）曾列举的复杂系统的若干特征。

中医和西医建立了各自的病理学体系并指导疾病的防治。西医的病理学基础是病灶，诊断的基础是系统检查，包括直接证据（分子异常、细胞异常、组织异常等）和间接证据（影像学检查）；中医的病理学基础是征象，诊断的基础是"四诊"和临床经验，基本上是主客观统一的综合过程，信息诊断标准化程度较低，但中医征象观强调标本兼治，注重激发、协调机体自身抗病能力。辩证逻辑与形式逻辑即哲学与具体科学的辩证关系，前者与后者的关系是指导而不是代替。中医学以辩证逻辑为主，恰恰是前者代替后者，使其结论擅于宏观而欠精密。比如："生气通天"的论述是正确的，但天人交换物质、能量、信息的途径、内容和规律是什么？天人"相应""相失"有何物理的、化学的、生物学的指征？缺乏科学量化标准的模糊信息使其临床辨证多随医者本人经验和领悟而异；药物用量，针灸技能的定性、定量不易把握。以发热为例，需辨外感内伤、表里、虚实；《素问·热论》之热属外患，源于环境气候变化；《素问·逆调论》之热属内伤，源于体内阴阳失调，涉及饮食、劳逸、情志；外感发热，三阳之热属表，三阴之热属阴；热而烦满属虚，痈肿之热属实……这里的病因诊断自"审证求因"而来，无论是病位、性质，还是邪正盛衰态势，均是对机体功能失调动态的、宏观的、模糊的概括。将感性的、具体的"深化表象"，经过阴阳五行等哲学定理的推导上升为"理性的具体",虽未经过严格意义的知性分析阶段,但具备了理性综合阶段科学形态的某些特征,直接的临床实践就成了借助自然哲学参与概括、总结其知识与理论形成以及验证和发展的基本手段与途径,形成了中医理论的民族特色。这对理解中医理论内涵是十分重要的,而且正确的、深刻的自知之明将有益于中医理论体系的升华。

(三)保持中医传统优势,融入时代科学发展

2003 年 6 月 26 日宣布完成的、堪与曼哈顿原子弹计划和阿波罗人类登月计划相媲美的人类基因组计划开始解读有关生命的"天书",克隆羊的诞生标志着人类在探索生命奥秘和研究自身规律的历史进程中迈出了重要的一步,推动着生命科学的飞速发展。而中医学与现代科学技术结合,经过多年艰辛的探索取得了瞩目成就,如双氢青蒿素的研制,中西医结合治疗多脏器功能衰竭等一些重大科研成果处于国际领先地位。举例如下。

(1)证实了肾阳虚患者下丘脑-垂体及其 3 个靶腺(肾上腺、甲状腺、性腺)轴功能紊乱。补肾、健脾、活血等中药复方治疗皮质酮大鼠(模拟肾阳虚)的研究表明,温补肾阳药可直接提高下丘脑促肾上腺皮质激素释放基因的转录与表达水平,改善下丘脑-垂体-甲状腺轴的受抑制状态,这提示肾阳虚证的调控中心位于下丘脑,而且涵盖神经内分泌免疫网络。

(2)在民间治疗淋巴结核、皮肤癌验方(含砒霜、轻粉、蟾酥等)的基础上,筛选单味药砒霜并提取三氧化二砷(As_2O_3),利用"以毒攻毒"原理研制的"癌灵一号注射液"治疗急性早幼粒细胞性白血病(APL)效果良好,同时以分子生物学方法揭示 As_2O_3 对 APL 细胞有诱导分化及诱导细胞凋亡作用。美国著名的纪念斯隆-凯特琳癌症中心随后证实了此项研究,并称此项研究达到治疗成人复发性 APL 的最高水平,展示了"以毒攻毒"朴素治疗原理与现代科技结合的良好前景。

(3)根据中医"肾生髓"理论设计的"益髓生血灵"对经典的遗传性疾病——β-地中海贫血的疗效优于常规西药马利兰。大样本的基因型分析表明,该药并

不改变患者的基因突变型，而是开启 γ-基因，促进 γ-球蛋白基因表达，诱导血红蛋白 F 合成增加，代偿 β-球蛋白基因功能的缺陷而达到治疗目的。这证明中医药可通过修饰、调节基因表达，其无副作用、无后遗症的显著疗效把中医理论的说理能力和治病可信度推向了当今国际前沿水平。

生存与健康乃头等大事，然而旧的顽疾挥之未去，新的疾病不断出现，人们已深刻认识到科学对人类文明世界的价值。尽管不同的理论构架形成不同学科（西医学、中医学、生物学等），但研究的却是同一个对象，在一定的结构或功能层次上必然有其共性的物质基础。中医理论尚未与现代科学较好地结合并无法用现代科学概念表达自身概念，这大大影响了其达到世界化与普适性。充分利用后基因组时代的科技成果并赋予它现代最前沿的科学内涵，既能提高中医学的普适性，又能使中医学对生命规律和疾病本质的认识更具体、更深刻而尽早达到世界化。

中医学在不断流淌的历史长河中顽强绵延至今，其中包括了远古初创的深厚传统，又蕴藏着不同时代努力增添的精华。多学科的相互渗透将打破各学科领域之间人为的界限与固定僵化的思维模式，还将孕育新理论、新技术的增长点，并展现多元、动态的奇观。比如，严谨地进行证候动物模型、病证动物模型和中药制剂作用原理的对比研究，引入客观参照体系，为中医证候研究提供更多的科学依据；探索的核心之一是采用多指标、同步检测、动态观察、综合分析等方法，在整体、组织、细胞、亚细胞、分子水平，从人体结构态、代谢态的系统层次，对"证"的病理生理学基础，以及定性与定量的客观现代指标进行研究，这将是中医走向国际、促进治疗观念更新和中医学发展的必须且极为重要的革命之一。

创新是学术发展最主要的使命，凡是有生命力的传统一定是随着时序的改变而与时俱进的。每一项技术的突破性发展都将导致观念的升华，高新技术的成果与传统文化之间不可避免地存在冲突。中医学应该以极大的热忱关注近年来生命科学热门的基因组研究、细胞凋亡研究、细胞信号转导研究三大领域，并汲取国际前沿不断创新的生命科学和现代医学中的新理论，同时重视那些在中医治病与基础研究中积累的大量奠基性成果,从长期的"证明性研究"快速进入"创新性发展研究",真正与时代同步,同时实现自我更新与超越。

二十七、亚健康相关研究

所谓亚健康(sub-health),是指机体无明显疾病,却呈现生活能力降低、适应能力减退的一种生理状态,是介于健康与疾病之间的一种功能低下的状态。由于人们习惯上把健康时称为第一种状态,患病时称为第二种状态,因此,人们把这种非患病、非健康的中间状态称为第三种状态,也称灰色状态。

(一)亚健康概念的产生背景

亚健康概念的产生与人类对健康观念的认识有关,世界卫生组织(WHO)关于健康的概念,主要经历了以下几个阶段。

1948年,世界卫生组织(WHO)创立时,在宪章中指出:健康不仅是没有疾病或虚弱,而且包括在身体上、精神上和社会适应方面的完好状态。这一表述解决了以往健康概念的片面性问题,把精神纳入健康的范畴,强调健康与社会环境有关。

1975年,WHO进一步提出:健康是个体在一定环境、遗传条件下,能够恰当表达自身行为功能的状态。其正式提出行为功能是健康的基础。

1978年,WHO在《阿拉木图宣言》中制定了健康的10条标准:①充沛的精力,能从容不迫地担负日常生活和繁重的工作而不感到过分紧张和疲劳;②处世乐观,态度积极,乐于承担责任,事无大小,不挑剔;③善于休息,睡眠良好;④应变能力强,能适应外界环境中的各种变化;⑤能够抵御一般感冒和传染病;⑥体重适当,身体匀称,站立时头、肩、臀位置协调;⑦眼睛明亮,反应敏捷,眼睑不发炎;⑧牙齿清洁,无龋齿,不疼痛,牙龈颜色正常,无出血现象;⑨头发有光泽,无头屑;⑩肌肉丰满,皮肤有弹性。

1989年,WHO又提出了"身体健康、心理健康、道德健康、社会适应良好"

四个方面的健康新标准,把道德修养纳入健康的范畴。其内容包括健康者不以损害他人的利益来满足自己的需要,具有辨别真与伪、善与恶、美与丑、荣与辱等是非观念的能力,能按社会行为的规范准则来约束自己及支配自己的思想、行为。

20世纪80年代,随着社会产业结构的改变和高新技术的发展,人们的生产、生活和行为方式都发生了很大的变化,社会竞争日益激烈,心理应激明显增多,以至于很多人出现了容易疲劳、食欲不振、头痛头昏、心情郁闷、情绪不稳等多种症状,却又查不到原因。苏联学者布赫曼教授及后来的许多学者通过研究发现,人体存在一种非健康、非患病的中间状态,布赫曼教授首次把这种状态称为亚健康。

（二）亚健康的分类方法

依据WHO四位一体的健康新概念,亚健康状态可划分为下列四类:①躯体亚健康。主要表现为不明原因或排除疾病原因的身体疲劳、虚弱、周身不适、性功能下降和月经周期紊乱等。②心理亚健康。主要表现为不明原因的精神疲劳、情感障碍、思维紊乱、恐慌、焦虑、自卑以及神经质、冷漠、孤独、轻率,甚至产生自杀念头等。③社会适应性亚健康。突出表现为对工作、生活、学习等环境难以适应,对人际关系难以协调,即角色错位和不适应。④道德方面的亚健康。主要表现为世界观、人生观和价值观方面存在明显的损人害己的偏差。

由于"亚健康"是一个新的医学概念,且伴随着人们对健康认识的不断发展,所以至今尚无较为公认的亚健康的定义。这就使不同研究机构对亚健康的认识有较大分歧。

有学者根据亚健康的表现将亚健康分为心理性亚健康、躯体性亚健康和社会适应性亚健康3种情况。心理性亚健康表现为情绪低落、不稳定,精神萎靡不振,烦躁,易怒,紧张,妒忌,抑郁,睡眠不佳等;躯体性亚健康表现为身体的过度疲劳等;社会适应性亚健康表现为人际关系紧张、固执、偏激、烦恼、孤独、冷漠、自卑、猜疑、自闭等。

也有学者把亚健康的表现归纳为"一多"和"三少"。"一多"指疲劳多,"三少"指三种减退,即活力减退、反应能力减退和适应能力减退。

还有学者将亚健康表现按系统进行归纳表述:①精神神经系统:头晕头痛、精神涣散、疲劳无力、易紧张激动、失眠多梦、健忘恐惧等。②心血管系统:心慌、胸闷、气短、心律不齐、血压波动等。③消化系统:食欲不振、腹胀、两肋疼痛、腹泻等。④骨关节系统:经常感到四肢乏力、腰酸背痛等。⑤泌尿生殖系统:尿频、夜尿增多、性欲减退、阳痿、月经异常等。

张六通课题组认为,按照 WHO 关于健康的描述,将亚健康分为 4 类较为科学合理,即躯体性亚健康、心理性亚健康、社会适应性亚健康和道德方面的亚健康。

(三)亚健康人群的分布状况

1. 地域分布

"21 世纪中国亚健康市场学术成果研讨会"(2002 年 4 月 8 日)提供的统计资料显示,我国约有 15% 的人是健康的,15% 的人非健康的,70% 的人是亚健康的。王育学的研究表明,经济较发达地区处于亚健康状态的人口,在总人口中所占的比例明显高于其他地区,其中,我国以北京、上海、广东等地占比较高。这主要是由于经济较发达的省市生活节奏较快,人们长期处于竞争激烈、心理压力大、超负荷运转的紧张状态,容易导致亚健康。

2. 人群和职业分布

王育学曾做过一个 5 万例的人群调查,亚健康人群年龄的正态分布率达到 56.18%,其中大多数为 20~40 岁的青壮年,他们以白领、知识分子为主。中年人群中处于亚健康状态的人口比例高于其他人群。这主要是由于中年人肩负着学习、工作、生活三重压力,其体质逐渐下降。朱丽等采用统一的调查问卷,对广东省 19 所高校的教师进行亚健康调查,结果表明,30~40 岁是高校教师亚健康状态的危险年龄段,其中女性处于重度亚健康状态的比例高于男性;工作不开心、工作时间长、缺乏体育活动等是高校青年教师处于亚健康状态的危险因素。

（四）亚健康的成因

目前,有关亚健康成因的研究较多,归纳起来,大致有以下几种。

1. 过度的紧张

研究表明,长时间的紧张对健康有四害:一是引发急慢性应激,直接损害心血管系统和胃肠系统,造成应激性溃疡、血压升高、心率增快、心血管事件发生和血管硬化进程加速;二是引发脑应激疲劳和认知功能下降;三是破坏生物钟,影响睡眠质量;四是免疫功能下降,导致恶性肿瘤和感染机会增加。亚健康虽没有达到疾病的程度,但过度紧张必然会对心、脑、肾等器官造成影响,使其功能处于低水平状态。

2. 过强的压力

长期超负荷作业极易产生疲劳。疲劳是机体功能的暂时性障碍,属正常生理反应,是人体健康的一种保护性反应。然而如果疲劳得不到消除,长期工作紧张、超负荷作业就会产生过劳。由于社会竞争日益激烈,人们的心理紧张感和压抑感越来越严重。沉重的压力不仅容易导致躯体性亚健康,更易导致心理性亚健康的发生。

3. 不良生活方式和习惯

（1）睡眠不足:由于学习、工作的压力或对娱乐的热情过于强烈,人们用于睡眠的时间越来越少。如果长时间睡眠不足,很容易引起亚健康的发生,如头昏、耳鸣、自觉疲乏、心慌、食欲不振等。

（2）饮食结构不合理:长期高盐、高脂和高热量饮食,大量吸烟和饮酒造成循环系统、消化系统、神经系统、呼吸系统等系统的功能紊乱,这是造成亚健康的常见原因之一。

（3）不适当的运动:一是运动量过少,运动的缺乏不仅导致肥胖,而且由于长期不运动,机体的各项功能减退、免疫力下降,极易引发疾病;二是过量运动,疲劳过度,体内产生大量氧自由基,导致生物膜发生脂质过氧化反应,使一些生理、生化过程紊乱,从而影响各个器官的功能。

白领和知识分子中符合上述不良生活方式的人群比例较大,所以,调查结果中亚健康人群以这些人为主。

4. 环境污染的不良影响

社会飞速发展的同时,人类给地球带来了巨大的破坏,人类生存环境不断恶化。多数慢性、非传染性疾病与生产和生活过程中的废物污染有关,如水源和空气污染,噪声,以及微波、电磁波等污染都是健康的隐形杀手。

5. 不良精神、心理刺激

随着社会文明程度的日益提高,人们在家庭和社会中承受的精神刺激、心理刺激空前加重,人际关系越来越紧张,生活中缺少安逸、祥和的气氛,这也是导致心理性亚健康和躯体性亚健康的重要因素之一。

综上所述,亚健康的形成原因,其实可以概括为心理和躯体两个方面的不良刺激,心理上的刺激主要是精神压力过大,躯体上的刺激主要是过度疲劳。

(五)中医学对亚健康表现的认识

亚健康是一种似病而非病的状态,或者说是一种低水平的生理状态。它虽无器质性病变,但临床表现却多种多样,如果按照西医理论分析,很难确定其病位、病性。中医学则可以从整体出发,运用脏腑、经络、气血、阴阳等理论,诊断病情,指导实践。

1. 躯体性亚健康

躯体性亚健康最典型的表现是疲劳,还有自觉头晕头重、胸闷、乏力倦怠、食欲不振、心悸、自汗、关节肌肉酸楚疼痛、性功能障碍等。这些表现在中医理论中分属于心、肝、脾、肺、肾等多个脏器。比如:心悸、胸闷与心有关,头晕头重与肝有关,乏力倦怠、食欲不振、关节肌肉酸楚疼痛、自汗与肺、脾有关,性功能障碍与肾有关等。

2. 心理性亚健康

心理性亚健康主要表现为情绪低落、精神不佳、反应迟钝、失眠多梦或嗜睡、困倦、精神疲劳、注意力不集中、健忘、烦躁、焦虑、易惊、冷漠、孤独、轻率，甚至产生自杀念头等。这些症状多数属于精神情志的异常。肝主疏泄，有调畅情志的作用，所以心理性亚健康首先与肝有关；肝病及心可出现失眠多梦、注意力不集中、健忘、烦躁、焦虑、易惊；肝病及脾则见嗜睡、困倦等。因此，心理性亚健康主要与心、肝、脾有关。

3. 社会适应性亚健康和道德方面的亚健康

社会适应性亚健康突出表现为对工作、生活、学习等环境难以适应，对人际关系难以协调；道德方面的亚健康主要表现为世界观、人生观和价值观上存在明显的损人害己的偏差。对于这些表现，中医认为仍然属于心和肝的功能失常。

由此可见，亚健康与中医五脏都有关系，是一种病变涉及脏腑气血多个方面的综合性、复杂性证候，难以用一种病因病机理论来解释它的所有表现，这也是造成目前对亚健康的认识在中医界有众多学说的原因。

（六）中医药调理亚健康的优势

从上述亚健康的表现来看，亚健康患者不仅有生理上的不适，而且有心理上的障碍；造成亚健康不仅与其生存环境有关，还与其所处的社会状况有关。其核心的原因是人体脏器功能下降，主观上有身体和精神上的不适，但各种检查又达不到确诊的标准，这对西医来说，就会因为没有明确的病性、病位而难以提出恰当的治疗方案。而对于防治这种整体功能失调的表现，中医具有至少三个方面的优势，即理论体系的优势、治疗观念的优势、治疗手段的优势。

1. 理论体系的优势

亚健康是一种多脏器、多系统功能失调的状态，中医学的认识论、方法论也注重研究人体的功能状态，强调"整体观念"，认为人是一个相互关联的整体；人与自然界是相互联系的整体。所以，机体的生理状态与脏腑的气化功能密切相关；与社会环境也密切相关，这种认识疾病的思维方法，对病机复杂的亚健康来说，在诊断和治疗方面具有理论上的优势，这就是中医药调理亚健康有独到之处的原因之一。

中医的诊疗体系中，从症状表现、基本生活状况，如饮食、睡眠、二便、汗液、舌脉象等几个方面诊查，就可以"见微知著"，从而找到调治的依据。这种诊断疾病的方法，不需要依赖检查指标的异常。因此，从中医学的诊疗思路防治亚健康将会发挥越来越重要的作用。

2. 治疗观念的优势

《素问·上古天真论》云："虚邪贼风，避之有时，恬惔虚无，真气从之，精神内守，病安从来。"其明确提出了以预防为主的防病、治病思想，主张如果做到"恬惔虚无""精神内守"，就不会生病。所以要调治亚健康，首先要克服精神紧张、压力过大。

《素问·四气调神大论》云："是故圣人不治已病，治未病，不治已乱，治未乱。""未病""未乱"就是疾病的征兆，是质变为疾病的量变过程，也就是现在的亚健康，说明中医在两千多年前就已经意识到调理亚健康比治疗疾病更重要。

中医学认为，人体的健康是人与自然、社会相互协调，以及自身阴阳动态平衡的结果，即"阴平阳秘，精神乃治"，阴阳失衡即可产生亚健康状态乃至疾病。因此，凡是能够调整人体阴阳平衡的措施，都可以作为治疗亚健康的手段，如方药、针灸、按摩、刮痧、药浴等都是中医干预亚健康的重要方法，这就比必须依赖药物才能治病的其他医学体系有更大的灵活性和优越性。

3. 治疗手段的优势

（1）药食同源：中医学有"药食同源"的悠久传统，人们日常生活中的普通蔬菜瓜果均具有四气五味，既可食用，又可治病。比如：中医认为粥"能畅胃气，生津液"，"饮酒"能"和血行气，壮神御寒"等。《素问·藏气法时论》中的"五谷为养，五果为助，五畜为益，五菜为充"强调食物对健康的重要性。因此，以中医理论为指导，选择合适的食疗方案，能达到强身健体、调理亚健康的目的。

（2）针灸、按摩：针灸、按摩的理论基础都是经络学说，中医认为，经络能运行气血、联络脏腑、沟通内外、贯通上下，具有传导感应、调节虚实的功能。针灸、按摩能通过刺激经络、腧穴，促使机体气血流通，达到"扶正祛邪"的目的。《灵枢·经脉》说："经脉者，所以能决死生，处百病，调虚实，不可不通。"这句话指出，经络不通可以导致疾病发生，疏通经络可以防病治病。

（3）以情胜情：《素问·阴阳应象大论》提出"悲胜怒""喜胜忧""思胜悲""怒胜思""恐胜喜"等学说，认为不同情志之间会有相互制约的作用，这就是"五志相胜"理论。医者可以用言行、事物激起患者的某种情感变化以达到治病的目的。这种治疗手段可以针对造成亚健康的不同情志因素，采用与之相应的情志进行刺激，达到"以情胜情"的效果，并可按照"五志相胜"理论指导患者转移情感和注意力，学会情绪的自我控制，减轻或化解不良情绪对人体的刺激。

总之，亚健康是中西医面临的重要课题，中医药在调理亚健康方面具有其他医学体系所不可替代的优势。近年来，研究者对中医药调理亚健康的思路和方法进行了深入研究，取得了一定进展，但仍存在很多问题，诸如范畴不明确、辨证分型缺少规范、分型标准不统一、对亚健康的治疗过程和结果缺乏科学的评价等。因此，建立亚健康的中医病因病机理论、研制亚健康的实验动物模型、探讨亚健康的中医治法方药就具有巨大的理论意义和实践意义，只有这样才能充分发挥中医药在亚健康调治领域的优势。

（七）肝与亚健康的关系

张六通课题组认为，对于亚健康这种病情复杂、机理说法不一的病证，应当对其病因病机中的某一方面进行深入研究，想一次把它的发病机理全部搞清楚是不现实的，也不符合临床实际。张六通课题组设想，分别研究亚健康与五脏中每一脏的关系，然后进行总结归纳，再形成系统的理论，这是目前较为可行的研究方式，任何学科的发展都符合这种"由点到面"的规律。张六通课题组认为,采取"由点到面"的方式,对亚健康的病因病机进行深入研究,对丰富中医脏腑病机理论,寻求中医药治疗亚健康的方法、药物具有重要意义。

经过大量的文献研究,结合临床实践,张六通课题组认为,在五脏中,亚健康与肝的关系最为密切。其理由如下:肝主筋,肝为罢极之本,肝与疲劳有关;肝主疏泄,可调畅情志,精神情志受肝的调节;同时,肝藏血,血的盈亏是睡眠正常与否的前提。因此,亚健康各种病变的核心是肝。

1. 肝与疲劳相关

疲劳的主要表现为肢体无力、运动能力下降,中医对运动的机理解释比较通俗朴素,即筋的伸缩牵拉骨骼产生运动。《素问·六节藏象论》曰:"肝者,罢极之本,魂之居也,其华在爪,其充在筋。"这说明筋的功能受肝的调节,所以,医家大多从筋与肝相关的角度阐述肝与疲劳的关系,其实,肝尚可通过脏腑气血等多个途径影响疲劳的产生和调节疲劳程度的轻重。

(1)肝虚致疲劳:肝藏血,说明肝可储藏血液和调节血量,能保证运动过程中血液的正常输布,《素问·五藏生成》曰,"故人卧,血归于肝……足受血而能步,掌受血而能握,指受血而能摄",明确指出运动能力与肝和血相关。

肝主筋,筋具有"主束骨而利机关"的功能,筋的营养来源于肝血,肝血充盈,筋膜得养则运动灵活有力,因此,全身骨骼、关节、肌肉的协调运动实质上受肝的调节,机体运动能力的强弱与肝主筋密切相关。基于以上认识,《素问·六节藏象论》称肝为"罢极之本",明确指出肝与疲劳的产生和消除相关。正如《类经·藏象类》所言:"人之运动,由乎筋力,运动过劳,筋必罢极。"

肝主疏泄,调畅气机,肝对气血津液的生成、输布和代谢有重要意义。《读医随笔》曰:"肝者贯阴阳,统气血……握升降之枢。"李用粹又云:"气不周流之关键在于肝气不舒。"体力与脑力的产生均以气血为物质基础,以经络为通道,肝失疏泄必然导致气血运行失常,脏腑筋脉失养,从而产生疲劳。

另外,现代医学将与精神因素有关的疲劳称为中枢性疲劳或精神性疲劳。肝主疏泄,能够调畅情志,可以控制情绪变化和调节心理状态。因此,精神情志等心理因素导致的疲劳也与肝有关。

（2）肝虚波及他脏疲劳：肝藏血，主疏泄，脾主运化。脾胃升降有序，离不开肝的疏泄功能正常，故《素问·宝命全形论》曰："土得木而达。"脾为后天之本，气血化生之源，能保证全身能量的供应，若肝失疏泄，既可影响脾的运化，使气血化生不足而致疲劳，又可导致湿邪产生，出现肢体困重。

《明医杂著·医论》曰"肝气通则心气和，肝气滞则心气乏"，说明肝可对心的功能产生多方面影响。一方面，肝血不足则心脉不充，可见疲劳；另一方面，肝的疏泄作用可以促进气血运行，若肝郁气滞，血行瘀阻，也可导致心不行血进而疲劳。

肝藏血，肾藏精，精血同源；肾主骨，肝主筋，筋骨互用。肝虚常导致肾虚，肾虚也可造成肝虚。肝肾的亏损是疲劳产生的另一个重要原因。

体力的产生与气有关，肺主气，司呼吸，肺气宣降正常，则气的生成充足，体力充沛。肝可调畅气机，肝失疏泄会对肺的主气功能产生影响，进而产生疲劳。

由此可见，肝脏虚损既可直接造成疲劳，又可通过影响脏腑气血而产生疲劳。

2. 肝与情志有关

（1）肝调畅情志：肝具有调理气机、调畅情志的作用，是与精神情志密切相关的重要脏器之一。肝失疏泄则气血失和，气血是精神情志的物质基础，因此，肝病患者可出现精神抑郁或急躁易怒等情志的异常。

《素问·调经论》曰"血有余则怒，不足则恐"，说明精神情志的变化与血的盈亏有关。肝藏血，肝血的多少可直接影响情志的变化。

（2）情志影响肝：《素问·举痛论》云，"怒则气上，喜则气缓，悲则气消，恐则气下……惊则气乱……思则气结"，强调情志与气的关系密切。气的运行与肝有关，因此，不良情绪刺激可以通过使气机失常这一环节影响肝。若气郁化火伤阴，又能形成肝阴不足、肝血亏虚等病变。

《素问·阴阳应象大论》中的"怒伤肝"明确指出肝对情志刺激的易感性。

以上论述说明,正常的情志活动以气血为物质基础,以气机调畅为前提条件。亚健康的精神情志症状,实质上是气血功能异常的表现。肝藏血,主疏泄,可调畅气机,气血的功能受肝的调节,因此,亚健康患者的精神情志异常归根结底是肝功能的异常。

3. 肝与睡眠有关

(1)肝体阴用阳。《灵枢·邪客》云:"阳气盛则阳跷陷,不得入于阴,阴虚,故目不瞑。"《诸病源候论·大病后不得眠候》曰:"阴气虚,卫气独行于阳,不入于阴,故不得眠。"《类证治裁·不寐》谓:"阳气自动而之静,则寐;阴气自静而之动,则寤;不寐者,病在阳不交阴也。"三者均强调睡眠与阴阳之气的循行有关。肝藏血,主疏泄,体阴而用阳,肝气的调畅是阴阳各循其常的前提条件。

(2)肝藏血。血是睡眠等情志活动的物质基础,《辨证录·不寐门》说"气郁既久,则肝气不舒;肝气不舒,则肝血必耗;肝血既耗,则木中之血上不能润于心",则不寐。《症因脉治·不得卧论》指出,"恼怒伤肝,肝气怫郁,或尽力谋虑,肝血有伤,肝主藏血。阳火扰动血室,则夜卧不宁矣"。《医林改错》说"夜不安者,将卧则起……此血府血瘀","血瘀日久,血不行则心失所养,亦致失眠"。

(3)肝藏魂。宋代许叔微所著《普济本事方》云:"平人肝不受邪,故卧则魂归于肝,神静而得寐。今肝有邪,魂不得归,是以卧则魂扬若离体也。"《血证论·卧寐》记载:"肝病不寐者,肝藏魂,人寤则魂游于目,寐则魂反于肝。若浮阳于外,魂不入肝,则不寐。"《张氏医通·不得卧》云:"曷知五志不伸,往往生痰聚饮,饮聚于胆,则胆寒肝热。故魂不归肝而不得卧。"

以上医家的论述均从不同角度说明肝病变是导致失眠的重要原因。

总之,亚健康状态的主要症状是疲劳、睡眠障碍和精神情志的异常。"肝主疏泄",具有调畅情志的作用,亚健康的精神情志症状在本质上是肝的病变;"肝主筋",为"罢极之本",疲劳的产生也以肝为核心;睡眠的质量取决于阴血的盈亏,而"肝主藏血",睡眠障碍也与肝相关。因此,从肝论治亚健康状态符合中医基本理论,具有深入研究的价值。

(八)补肝法对亚健康模型动物作用的实验研究

1. 关于动物模型评价

亚健康的产生与过度疲劳有密切关系,亚健康的表现中过度的疲劳感是其主要症状之一。本研究运用强迫游泳法造成动物过度疲劳,既符合亚健康的成因,又符合亚健康的表现,作为复制亚健康模型的手段之一,具有一定的科学性。

睡眠障碍是亚健康的主要症状,同时,在亚健康的其他症状出现之前,常有睡眠障碍作为诱因,因此,本研究采用睡眠剥夺法造模,较好地复制了亚健康的成因和症状。

人际关系紧张,精神压力过大也是亚健康的成因。本研究用夹尾刺激法,造成动物之间互相厮打,以模仿人类人际关系紧张的状况,这是从亚健康的成因考虑。中医认为"怒伤肝",肝失疏泄可以造成精神情志的异常,这又与亚健康的表现相一致。从造模后动物的精神状态、进食量、饮水量、疲劳程度等方面的表现看,该模型的表现与亚健康相似,说明该造模方法具有一定的合理性。

2. 中医中肝与亚健康的关系

中医认为肝主筋,肝为罢极之本,因此,肝与疲劳有关;肝主疏泄,可调畅情志,精神情志受肝的调节;同时,肝主藏血,血的盈亏是睡眠正常与否的前提,因此,亚健康的疲劳、精神情志异常和睡眠障碍的病理核心是肝。

3. 补肝方产生疗效的机理

经过补肝方治疗,模型动物的外在症状和微观指标均有改善,说明补肝法可以预防和治疗亚健康。补肝方对模型动物产生疗效的机理复杂,主要有以下几个环节。

(1)影响神经递质代谢:影响下丘脑 DA、5-HT 等与中枢性疲劳和精神情志有关的神经递质代谢。补肝方可以上调动物下丘脑 DA 水平,降低 5-HT 水平。补肝方的这一作用一方面可以减轻中枢性疲劳,另一方面对失眠、精神状态、感知能力和肌肉疲劳程度等都可产生影响。

（2）影响糖代谢：影响肝糖原、肌糖原、乳酸脱氢酶等与疲劳有关的生化指标，补肝方高、低剂量组动物肝糖原、肌糖原含量均有提高，说明补肝方可以改善动物的疲劳症状。对血清 LDH 的检测结果显示，运用补肝方治疗可以使动物提高抗无氧代谢的能力，降低血清 LDH 活性。

（3）影响抗氧化酶的作用：补肝方可以提高血清 SOD 水平，减轻自由基对机体的破坏，说明补肝方具有一定的抗氧化能力，可以拮抗因为过度疲劳、睡眠障碍和精神紧张所带来的氧自由基损害。并且补肝方高剂量时可以降低丙二醛（MDA）含量，说明补肝方有阻断自由基毒性反应的作用。

（4）调节 Na^+-K^+-ATP 酶活性：疲劳时细胞膜 Na^+-K^+-ATP 酶活性降低，而其活性下降又可能是导致疲劳发生的重要因素之一。补肝方高、低剂量组动物 Na^+-K^+-ATP 酶活性均高于模型组，说明补肝方有提高细胞膜 Na^+-K^+-ATP 酶活性的作用。这是补肝方抗疲劳的机理之一。

（5）提高兴奋性氨基酸类神经递质的表达：经补肝方治疗后，模型动物海马 NR2A mRNA 的表达水平升高，说明运用补肝方改善亚健康的作用机理，可能是上调动物海马 NR2A mRNA 的表达水平，抑制兴奋性氨基酸类神经递质的传导异常，从而减轻亚健康的疲劳、烦躁、失眠等临床表现。

4. 结论

综合研究结果，可以得出结论：采用疲劳运动、睡眠剥夺、应激刺激等复合因素制造的亚健康动物模型，综合考虑了亚健康的成因和表现，动物的表现符合亚健康的特征，因此，该造模法作为复制亚健康模型的方法有一定的科学性和合理性。亚健康与中医肝脏有密切关系，亚健康的成因与肝脏有关，其表现也与肝脏有关。补肝法可以通过多种途径发挥治疗作用，可以改善亚健康的临床症状。因此，从肝论治亚健康具有深入研究的价值，本研究对深入探索亚健康的中医病因病机，寻求有效的中医药治疗方法，开展对亚健康的实验研究具有重要的指导意义。

二十八、络脉理论相关研究

络脉学说是中医基础理论的重要内容之一，对指导中医临床尤其是指导疑难病的诊疗具有重要意义。近年来，对络脉的现代基础研究成果斐然，如络脉相当于西医学的微循环、络脉与血管内皮细胞密切相关等，这些基础理论的突破带动了临床实践的大飞跃。如运用中医络病理论对心脑血管疾病的治疗取得了突破性进展，以通心络胶囊为代表的临床药效和药理研究显示，其临床疗效较好，对血管内皮细胞功能具有较好的调整作用。但是，通过对前人的理论探讨和临床体验总结，张六通认为，络脉的物质基础不仅是微循环、血管内皮细胞，细胞外基质（ECM）也是络脉的物质基础之一。

ECM 是存在于上皮或内皮细胞下层、结缔组织细胞周围的动态网状结构，其成分是一组具有特殊功能与结构的大分子蛋白，包括胶原蛋白、弹力纤维、葡糖胺聚糖和糖蛋白。胶原蛋白和弹力纤维具有纤维状结构，蛋白多糖及糖蛋白为无定形物质，填充在纤维之间和细胞之间，促进它们的粘连。ECM 作为细胞外有机大分子物质，不仅具有连接、支持和固定组织细胞的作用，而且通过其分子间不同的巧妙缠结交织，构成各种各样的三维立体结构，形成各种不同组织器官的形态，并决定其物理性状和功能。它不仅构成各种细胞赖以生存的微环境，维持组织内环境的稳定，而且通过不同的 ECM 分子间、ECM 与细胞、ECM 与细胞因子间的相互作用，以及由 ECM 所介导的细胞间的相互作用，参与调节、控制细胞的多种生命活动。它是供给营养和免疫应答的场所，适应外界环境和维持内部环境，在机体生长、发育过程中起中心作用。另外，它有诱导细胞的分化、增殖、发育的作用。其结构、分布、生理功能等与络脉在诸多方面具有一致性。

（一）ECM 的结构、分布与络脉的一致性

络脉系统的结构和分布具有浅、深、末、网 4 大特点。浅者，指行走浅出于

表;深者,指行走深入于里,达于脏腑的幽深处;末者,指居于正经、奇经的终末部位;网者,指态势和纵横网络错综复杂。

从体表皮肤到内脏组织,ECM 广泛存在,通过其分子间不同的缠结交织构成各种各样的三维立体结构,因此其分布具有"浅""深"的特点。处于 ECM 中的细胞,通过此连通着的网进行广泛的联系。因此,ECM 也具有"网"的特点。微循环的新概念提出"微循环是直接参与组织、细胞的物质、能量、信息传递的血液、淋巴液、组织液的流动"。存在于 ECM 网中的组织液来自毛细血管动脉端,因此,ECM 构成的物质交换"管道"处于微循环之末,具有"末"的特点。

(二)ECM 构成的网络、组织液的流动特点与络脉的相似性

络脉的气血流动具有"双向流动和满溢贯注""面性弥散渗灌"等特点。

经血液运输而来的氧、营养物质、激素等,须渗透到 ECM 的组织液中,才能被组织、细胞利用;同时组织和细胞不断排出的代谢废物和二氧化碳进入组织液,再进入血管被带走。因此,ECM 构成的网络与络脉一样,是物质交换的场所;组织液的流动特点与络脉气血运行的特点相似,具有"双向流动""面性弥散渗灌"的特点。

细胞间质中不仅有支撑和维持组织的生理结构和功能的 ECM,还有促进细胞生长的各种生长因子,也有细胞分泌的各种代谢物质,故细胞间质作为细胞的微环境,既是物质传递的"桥梁",又是物质代谢的"枢纽"。

(三)ECM 与络脉生理功能的相似性

1. 联络沟通,传递生命物质和信息

络脉是人体运行全身气血、联络脏腑形体官窍、沟通上下内外的通道。

ECM 是细胞赖以生存的因子。当表皮细胞和内皮细胞等细胞与 ECM 成分分离,或这些细胞上与 ECM 结合的整合素受体缺陷或被封闭时,或者这些细

胞在无血清的培养体系中，均会导致这些细胞的凋亡。细胞表面的整合素受体和蛋白多糖成分与某些 ECM 结合后，细胞才获得生存的信号，避免凋亡的发生。许多类型的正常细胞的生长具有贴壁依赖性，当细胞与 ECM 间的黏附作用被阻断时，细胞就会从 ECM 上脱落下来并停止生长。

ECM 可直接调节细胞的增殖与分化。ECM 成分与细胞上相应受体结合后，能使膜上的 Rho、Rac 激活，从而促进细胞由 G1 期进入 S 期，促进细胞增殖分裂。多数 ECM 成分的分子结构有 EGF 样功能区，而这个功能区可能具有促进分裂的活性，直接促进细胞的分裂增殖和分化。

当人体所处的环境发生变化或在病理状态下时，ECM 会发生功能和结构的变化。如胶原是一种三维的长程有序结构，具有液晶态连续介质的性质，能敏感地随环境的微小改变而调整变化。而 ECM 的变化将对 ECM 联结细胞（如成纤维细胞、感觉传输细胞、免疫细胞和血管细胞等）产生各种影响，从而调整处于 ECM 构成的微环境中的各种细胞的功能。从细胞生物学的角度来看，细胞对环境刺激的反应基本上都是以信号传递的方式进行的。对于活细胞，所有的外部信号都一样，即它们必须能与细胞表面（或细胞内）相关分子结合，引起细胞表面或细胞内新的物质形成并将其转变成细胞内的调控语言，最终表现为细胞功能代谢活动的变化。由 ECM-整合素-细胞骨架构成整合素信号传导作用的基础，随即形成一个信使级联放大的细胞信号传导通路，从而使细胞对外界刺激做出反应。ECM 连接的整合素分子发生机械变形，将激活信号级联效应，从而引起更大范围内分子的反应。因此，ECM 在联络沟通、传递生命物质和信息方面有与络脉相似的作用。

2. 气血运行

络脉是气血津液输布的桥梁和枢纽，血管是血液运行的通道，ECM 与气血运行密切相关。

（1）ECM 与血液运行的密切关系：纵横交错的 ECM 不仅是构成血管基底膜必不可少的物质，也为维持血管、淋巴管的正常形状提供力学支持，从而保证血液正常的运行。而且,存在于 ECM 中的组织液的运行,本身就是微循环的重要组成部分。组织液来自毛细血管动脉端,溶解有电解质、气体分子、各种营养物质等,在毛细血管静脉端和毛细淋巴管回流入血。纵横交错的 ECM 既形成了一道机械屏障,也形成了一道电屏障,可对组织液的运行产生重要影响。

(2)ECM 与气运行的密切关系:ECM 与气运行的关系,首先表现在 ECM 能运行气以促进脏腑功能。ECM 成分与细胞相互作用,可以改变细胞的表型,并调节细胞表面受体的表达,促进细胞发挥相应的功能,从而促进脏腑的功能。①促进细胞表面的细胞因子受体表达。实验表明,ECM 成分与一些细胞相互作用,可使细胞表面的碱性成纤维细胞生长因子(bFGF)、转化生长因子-β(TGF-β)、巨噬细胞集落刺激因子(CSF)和血小板衍生生长因子(PDGF)等受体表达增强。②调节整合受体的表达。Ⅰ型胶原能增强成纤维细胞上的 α_2 受体表达,而纤连蛋白(FN)则能促进 α_2、α_3、α_5 受体的表达。其次,ECM 能运行气以促进人体防御功能、运毒排毒功能。ECM 中的许多成分如 FN、层粘连蛋白(LN)、生腱蛋白(TN)、玻连蛋白(VN)等,具有老龄化趋化作用,可吸引中性粒细胞、单核-巨噬细胞和淋巴细胞等向创面移动,从而发挥抗邪愈病作用。同时,中性粒细胞、单核-巨噬细胞和淋巴细胞可吞噬细菌、病毒、损伤细胞及异物等,从而起到运毒排毒的作用。

(3)ECM 能运行气以统血:当组织损伤时,组织中的一些 ECM 成分被暴露,胶原、VN 等使血小板激活,FN、纤维蛋白原(FG)和凝血酶敏感蛋白(TSP)等可与血小板表面受体结合,围绕在血小板周围,并在血小板之间形成连接,使血小板凝集,促进血液凝固。此外,FN 还可与纤维蛋白原、纤维蛋白及一些蛋白多糖结合,介导血小板与胶原间的相互作用,加速血液凝固。

(4)ECM 能运行气以促进组织修复:当组织损伤时,成纤维细胞、内皮细胞及表皮细胞等须向损伤处游走以利于组织修复。这些细胞须在特定的 ECM 成分中才能在趋化因子的作用下做定向运动。如用 PDGF-BB 作为成纤维细胞的趋化因子,吸引成纤维细胞由三维胶原基质向纤维蛋白游走,若胶原胶与纤维蛋白胶中均无 FN 存在,游走的细胞数量将显著下降。

综上所述，ECM 与络脉的结构、分布具有一致性，ECM 构成的网络、组织液的流动特点与络脉相似，ECM 与气血运行的关系充分证明了 ECM 是络脉的物质基础。这一理论的发现，不仅再一次揭示了络脉的科学内涵，也必将对中医临床，尤其是对存在 ECM 病变的疾病从络论治，从而提高疗效，产生深远影响。

二十九、络病与血瘀证之辨析

自 20 世纪 70 年代以来，众多医家开展活血化瘀治疗心脑血管疾病研究，用血瘀证阐释心脑血管疾病的病理机理和治疗方法。随着中医络病学研究的深入进行，人们逐渐发现络病和血瘀证是两个不同的病机概念。下面，试从络脉与血液的概念分析入手，辨析络病与血瘀证之关系。

（一）络脉与血液的构成及功能

经络包括经脉和络脉。经脉是纵行人体、络属脏腑、首尾相贯、如环无端、"行血气而营阴阳"的通道；络脉则是从经脉支横别出、逐层细分、遍布全身、输布渗灌气血的网络系统。随着气的概念进入中医学，《黄帝内经》明确提出"经络"概念代替"十一脉"，使"脉"代表经络系统的含义退化，逐渐向容纳血液的脉管转移，故《黄帝内经》将"经""脉"并称时往往涵盖运行气血的经络系统，单指"经"时说的是运行经气的通道，仅称"脉"时则主要表达运行血液的脉管概念。可见《黄帝内经》之"经络"包括以运行经气为主的"经气环流系统"和以运行血液为主的"心脉血液循环系统"两大功能系统。显然，隶属于"经气环流系统"的经络之络与血液是两个不同的概念范畴。

"心脉血液循环系统"由血液运行的动力器官——心，与容纳血液运行的组织器官——脉及络脉，以及在络脉中运行的血液共同组成。心与脉属于组织器官，血液属于流动的液体，从组织生理角度来看，也属于不同的范畴。故《素问·脉要精微论》说"夫脉者，血之府也"，明确指出脉是容纳血液的器官；《灵枢·决气》说"壅遏营气，令无所避，是谓脉"，指出控制营血在络脉中正常运行是其主要功能。血液是由水谷精微化生的营养物质,通过络脉运行输布渗灌于周身发挥濡养作用,故《难经·二十二难》说"血主濡之",血液在络脉的末端进行津血互换和营养代谢活动。络脉的完整无损及舒缩功能正常,是保证血液正常运行的前提条件,血液的量和质,即稳定的血容量及黏稠、稀薄、滑利等质的适中是血液在络脉中正常运行的基础。两者虽关系密切,但就其组织结构和生理功能而言,仍属两个范畴。

(二) 络病与血瘀证的病机范畴

组织结构与生理功能的不同,决定了络病与血瘀证病机变化的不同。广义的络病包括经络之络和络脉之络的病变。前者主要指由于经络之络病变导致经气运行及功能障碍,如气的温煦充养、防御卫护、信息传导、调节控制功能失调,与血瘀证虽相互影响但并非同一病机范畴;后者主要指络脉结构的损伤及功能障碍及其对血液运行的影响,如对血液正常输布渗灌、津血互换、营养代谢障碍的影响。络气郁滞(或虚滞)导致络脉自稳状态失常与神经内分泌免疫调节功能失调及血管内皮功能障碍类似。络脉病变包括络脉瘀阻、络脉绌急等,前者类似动脉粥样硬化之血管内膜增厚、斑块形成、管腔狭窄以及微循环障碍,后者则与血管痉挛相吻合。血液的病变包括两个方面:一为血液的生成不足或耗伤太过,血液的濡养功能减退,从而形成血虚,不属血瘀证范畴;二是血液的循环运行失常,主要是指妄行和血瘀,妄行系指感受热邪或气机逆乱导致的出血,血瘀系指血液运行迟缓,涩滞不畅,甚则血液瘀滞不行的病理变化。结合西医学,其主要是指血液质的改变,如血脂水平增高、血液黏稠度增高、血小板聚集性增强或释放功能亢进、红细胞堆积及变形能力下降、血液凝固性增高、纤溶能力降低、血栓易于形成等。由于血液在络脉中流动,各种原因所致血液循环不畅均可导致血瘀,血瘀日久入络,即为络脉瘀阻证,两者在临床常同时存在。但从严格意义上讲,血瘀证和络病是两个不同的病机概念。《说文解字》说"淤,淀滓浊泥也","瘀,积血也"。血瘀证重点反映血液瘀滞和运行不畅的状态,但未能反映络脉自身的病变,临床没有明确瘀血指征的络脉绌急,多表现为卒然不通而痛，到了缓解期则可一如常人，显然非血瘀证所能概括。此外，络脉损伤会导致出血，血瘀也可导致血不循经而出血。溢出脉外却留滞体内的离经之血亦属于瘀血，此属血瘀和络脉损伤的相关性，而不是概念的等同问题。综上所述，血瘀证和络病既有密切联系，又分属不同的病机范畴。两者的内涵和外延虽有重叠部分，即久病血瘀和络脉瘀阻，但更多的病机变化则属于独立的病机范畴。临床治疗以血液瘀滞为主的病变可从瘀血论治。如治疗有血液瘀滞又有络脉自身病变者，若从络病论治更能切中病机。实际上，络病治疗包括化瘀通络（即通过改变血液的质来通畅络脉），但更多的治络方法如祛痰通络、辛香通络、搜风通络、荣养络脉等，都不属于活血化瘀的治疗范畴，可见络病从病机到治疗，都具有比血瘀证更广泛的科学内涵。

三十、补气通络方治疗慢性疲劳综合征的临床和实验研究

慢性疲劳综合征（CFS）是亚健康人群最具代表性的病症，临床以长期持续疲劳为突出表现，同时有低热（或自觉发热）、咽喉痛、肌痛、关节痛、头痛、注意力不易集中、记忆力下降、睡眠障碍和抑郁等非特异性表现的一组症候群。西医认为 CFS 是由各种环境因素和感染因素所引起的神经-内分泌-免疫（NEI）网络功能紊乱的一种病理状态，目前使用抗病毒药、免疫球蛋白、维生素等药物治疗尚处于摸索阶段，疗效不明显。

根据其证候特点，结合中医理论，学者认为 CFS 与气络相关，符合中医气络"虚""滞"的病机特点。张六通指导研究生以补气通络为原则，拟定补气通络方（人参、黄芪、川芎、枳壳、地龙等），分别对该方的疗效进行了实验研究和临床研究。

（一）实验研究

1. 关于动物模型评价

本研究突破以往侧重单因素造模的方式，采用过度运动、房劳、应激刺激等

复合因素制造 CFS 大鼠模型。

（1）应激刺激造模：CFS 动物模型的制造目前尚无较为公认的方法，本研究采用复合因素造模，即将心理应激与过度运动致疲劳相结合。其理论依据是慢性疲劳状态的产生与环境、心理等因素有关。本研究采用夹尾致大鼠心理应激的造模法，目前多用于制造抑郁症模型，但张六通课题组认为该方法也符合 CFS 的致病原因，也可作为 CFS 的造模法。

（2）过度运动造模：过度疲劳既是 CFS 的成因，又是 CFS 的重要症状之一，因此，以过度游泳运动导致动物疲劳，兼顾了其成因和症状。

（3）房劳造模：房劳可使大鼠耗竭肾中精气，它既模拟了中医有关疲劳的发病过程，也符合西医所认为的由慢性应激导致疲劳从而使免疫力低下的理论。

建立较理想的 CFS 动物模型是 CFS 研究得以深入的关键，关于 CFS 的动物模型，一些学者采用慢性束缚、电击、社会隔离等中枢应激的方式造模，还有一些学者采用病毒感染方法造模。CFS 与长期精神压力大、体力超负荷等多重应激密切相关。患者除表现为慢性疲劳外，常伴食欲不振、体重下降、免疫功能受损、性功能低下，以及神经精神症状等。因此，CFS 动物模型应结合中枢和体力多重应激因素，并且能够在免疫、内分泌和代谢等多个系统出现病理性反应。

2. 中医气络与 CFS 的关系

CFS 作为亚健康状态中最具代表性的病证，是介于疾病和健康之间的一种中间状态，在时空上，其是疾病发生的前期阶段，属于中医"治未病"范畴；其是由于机体过劳过用（劳则耗气）、情志刺激（郁则滞气）所导致的一组非特异性的、涉及多脏腑的综合征；根据传统中医理论，劳则耗气，郁则气滞，故气虚、气滞为 CFS 的病理表现。吴以岭等认为络脉具有分支众多、相互间交叉联络成网、络道细窄的结构和分布特点，络脉中气血量少且运行缓慢，故络病具有"易滞易瘀、易入难出、易积成形"的特点；故气虚、气滞首先易致气络虚、滞，这与 CFS 所处的时空节点一致，提示了气络与 CFS 可能具有某种关联。

神经-内分泌-免疫（NEI）网络是当代医学和分子生物学研究的前沿问题，

其概念由 Basedovsky 等于 1977 年提出，神经、内分泌、免疫系统各司其职，又相互协调，三个系统进行信息沟通的生物学语言是各种神经递质、神经肽、细胞因子、激素等，其细胞表面都有接收这些分子的受体，同时也能分泌这些分子，从而使三大功能系统形成人体稳态机理的多维立体网络结构。上述影响和调节人体生命活动的众多"微物质"在功能上与中医的气的功能极为相似，可视为中医之气，它们是通过 NEI 网络的各种通道运输传导并产生效应的，因此，NEI 网络符合中医学络脉系统的结构和功能特征，能够用来阐释络脉的科学内涵。再者，NEI 网络涉及人体的多个器官和系统的功能活动，更加全面地体现了中医络脉对维持人体阴阳平衡的重要生理作用，以及络病状态下人体多个脏器功能失调、阴阳平衡被破坏的病理特征。吴以岭等对气络与 NEI 网络的共性特征进行辨析，认为在多维立体网络系统、生命运动稳态机理、整体系统生命观、生命运动功能状态研究、符合生物-心理-社会医学模式的转变等方面，二者高度相似，揭示了气络与 NEI 网络具有高度相关性和内在一致性。

基于以上认识，有理由认为气络位于血络之外，气络中的微物质"气"正是通过气络这一通道布散于全身，以调节人体五脏六腑、四肢百骸，达到整体平衡；这一功能与现代医学的 NEI 网络相似，因此可以认为 NEI 网络就是气络在现代医学中的物质基础，即 NEI 网络就是气络。

同时，现代医学认为，CFS 是基于各种环境因素（躯体的、精神的应激）和感染因素的神经、内分泌、免疫系统变动的一种病理状态。因此，张六通课题组将 CFS、NEI 网络与"气络"概念联系起来，通过逻辑推理，大胆提出"气络与 CFS 相关"的假说。

3. 补气通络方产生疗效的机理

为了验证"气络与 CFS 相关"的假说，张六通课题组针对气络"虚""滞"的病机特点，采用补气通络方治疗 CFS 模型大鼠。经过治疗，模型大鼠的外在症状和微观指标均有改善，说明补气通络方可以有效治疗 CFS。补气通络方对模型大鼠产生疗效的机理复杂，主要是对 NEI 的调节，具体作用机理如下。

（1）影响神经递质代谢：影响下丘脑多巴胺（DA）、5-羟色胺（5-HT）、垂体β-内啡肽（β-EP）等与中枢性疲劳和精神情志有关的神经递质代谢。补气通络方可以上调模型动物下丘脑 DA 水平，降低 5-HT 水平。补气通络方的这一作用一方面可以减轻中枢性疲劳，另一方面对失眠、精神状态、感知能力和肌肉疲劳程度等都会产生影响。补气通络方使模型大鼠垂体 β-EP 合成减少或降解加快，从而减轻 β-EP 导致的神志障碍和自主神经功能紊乱。

（2）影响糖代谢：影响肝糖原、肌糖原、乳酸脱氢酶等与疲劳有关的生化指标。经补气通络方治疗，模型大鼠肝糖原、肌糖原含量均有提高，说明补气通络方可以改善模型动物的疲劳症状。

（3）影响抗氧化酶作用：补气通络方可以提高血清超氧化物歧化酶（SOD）水平，减轻自由基对机体的破坏，说明补气通络方具有一定的抗氧化能力，可以拮抗过度疲劳、睡眠障碍和精神紧张所带来的氧自由基损害。并且补气通络方可以降低 MDA 含量，说明补气通络方有阻断自由基毒性反应的作用。

（4）调节机体免疫：细胞因子作用于机体可出现周身疲乏无力、肌肉关节酸痛等与 CFS 患者表现相似的症状。因此，人们一直认为细胞因子在 CFS 的病理中占有很重要的位置。补气通络方可以抑制 IL-1 的活性，促进其降解，从而降低外周血 IL-1 的含量。

（5）调节机体内分泌功能：用补气通络方治疗后，模型大鼠 CRH mRNA 的表达水平明显降低，说明运用补气通络法改善 CFS 的作用机理，可能是下调动物下丘脑 CRH mRNA 的表达水平，抑制下丘脑-垂体-肾上腺（HPA）轴功能，从而减轻 CFS 患者的疲劳、烦躁、失眠等症状。

4. 结论

综合研究结果，可以得出结论：采用过度运动、房劳、应激刺激等复合因素制造的 CFS 大鼠模型，综合考虑了 CFS 的病因和外在表现，模型动物的表现符合 CFS 的特征，因此，该造模法作为复制 CFS 模型的方法有一定的科学性和合理性。CFS 的发病机理是 NEI 网络的紊乱，NEI 网络为气络的现代生物学基础,故 CFS 与中医气络有密切相关性,补气通络方可以通过调节 NEI 网络而发挥治疗作用,可以有效改善 CFS 患者的临床症状。因此,从气络入手论治 CFS 具有深入研究的意义。本研究对深入探索 CFS 的中医病因病机和以气络为切入点来研究 CFS 具有重要的指导意义,同时,还能以此为实践平台,深入研究气络的本质,进一步丰富络病学的现代医学内涵。

（二）临床研究

将符合 1988 年美国疾病控制和预防中心制定的 CFS 诊断标准的 120 例患者随机分为治疗组和对照组,各 60 例。治疗组采用补气通络方（由黄芪30 g、人参5 g、枳壳 15 g、柴胡 10 g、地龙 10 g、川芎 10 g 等组成）治疗,每日 1 剂,浓煎成 600 mL,分 3 次口服。对照组采用复合维生素 B 口服液治疗,口服,每次 5 mL,每日 3 次。

根据《中药新药临床研究指导原则》和《中医证候鉴别诊断学》的规定评判疗效,结果:补气通络方能有效改善患者疲劳症状,其疗效明显优于对照组。

三十一、"祛瘀生新"内涵及机理探讨

"祛瘀生新"是中医学的重要治疗原则之一,其思想源于《黄帝内经》,如《素问·离合真邪论》中的"此攻邪也,疾出以去盛血,而复其真气",即含有"祛瘀生新"的思想。其后,《神农本草经》载大黄等有"推陈出新"的作用,张仲景所著《金匮要略》中大黄䗪虫丸治疗血劳证,李东垣所撰《医学发明》中复元活血汤治疗跌打损伤证,傅山所著《傅青主女科》之生化汤治疗产后瘀血诸证,王清任所著《医林改错》中的血府逐瘀汤等,均是"祛瘀生新"思想在临床中的应用。

（一）"祛瘀生新"的内涵

尽管"祛瘀生新"理论源远流长,临床应用较为广泛,然而很多人对"祛瘀生新"内涵的理解却局限在祛瘀血生新血上。通过文献整理及实验研究,张六通认为"祛瘀生新"当包涵祛瘀血生新血、祛瘀血生新络、祛瘀血生新物这三个方面。

1. 祛瘀血生新血

瘀血是血液留滞、运行不畅的病理产物，瘀血停留于脉管内外，阻滞气机，可变生多种病症。如清末唐容川的《血证论》云："凡有所瘀，莫不壅塞气道，阻滞生机，久则变为骨蒸、干血、痨瘵，不可不急去之也。"瘀血内停，妨碍新血生成，《金匮要略》云："干血不去，则足以留新血而灌溉不周。"因此，"凡血证总以祛瘀为要"（清代《血证论》）。瘀血去，气血运行恢复正常，全身各脏腑气机调畅，功能活动恢复正常。脾（胃）健运，则可化生充足的水谷精微，这是生新血的主要物质基础；心主血（脉）、肾藏精等其他脏腑功能正常，才可以协调完成"中焦受气取汁，变化而赤"，从而达到瘀血祛而新血生。

2. 祛瘀血生新络

（1）络脉的特性：络脉是经脉支横别出的分支部分的统称，是经脉中气血营养脏腑组织的桥梁和枢纽。它从经脉别出后越分越多，越分越细，网络全身，无处不在，补充了经脉线性分布的不足。正如张介宾所说："凡人遍体细脉，即皆肤腠之孙络也。"因此，络脉与经脉不同，它具有无限可分性和较强的潜在再生性。

（2）祛瘀生新络的机理：祛瘀生新络是通过以下两种可能的途径来实现的。首先，激活络脉再生机理。如上所述，在生理状态下，络脉处在不断消长的动态平衡中，具有较强的再生潜能。通过应用祛瘀生新法，络脉的这种再生机理就有可能激活，促进络脉的再生。其次，通过新生的血（气）来濡养滋生络脉。在祛瘀生新法激活络脉的再生机理后，如果没有充足的营养供应也不可能有足够的再生络脉。血（气）是机体内的基本营养物质，具有营养和滋润全身脏腑组织的功能。络脉再生的机理激活了，又有充足的营养供应，这两方面共同发挥作用，就促进了机体络脉的再生。

3. 祛瘀血生新物

这里所说的新物是指除了血（气）、（络）脉之外的物质，如皮、肉、筋、骨等，主要指五形。它们靠五脏化生之精气濡养。因此，当瘀血阻滞，气血运行不畅，脏腑功能失调，不能化生充足的精气时，皮、肉、筋、骨等就会因得不到充养而萎弱，失去正常的生理功能，此即"腐"。瘀血被祛除后，气机恢复通畅，脏腑功能协调，化生充足的精气，精气充足就可祛除对人体有害而无益的"腐"；同时精气通过气血津液运行至形体，就可化生出新的形体。因此，祛瘀生新在疡科又常被称为祛腐生肌、活血生肌等。

（二）"祛瘀生新"的机理

祛瘀血生新血、祛瘀血生新络和祛瘀血生新物的机理在上面已有分述，总而言之，其机理有以下三个方面。

1. 祛除瘀血，疏通经络

《说文解字》云："瘀，积血也。"瘀血即血液在体内停积，不能正常循行。瘀血一旦形成，就不再具有血的正常生理功能，而是作为一种有形的病理产物阻滞于经络内外，阻碍气血的运行。因此，通过祛瘀生新法祛除体内瘀血就可以疏通阻滞的经络。

2. 调畅气机，流通气血

瘀血作为有形实邪，阻滞于经络内外，不仅阻碍了气血的运行，同时影响了全身的气机，导致全身气机失调，气血流通不畅。应用祛瘀生新法后，瘀血祛除，经络畅通，气血的运行通畅，全身气机调畅。

3. 营养组织，促进生新

瘀血祛除后，经络畅通，全身气机调畅，脏腑功能协调，则可化生充足的精气来营养全身脏腑组织；同时，气血运行通畅，精气可以随气血运行至全身，营养各脏腑组织，各组织得精气濡养，更可以促进生新。

（三）祛瘀与生新的关系

1. 祛瘀可促进生新，祛瘀是生新的前提

瘀血是指血液在体内停积的一种有形的病理产物。血（气）是人体生命活动的物质基础。没有了血（气）的营养，又何来"生新"？因此，在瘀血已经形成之后的治疗上首先应以祛瘀为要，祛瘀才能生新。清末唐容川在其所著的《血证论》中对"祛瘀生新"思想的生理、病理进行了详细的论述。他认为"除旧生新"是自然界和人体的一种自然规律，如果不能顺应这种规律，就会导致人体疾病的发生。同时，在病理情况下，一旦机体内有瘀血形成，也应从"除旧生新"入手，先祛瘀血。《血证论》中有云："此血在身，不能加于好血，而反阻新血之化机，故凡血者必先以去瘀为要。""旧血不去，则新血断然不生"，所以说祛瘀是生新的前提和基础。

2. 生新能促进祛瘀，生新是祛瘀的基础

祛除瘀血，则可血脉流通。血能载气，血流则气行，气行则生新有物。所以祛瘀是生新的前提和基础。但是仅仅祛瘀是不够的。瘀血积于体内，气血运行不畅，久则易出现气血虚弱之象。而且，活血祛瘀之品大多是耗血动血之品。在这种情况下，如果只是祛瘀而忽视生新，则机体只会愈加虚弱，又何来生新之源？新不生，机体虚弱，血行推动无力，只会加重瘀血。反之，生新后，则血行有力，就可以加速瘀血的消散。因此，如果只有祛瘀而没有生新，则瘀血难以尽祛，生新可以反过来促进祛瘀。正如《傅青主女科》所云，"新血不生，旧血不散"，"新血既生，则旧血难存"。因此，张六通认为，"祛瘀"和"生新"是治疗中相互促进、紧密联系的两个方面，不能把它们看成两个孤立的方法。正如唐容川在《血证论》中所云："然又非去瘀是一事，生新另是一事也。盖瘀血去则新血已生，新血生而瘀血自去，其间初无间隔。……知此，则知以去瘀为生新之法，并知以生新为去瘀之法。""祛瘀"可以"生新"，"生新"可使"瘀去"，两者不可分割。如果偏废了任何一个方面，都不能真正发挥出祛瘀生新法的最佳效果。《血证论》有云："旧血不去，则新血断然不生，而新血不生则旧血亦不能自去也。"

三十二、益气化瘀通络法对心肌梗死大鼠血管新生影响的研究

为了探讨益气化瘀通络法对心肌梗死（AMI）大鼠血管新生的影响，研究者

通过查阅古代中医学文献有关"胸痹心痛"的病因病机及治法用药的记载，进行回顾性研究。在古代中医学文献研究基础上，结合现代中医学对急性心肌梗死的认识，从"气虚血瘀络痹"的角度，探讨心肌梗死的发病机理和治疗法则，为中医药治疗提供理论依据。

（一）古代中医学对"胸痹心痛"病因病机的认识

早在《黄帝内经》中人们已认识到，心痛的病因病机与气虚、血瘀等有关。《灵枢·经脉》曰："手少阴气绝则脉不通，脉不通则血不流。"《素问·脉要精微论》曰："夫脉者，血之府也……细则气少，涩则心痛。"其认识到气虚则血脉瘀滞不畅可引起心痛。《素问·痹论》记载，"心痹者，脉不通"，"痹……在于脉则血凝而不流"，明确指出心痹是由于"血凝而不流"致"脉不通"。

汉代张机对胸痹心痛的发病机理做了进一步论述，提出著名的"阳微阴弦"胸痹心痛观点，认为上焦阳虚、寒饮内盛为发病的关键。

隋唐以后则重内虚发病论，多数医家强调胸痹心痛发病机理的关键在于先有内虚，然后被外邪所客而发病，对因虚致心痛比较重视。如《圣济总录》曰："卒心痛者，本于藏府虚弱，寒气卒然客之。"宋代窦材《扁鹊心书》云，心痛"有九种之分，虚实之异，大概虚者为多，属实者间亦有之"，认为心痛属虚者为多。此外，许多医家对瘀血发病机理亦有了认识，如南宋杨士瀛在《仁斋直指方》中指出真心痛可由"气血痰水所犯"而引起。

宋金元时期明确提出"气血虚弱"是引发胸痹心痛的内因。如《太平圣惠方》认为"胸痹"的病因为"脏腑不和，气血虚弱"，从而风冷之邪乘之；"心痛"的病因为"阴阳俱虚，气血不足"，所以不正之气入人肌体，"击于心包，故令心痛"。《圣济总录·心痛统论》开篇即曰："心痛诸候，皆由邪气客于手心主之脉。盖手少阴心之经，五藏六府君主之官也，精神所舍，诸阳所合，其藏坚固，邪气未易以伤，是以诸邪在心，多在包络者，心主之脉也。"其明确指出了心之络脉痹阻不通而发为胸痹心痛。

明代虞抟在《医学正传》中明确提出"污血冲心"的概念，其认为真心痛有以瘀血为病因者。再如万全在《万氏家传保命歌括》中曰，"瘀血痰饮之所冲，则其痛掣背……手足俱青至节，谓真心痛"，明确指出瘀血上冲致真心痛的病机。

历代医家对胸痹心痛病因病机的阐述，虽然各有偏重，但均认为"心血瘀阻，不通则痛"是心痛的发病关键所在，其病机不离"心痹者，脉不通""不通则痛"的胸痹心痛发病观。中医学文献对"胸痹心痛"病机的记载亦类似于现代中医学对急性心肌梗死的认识。

（二）现代中医学对急性心肌梗死病因病机的认识

1. 气虚血瘀是急性心肌梗死的病理基础

近年来，多数医家达成共识：气虚血瘀是许多心血管疾病特定阶段的共同病理基础，急性心肌梗死基本病机为气虚血瘀，属本虚标实之证。许多研究者进行了证型分析，其中有研究表明，在缺血性心脏病的中医证型中，气虚血瘀证者可占 70.3%。钱立平等对 300 例急性心肌梗死患者的中医证候分析表明，85.5%的患者存在气虚血瘀证，他认为本病的主要病机是气虚血瘀。

2. 心络痹阻是急性心肌梗死发病的重要因素

现代医学认为，急性心肌梗死的发生是由冠状动脉血流和心肌需求之间的不平衡导致的，其病变部位主要在心脏的冠状动脉。有人认为心包络相当于现代解剖学的冠状动脉。急性心肌梗死临床表现常有"胸痛反复发作，经久不愈"的特点，符合"久病入络"和"久痛入络"的基本特征。心之络脉较细，分支众多，其气血呈双向灌注式流动，瘀血产生及阻滞的机会较多。张六通课题组认为，急性心肌梗死属于心脏与营养心脏之络脉的疾病，其发病的重要因素在于心之络脉痹阻，心肌失血所养。

综上所述，急性心肌梗死的病位在心之络脉，病性属本虚标实，本在于心气亏虚，标在于心络瘀阻。因此，心气亏虚，瘀血痹阻心之络脉，不通则痛是本病的基本病机。正如清代医家喻嘉言的精辟论述所言："胸痹心痛，然总因阳虚，故阴得乘之。"

（三）益气化瘀通络是急性心肌梗死的重要治法

1. 古代中医学文献有关"胸痹心痛"治法用药的记载

晋代《肘后备急方》中可见到最早的补气法和活血化瘀法治疗"胸痹心痛"的记载。葛洪从"珍贵之药，岂贫家野居所能立办"的实际出发，选药组方以贱价为原则，但治疗"胸痹心痛"却两处用人参，说明确有心痛患者气虚非人参不能补之。另外，葛洪治疗胸痹复发者，用韭根五斤，捣绞取汁，饮之。此乃取韭根温散瘀血、疏通络脉之功。

唐代孙思邈注意到因虚可致胸痹心痛，在《备急千金要方》中就有应用黄芪、人参等药治疗心痛的记载。

《圣济总录》载有不少经验方，如"治久心痛不可忍"的姜黄散、五灵脂散、鬼箭羽汤等，常用桃仁、赤芍、大黄、当归等活血药物；《圣济总录》治疗厥心痛的高良姜散，亦合以活血化瘀的三棱、当归、桃仁、丹参等；《太平圣惠方》治疗胸痹心背痛、卒心痛的方剂中选用丹参、川芎、当归、莪术等；《太平惠民和剂局方》治心痛应用破血逐瘀的三棱、莪术、没药、血竭等；《儒门事亲·心痛》以失笑散治急心痛。

叶天士有"久痛入络"和"久病入络"之说，提倡用活血化瘀及虫类药物，因其搜剔且通络脉，他常用地龙、土鳖、水蛭等。病在络，所以通络是治疗大法。

从中医学文献的记载可以看出，益气法、化瘀法、通络法在治疗"胸痹心痛"中均有应用。

2. "络以通为用"是络病的治疗总则

急性心肌梗死病变重点在络脉闭阻、血行不畅。急性心肌梗死属中医学"络病"范畴，邪阻络脉是络病久发难愈的根本原因。"络以通为用"，因此，通畅络脉是络病的治疗总则。对于络脉生成不足的病变，应该在通络的基础上，促进络脉的生成。

急性心肌梗死属本虚标实之证，治疗应标本兼顾。针对心气虚之病机根本，重视补益心气以扶正，以使"气旺血行"，而对于瘀血阻滞，心络痹阻之病理机理，则应用活血化瘀通络法进行治疗。化瘀通络的运用，必须建立在治本的基础上，故补益心气、化瘀通络显得尤为重要。正如叶天士所说，"大凡络虚，通补最宜"，"当以通补入络"。张六通课题组认为"益气化瘀通络"是急性心肌梗死的重要治法。

根据古代中医学文献中有关"胸痹心痛"的病因病机及治法用药的记载和现代中医学对急性心肌梗死病因病机的认识，张六通课题组认为气虚血瘀是急性心肌梗死的病理基础，心络痹阻是急性心肌梗死发病的重要因素，"气虚血瘀络痹"是急性心肌梗死的基本病机，"益气化瘀通络"是其重要治法。

（四）益气化瘀通络法对急性心肌梗死大鼠血管新生的影响

本研究选用了冠状动脉结扎法造模。冠状动脉左前降支是左心供血的最主要血管，如果此血管发生阻塞可引起室间隔、左心室前壁发生心肌梗死，因此它是研究心脏缺血最好的血管。由于大鼠在进化关系上比较接近人类，且价格低廉，饲养方便，冠状动脉侧支循环少，心肌坏死出现早，心律失常发生率高，造模重复性好、稳定性好，冠状动脉结扎大鼠作为研究心血管疾病的动物模型已得到公认，因而大鼠成为制造心肌缺血模型的首选实验动物。制造大鼠急性心肌梗死模型相对方便、操作容易、成本较低，可作为药物对急性心肌梗死的治疗性血管生成研究的初级在体模型，通过计算机图像分析系统、摄像等技术观察血管数目的变化。该模型便于开展，其结果说服力较强。

本研究采用 Wistar 大鼠为实验动物，通过结扎其左冠状动脉前降支的方法构建急性心肌梗死模型，并设立假手术对照组。结果表明，结扎左冠状动脉前降支后大鼠立即出现肉眼可见的左心室前壁部分心肌颜色变淡，而后苍白；术后大鼠心肌取材时各结扎组均可见左心室前壁梗死瘢痕区；梗死区心肌病理切片表现为心肌细胞肿胀，心肌间质水肿，炎性细胞浸润，部分心肌细胞溶解，心肌纤维排列紊乱，组织纤维化。上述结果与假手术对照组均存在显著差异，可以证实大鼠急性心肌梗死模型成功建立。

1. 实验指标选择依据

治疗性血管新生通过刺激心肌缺血区微血管生长和侧支循环形成，完成心肌缺血区的自我搭桥。现代医学研究认为，血管生成生长因子及一系列细胞生长因子通过刺激内皮细胞生长和迁移，诱导和（或）促进心肌血管生成。许多生长因子参与了血管新生这一过程，其中研究较为深入的是血管内皮生长因子（VEGF）和碱性成纤维细胞生长因子（bFGF）。

既往研究表明，心肌缺血、缺氧时，周围的血管平滑肌细胞、心肌和受损心肌中均有 VEGF 和 bFGF 基因的高表达，经 VEGF 或 bFGF 治疗后的缺血心肌微血管密度和数量、侧支循环明显增多，且数量随剂量的增加而增加。以上发现提示，VEGF 和 bFGF 作为内源性多肽类物质，在心肌缺血性损伤中起积极的作用，具有重要意义。

本研究选择大鼠急性心肌梗死模型，应用光学显微镜观察大鼠心肌组织内微血管密度的变化，观察益气化瘀通络方促进急性心肌梗死血管生成的药理作用。同时，采用免疫组化法和 RT-PCR 法观察大鼠缺血心肌组织 VEGF、bFGF 的基因表达和蛋白质合成情况，来探讨益气化瘀通络法促进缺血心肌血管生成的可能机理。

2. 益气化瘀通络方的组方依据及功效

益气化瘀通络方是多年临床实践的有效验方，由人参、黄芪、桃仁、红花、水蛭、全蝎组成。方中人参和水蛭同为君药，共奏益气通络之功效；黄芪和桃仁为臣药，黄芪协助人参增强补气之功，桃仁加强水蛭活血化瘀、通经活络之功效；红花和全蝎活血通络为佐使药。诸药合用，共奏益气、化瘀、通络之功效。人参和黄芪配伍能增强益气功效，使气旺血行。通过补益胸中宗气，贯通心肺，疏通经络而瘀血自消，此为治本之法。《血证论》曰："气为血之帅，血随之而运行。"据临床观察，益气药有加速瘀血消散的作用。桃仁、红花活血化瘀兼有通络作用。水蛭活血通络，全蝎解痉通络。全方益气扶正以固本虚，活血化瘀通络以祛邪，正气存内，邪无居处，气旺血行，心之络脉畅通，则心痛自除。

3. 益气化瘀通络方促进急性心肌梗死大鼠血管新生的作用及机理探讨

急性心肌梗死后的心肌缺血、缺氧,刺激机体启动血管新生途径,但这种自发形成的微血管所产生的净效应很少能充分代偿冠状动脉阻塞造成的血流损失。急性心肌梗死后,心肌缺血、缺氧诱导 VEGF 和 bFGF 二者表达水平上调。实验结果显示,益气化瘀通络方可以通过促进 VEGF、bFGF 的基因表达和蛋白质合成,增加梗死区微血管密度(MVD)从而达到促进血管新生的目的。

实验研究的结果表明,急性心肌梗死后应用益气化瘀通络方可上调促血管新生因子 VEGF、bFGF 的基因表达水平和蛋白质合成水平,从而提高缺血心肌微血管密度,促进梗死心肌侧支循环的形成,保护存活心肌。

4. 各种治法对心肌梗死的治疗作用的比较

从整个实验研究对比来观察各种治法对急性心肌梗死大鼠血管新生的治疗作用,益气化瘀通络组较益气化瘀组、益气通络组和化瘀通络组促急性心肌梗死大鼠血管新生作用更强,这与"气虚血瘀络痹"是心肌梗死基本病机的认识是一致的。

5. 结论

益气化瘀通络方对大鼠心肌梗死组织具有保护作用,可以促进微血管新生。益气化瘀通络方能够上调促血管新生因子 VEGF、bFGF 的基因表达水平和蛋白质合成水平,提高缺血心肌微血管密度(MVD),促进梗死心肌侧支循环的形成。益气化瘀通络方可促进急性心肌梗死大鼠血管新生,这一作用可能与其通过上调 VEGF 和 bFGF 的基因表达水平和蛋白质合成水平,从而诱导和促进内皮细胞的分裂增殖及游走有关。

三十三、从"肺络"探讨肺纤维化的防治

运用中医药防治肺纤维化的研究已引起人们普遍关注,中华医学会呼吸病学分会亦将"试用中医药治疗"作为推荐治疗方案的主要内容之一。从中医药

学的角度，探求肺纤维化的防治已成为广大临床工作者关注的重要研究课题。纤维化疾病的发展属于中医学"络病"范畴，经过长期的临床观察和理论总结，结合络脉理论，下面从"肺络"角度进一步探讨中医药防治肺纤维化的特异性规律，为指导基础研究与临床治疗提供依据。

（一）络脉理论与肺

中医学络脉理论在认识肺疾病中具有重要的指导意义。一方面，肺主宣发肃降，《灵枢·决气》曰："上焦开发，宣五谷味，熏肤、充身、泽毛，若雾露之溉，是谓气。"肺主宣发是指肺把人体必需的营养物质布散于全身，并保持气道通畅，络中血气通过肺之宣发布散于外周组织、皮毛肌腠。正如陈修园在《医学实在易》中所说："凡脏腑经络之气，皆肺气之所宣。"另一方面，肺朝百脉，《素问·经脉别论》曰："脉气流经，经气归于肺，肺朝百脉。"王冰注云："言脉气流运，乃为大径，经气归宗，上朝于肺，肺为华盖，位复居高，治节由之，故受百脉之朝会也。"肺气是推动络中血气向经脉方向流动的主要动力。

由此可见，络脉气血的双向流动与肺关系密切。肺既受百脉之朝会而汇流于肺，又推动络中血气外输布散于全身。百脉朝会于肺，而后肺推动血气流向百脉，如此循环往复，流行不止。

（二）肺络

1. 肺络的定义

肺络有广义、狭义之别。广义之肺络，是指肺经所有的络脉，包括行于表和布于里的别络、浮络及孙络，如前贤张志聪所说，"盖络乃经脉之支别，如肺之经脉，循鱼际尺泽臑腋之间，即其间所见之络脉，乃肺之络"；狭义之肺络，是指布散于肺和肺系之络脉，如肺内大络。肺之络脉还有血络、气络之分。血络行血属阴，循行分布于内；气络行气属阳，循行分布于外，此即张介宾所说，"血脉在中，气络在外"。血络以行营血为主，濡养本脏，化生神气；气络以行气津为主，温养机体,感传信息。血络结则营血瘀阻,气络结则气津凝滞,各自产生相应的病变。

2. 肺络的生理

(1)维持气血流动:"肺朝百脉"指出全身的血液都通过百脉会聚于肺,经肺的呼吸,进行体内外浊清之气的交换,然后将富含清气的血液通过百脉输送到全身。肺气的宣散和肃降使全身血液通过百脉会聚于肺,则为向内;肺将血液通过百脉输送到全身,则为向外。肺朝百脉的功能,实质上是肺气的运动在血液循行中的具体体现。

(2)滋润濡养本脏:《灵枢·脉度》言:"阴脉荣其藏,阳脉荣其府。"肺络通过渗灌血气、互渗津血、贯通营卫等功能,来保障肺本身的滋润濡养。

3. 肺络的病理

络脉有常有变,常则通,变则病,病则必有"病络"产生,"病络"生则络病成。在生理状态下,肺能够促进络中血气的双向流动,在病理状态下,肺之功能失常又可以影响络中血气的双向流动,产生相应的络脉病变。

(1)外邪侵犯、肺失宣肃而肺络痹阻:"肺通天气",外邪侵袭,首先犯肺,使肺气被束,肺失宣发肃降。或因外热犯肺,灼伤络脉,迫血妄行,血溢脉外而痹阻肺络;或伤于外感寒邪、经脉凝滞而痹阻,如《素问·举痛论》所言,"寒气入经而稽迟,泣而不行,客于脉外则血少,客于脉中则气不通";或湿邪留滞、胸阳不展,肺络阻滞不畅而痹阻,正如《素问·痹论》所云,"风寒湿三气杂至,合而为痹也","淫气喘息,痹聚在肺"。

(2)肺气受损、百脉失朝而肺络痹阻:《灵枢·营卫生会》言,"中焦亦并胃中……泌糟粕,蒸津液,化其精微,上注于肺脉,乃化而为血"。机体的新鲜血液先在肺内产生,然后经肺脉循行全身,把新鲜血液输布至全身以营养整个脏腑组织。若肺朝百脉不利,脏气亏虚,络中血气来源不足,推动回经脉方向流动的血气无力而成肺络痹阻之证。正如王清任在《医林改错》中指出:"元气既虚,必不能达于血管,血管无气,必停留而瘀。"

（三）"肺虚络痹"是肺纤维化的基本病机

在中医传统著作中，没有与肺纤维化完全相对应的病名，但其临床表现散见于中医古籍中。如《素问·痹论》曰："肺痹者，烦满喘而呕。"《症因脉治·肺痹》云："肺痹之症……烦满喘呕，逆气上冲，右胁刺痛，牵引缺盆，右臂不举，痛引腋下。"这些症状的记载，与肺纤维化所导致的肺通气功能下降，临床表现为气促、进行性呼吸困难，以及由肺纤维化所致的频频剧咳，引起胸胁痛的临床表现极为相似。因此，从症状学和证候学角度看，本病应属于中医学的"肺痹"范畴。

通过长期的临床观察和理论总结，结合络脉理论，张六通课题组提出虚、热、痰、瘀痹阻肺络的"肺虚络痹"是肺纤维化的基本病机。

1. 外邪犯肺，热壅肺络

《素问·调经论》言："风雨之伤人也，先客于皮肤，传入于孙络，孙络满则传入于络脉，络脉满则输于大经脉。"络脉多分布于体表，六淫之邪从外而入，则络脉首当其冲，且六淫之邪无形，容易渗透侵入络脉之中，"肺合皮毛"，皮毛之络邪内传于其所内则肺必受邪，所以六淫之邪客于肺络是本病常见的病理变化。温邪上受，首先犯肺。《医学三字经·咳嗽》言："肺为脏腑之华盖，呼之则虚，吸之则满。只受得本然之正气，受不得外来之客气。客气干之，则呛而咳矣。"肺纤维化发病多由于外感温热疫毒之邪，经口鼻而入，首先犯肺。肺卫失和，发热恶寒；热毒壅盛，高热不退。肺失宣肃，干咳少痰；肺气上逆，咳喘气促。热入营血，咯吐痰血；热毒鸱张，正不胜邪，肺气欲绝，面色发绀，呼吸浅促。

2. 肺气亏虚，痰瘀阻络

《灵枢·百病始生》言："风雨寒热，不得虚，邪不能独伤人。"其指出了正气虚衰在发病中的主导作用。肺气亏虚是肺纤维化发生和发展中的重要环节。"热伤气"，"炅则气泄"。外邪由表入里，热毒壅盛，更伤正气，致肺气亏虚，肺气不利、宣降失职而表现为咳嗽气短，喘促，动则尤甚等。肺为娇脏、不耐寒热。

肺纤维化患者"毒热炽盛,蔽其气,凝其血",肺气耗损,失于输布,津液停留,聚而生痰;肺气亏虚,肺朝百脉不利,瘀血阻滞。痰为津凝、瘀为血滞,津血同源、痰瘀相关,故痰瘀常胶结在一起阻滞脉道,导致肺络运行功能障碍而痹阻不通。总之,肺纤维化病机可概括为"火毒伤气于前,痰瘀阻络在后",虚、热、痰、瘀四种致病因素在疾病的发生、发展过程中均起着重要作用。"肺虚络痹"贯穿于病程的始终,其中"肺虚"是发病的根本,"络痹"是一个发展的病理过程,即病理演变为热—虚—痰—瘀。

(四)肺纤维化的治则

肺纤维化的治疗以清肺化痰,益气活血为法。概因络以通为用,祛除络病之因以利络脉通畅,通补荣养以恢复气血流畅,皆可调整络病病理状态,达到"通"之目的。正如《医学真经》所言:"通之法各有不同,调气以和血,调血以和气,通也;下逆者使之上行,中结者使之旁达,亦通也;虚者助之使通,寒者温之使通,无非通之之法也。"

1. 清肺化痰通络

肺为娇脏,清虚而处高位。外邪侵袭,热壅肺络,治当清肺化痰,宣肺通络。"络以辛为泄",辛味轻清,外可透皮毛腠理以宣肺开闭,内可深入积痰凝血而通达肺络;辛香走窜,无处不到,有引诸药入络并透邪外达之能。邪结肺络隐曲之地,一般苦寒之药"不能入络",而辛香化痰之味,不仅能引诸药达于络中以发挥作用,而且能透达络邪使之外出。故叶天士谓:"攻坚垒,佐以辛香,是络病大旨。"

2. 益气活血通络

"血无气无以行,气无血无以用",肺之主气功能和朝百脉功能是相辅相成、相互为用的,肺气亏虚则百脉失朝,肺朝百脉不利亦可导致肺气虚衰。若肺气亏虚,络中血气运行无力,而血气瘀滞于肺络之中则形成肺虚络阻之证。治当益肺补气,活血通络。《素问·阴阳应象大论》言:"形不足者,温之以气;精不足者,补之以味。"叶天士在《临证指南医案》中亦说:"大凡络虚,通补最宜。"其所谓补是补益络中之血气,通是化其痰瘀以疏通络道。

三十四、基于"肺朝百脉"理论治疗特发性肺纤维化的实验研究

特发性肺纤维化(IPF)是一组病因未明的肺间质疾病,以弥漫性肺泡炎和肺泡结构紊乱,最终形成肺广泛的纤维化甚至蜂窝肺为特征。其起病隐匿,多表现为进行性呼吸困难、干咳,肺功能呈限制性通气功能障碍和弥散功能障碍。统计资料显示,其发病率近年来有增高趋势,其 5 年生存率低于 50%,预后差,对人体健康和生命危害极大。目前,IPF 发病机理尚不清楚,治疗方法仍非常有限,未能找到有效的治疗方案。因此,采取有效的防治措施控制其进行性发展有非常重要的意义。

"肺朝百脉"是中医藏象学说的重要组成部分,在中医理论体系中有其特殊意义。经过历代医家的不断补充和发挥,其内容逐渐丰富、完善,日益引起人们的重视并指导着医疗实践活动。从中医药学的角度探求抗肺纤维化的研究已成为广大临床工作者共同关注的重要研究课题。中华医学会呼吸病学分会亦将"试用中医药治疗"作为推荐治疗方案的主要内容之一。张六通课题组经过长期的临床观察和理论总结,以"肺朝百脉"立论,探讨中医药防治 IPF 的特异性规律,为指导基础研究与临床治疗提供依据。

(一)"肺朝百脉"释义

1. "肺朝百脉"的渊源

中医藏象学说的形成经历了一个漫长而复杂的过程,虽然最终确立起来的藏象学没有以解剖形态为指归,但其藏象理论的构建却是以解剖方法为始基的。《灵枢·经水》曰:"夫八尺之士,皮肉在此,外可度量切循而得之,其死,可

解剖而视之。"肺为五脏之一,肺藏象理论的构建也遵循着同样的演进轨迹。古代医学通过最初的解剖,发现了肺位于胸腔,左右各一;通过对生命现象的观察及医疗实践的反复验证,提出了"肺朝百脉"的观点。也正是这种观点的提出,肺与百脉相互联系起来,给后世医家开拓了临床思路。

2. "肺朝百脉"的内涵

"肺朝百脉"一词,见于《素问·经脉别论》:"食气入胃,浊气归心,淫精于脉。脉气流经,经气归于肺,肺朝百脉,输精于皮毛。毛脉合精。"对于该词的解释,历代医家可谓见仁见智,争论颇多。

(1)肺"朝会"百脉:唐代医家王冰注释为"经气归宗,上朝于脉,肺为华盖,位复居高,治节由之,故受百脉之朝会。由此,故肺朝百脉,然乃布化精气,输于皮毛矣"。张介宾在其《类经·藏象类》中也做了类似的解释:"精淫于脉,脉流于经,经脉流通,必由于气,气主于脉,故为百脉之朝会。"其后,不少医家均遵从王张二氏之说,并根据"朝"字本身的意义解释为聚会、朝见,意同古代诸侯见天子、臣见君、子见父母等,认为"肺朝百脉"应指"肺受百脉之朝会"或"百脉朝会于肺"。

(2)肺"潮动"百脉:"朝"与"潮"二字音义相通,在古代,两字可同音假借。《素问·五藏生成》曰:"诸气者,皆属于肺,此四肢八溪之朝夕也。"原北京中医学院主编的《内经选读》将其解释为"朝夕,即潮汐,古字通用"。《素问·移精变气论》曰:"贼风数至,虚邪朝夕。"《黄帝内经素问校注语译》中也将"朝夕"释为"潮汐"。此外,《素问·经脉别论》原文中所用的动词多是用来比喻水形态的,如归、淫、输、合、行、溜,故将"朝"作"潮"解更合乎逻辑。肺"潮动"百脉即肺具有使全身经脉如同海水潮汐运动、起落有常般运行的功能。

(3)肺"调节"百脉:有学者认为,该句中的"朝"乃"调"之假借字,"肺朝百脉"即"肺调百脉",认为两字在读音和含义上存在假借的基础。"调"在《素问》中有五十余处,均为调节、调理、调和之义。如通调水道(《经脉别论》)、调其阴阳(《骨空论》)、调之分肉(《调经论》)、内外调和(《生气通天论》)等。"调"字在上古并非生僻字，将"肺朝百脉"作"肺调百脉"训解，意即经气归于肺，肺得以其气而调百脉也。

综上所述，以上三种对"朝"字的解释，在本质上并不矛盾，只是各有侧重，且又相互补充，可谓仁者见仁，智者见智。其"朝"字应当包括两层含义：一指"朝向"，且这种"朝向"是双向的，一方面，肺既受百脉朝会，另一方面，肺又使血液流向百脉，即血液有赖于肺气的输布和调节而循环于全身；二指"潮动"，即肺使百脉之气血如潮汐涨落般运行，按时循经流注，盛衰有序。总之，《素问·灵兰秘典论》指出"肺者，相傅之官，治节出焉"，此"治节"即肺可使呼吸运动、血液运行及津液的代谢有节奏、有规律地进行。肺脉为全身百脉之气血运行的起始部位，"肺朝百脉"，进一步发挥肺主气、运血的作用，使肺有节律地潮动和运行，使气血输布于全身。

（二）"肺朝百脉"的生理病理

1. "肺朝百脉"的生理

心主血脉，肺作为相傅之官，"肺朝百脉"的作用归根到底是助心行血，在助心行血过程中具体体现在肺与脉、肺与血两个方面。

（1）肺与脉。"百脉"统指各个经脉及其分支（络脉），是气血运行的通道。从《灵枢·经脉》中诸经的循行路线来看，都与肺有着一定的联系。如：肺经为十二经之首，起于中焦（脾胃）；大肠经入缺盆，络肺；胃经循喉咙，入缺盆，下膈，属胃，络脾；脾经入腹，属脾，络胃，上膈，挟咽；心经起于心中……其直者，复从心系却上肺；小肠经入缺盆，络心，循咽喉，其支者，从肺出，络心，注胸中；肝经挟胃，属肝，络胆……其支者，复从肝别贯膈，注入肺；胆经入缺盆，其支者，下颌合缺盆，以下胸中贯膈，络肝属胆；三焦经入缺盆，布膻中，散落心包，下膈，循属三焦等。因此，肺具有与"百脉"相连的物质基础。

肺为脏腑之华盖，六腑通过经脉隶属于五脏，而五脏除脾外，其经脉皆上注于肺，《灵枢·营气》指出肺脉为十二经脉之首，气血始从"太阴出"，又"复出太阴"，从而得肺之宣降而潮运周身之经脉。手太阴肺经为十二经脉之起始而受百脉之朝会，肺脉实际上是全身百脉血液运行的起始部位，肺与经脉的联系构成了"肺朝百脉"的生理基础。

（2）肺与血。《景岳全书》云："五脏皆有血气，而其纲领则肺出气也。"《灵枢·营卫生会》亦曰："中焦亦并胃中，出上焦之后，此所受气者，泌糟粕，蒸精液，化其精微，上注于肺脉，乃化而为血，以奉生身，莫贵于此，故独得行于经隧。"可见，古代医家早就认识到机体的新鲜血液先在肺内产生，然后经肺脉循行全身，把新鲜血液输布至全身以营养机体脏腑组织。"肺朝百脉"的生理功能使肺在血液的运行中发挥了重要作用。

肺主一身之气，心主一身之血，血液的运行有赖于气的推动，宗气上出喉咙以助肺司呼吸，下贯心脉以推动全身百脉的血液运行，维持周身百脉对组织血流灌注。血无气无以行，气无血无以用，肺之主气功能和心之主血功能是相辅相成、相互为用的。

2. "肺朝百脉"的病理

生理上，"肺朝百脉"是对肺与脉、肺与血相互作用的高度概括；病理上，"肺朝百脉不利"会变生诸症，肺与血、肺与脉功能失调导致肺血病证及肺脉损伤病证。

（1）肺血病证：肺血的失常，包括由于肺血的生成不足或因出血、久病等耗损血液太过，或肺血的濡养功能减弱而致肺血虚证；由于寒凝、热灼、痰阻、气滞及气虚等引起的肺血瘀证。如《三因极一病证方论·失血叙论》说："夫血犹水也，水由地中行，百川皆理，则无壅决之虞。血之周流于人身荣、经、府、俞，外不为四气所伤，内不为七情所郁，自然顺适。万一微爽节宣，必至壅闭，故血不得循经流注，荣养百脉，或泣或散，或下而亡反，或逆而上溢，乃有吐、衄、便、利、汗、痰诸证生焉。"

①肺血虚证：肺血虚是指肺中血液不足或肺血的濡养功能减退的病理变化。失血过多，新血不能及时生成、补充；或因脾胃虚弱，饮食营养不足，化生血

液功能减弱或化源不足，而致血液化生障碍；或因久病不愈等因素而致营血暗耗等，均可导致肺血虚。

肺血虚证的临床主要表现有二：一是体征方面，主要有气短声微、久咳乏力、面色萎黄不泽、指甲枯淡、口唇苍白、舌质多淡、脉细弱；二是在感觉方面，主要有头昏无力、精神萎靡、心悸失眠等。

肺血虚证可单独出现，也可与他脏血虚并存。如肺脾血虚，肺血不足，子盗母气，肺病及脾，则脾血不足。生血物质减少，金失充滋，脾病及肺。在病机上形成恶性循环，肺脾血虚生焉。

②肺血瘀证：肺血瘀是指肺血的循行迟缓和不流畅的病理状态。气滞而致血行受阻，或气虚而血运迟缓，或痰浊阻于络脉，或寒邪入血，血寒而凝，或邪热入血，煎熬血液等，均可以形成血瘀，其中包含肺血热证、肺血寒证等。

因气滞致瘀：由于外邪引发咳喘，痰浊壅阻于气道，气机阻滞，气滞日久导致血瘀，瘀血内生，停于络脉，阻塞气道，使气滞更甚，又加重瘀血。正如《沈氏尊生书》指出："气运乎血，血本随气以周流，气凝则血亦凝矣。"

因气虚致瘀：肺系疾病常反复发作，缠绵难愈，久则导致肺气亏虚，肺气亏虚则无力推动血液的运行，血行不畅，瘀阻于肺而致血瘀。

因痰致瘀：咯痰为肺系疾病的主要表现，痰邪内停于肺则可阻塞气道，血行为之不畅而郁阻肺脉形成血瘀，终致痰瘀互结。如《血证论》所云："痰水之壅，由瘀血使然。"这说明痰邪郁肺可致肺血瘀阻。肺主输布津液，因病津液停滞则为痰，故有"肺为贮痰之器"的说法，痰阻日久则肺络痹阻为瘀，说明痰邪阻肺可致肺血瘀阻。

因寒致瘀："形寒寒饮则伤肺"，肺系疾病发展过程中，或内有痰饮复感风寒，或肺之阳气不足，虚寒内生，寒邪客于肺则可影响肺气的宣降，使肺气郁闭，血行不畅而致瘀。另外，因寒性凝涩、收引，寒邪停于肺，可使肺络运行不畅而产生血瘀，此即《黄帝内经》所谓"血气者……寒则涩而不能流"。

因热致瘀：肺系疾病在其不同阶段，可因痰郁化热，或外感风热等，致使邪热壅肺，灼炼阴血，使血液黏稠度增高，运行不畅，从而因热致瘀，即《重订广温热论·清凉法》所谓:"因伏火郁蒸血液,血被煎熬而成瘀。"

肺血瘀证的临床表现有两个方面:一为肺系病症,如咳嗽,喘促,或伴喉间哮鸣,咳血,或咯血,或咳吐脓血,或痰中带血,胸闷胸痛,水肿等;二为血瘀病症,如久咳久喘难愈,顽哮,咯血,胸痛有定处、固着不移,面色晦暗,舌质紫暗或暗淡或青紫,舌边间有瘀点或瘀斑,舌下静脉迂曲、怒张,肌肤甲错,甚则口唇发绀,颈静脉怒张等。

(2)肺脉损伤病证:肺脉损伤主要是肺络损伤。肺络指属于肺的络脉,主要指肺内毛细血管,如《明医指掌·诸血证》说:"咳血者,火乘金位,肺络受伤。"络脉具有渗贯血气、互渗津血、贯通营卫、保证经气环流等功能,在人体气血津液的输布环流中起着重要的枢纽和桥梁作用。因肺为娇脏,又为脏腑之华盖,喜润恶燥,喜清恶浊,不耐寒热,故邪气犯肺,使肺失清肃则为咳嗽,损伤肺络,血溢脉外,则为咳血。

寒为阴邪,其性凝敛,寒邪侵袭体表,内传于肺可影响肺络,脉道收引,血行不畅,致肺络瘀滞,气血不得畅达;血之运行,有其常道,脏腑火热,若内迫肺络,血热沸腾,致络伤不能循其常道而血溢则为咳血、鼻衄;脾气亏虚,或久咳伤肺,或感受寒湿,致水湿停聚而为痰湿,阻滞肺络,肺气上逆,故咳嗽多痰,若久瘀损伤肺络则可能出现痰中带血;肺主清肃,性喜柔润,肺阴不足,虚火内生,肺为火蒸,肺络受损,络伤血溢则痰中带血;肺气上逆,多因感受外邪或痰浊壅滞,使肺气不得宣发肃降,逆而向上,久则血随气逆而上涌,溢于肺络而咯血;血液能循行于脉内而不溢于脉外,全赖气的统摄作用,如久病气虚,或慢性失血,气随血耗,气虚统摄无权,血即离经而外溢,溢于肺络,则见咯血。

(三)从"肺朝百脉不利"论治特发性肺纤维化

1. 特发性肺纤维化的中医病名

在中医传统著述中没有与特发性肺纤维化完全相对应的病名,其临床表现散见于中医学古籍中。从症状学和证候学角度看,其可分属"咳嗽""喘证""肺胀""肺痿""肺痹"等范畴。

《金匮要略·肺痿肺痈咳嗽上气病脉证治》指出："寸口脉数，其人咳，口中反有浊唾涎沫者何？师曰：为肺痿之病。"《外台秘要·咳嗽门》云："肺气嗽经久将成肺痿，其状不限四时冷热……渐觉瘦悴，小便赤，颜色青白。"从上可知肺痿是指肺叶痿弱不用，反复咳吐浊唾涎沫，甚则颜面青紫，喘咳难续，其与 IPF 的主症相似，故国家标准《中医临床诊疗术语》的病名定义将"肺痿"与特发性肺纤维化、肺不张、肺硬变等病相关、对应。

《素问·痹论》曰："肺痹者，烦满喘而呕。"《症因脉治·肺痹》云："肺痹之症……烦满喘呕，逆气上冲，右胁刺痛，牵引缺盆，右臂不举，痛引腋下。"这些症状的记载，与 IPF 所导致的肺通气功能下降，临床表现为气促、进行性呼吸困难，以及由于肺纤维化所致的频频剧咳，引起胸胁痛的临床表现极为相似。因此，从症状学和证候学角度看，IPF 又可属于中医学的"肺痹"范畴。

2. 特发性肺纤维化的基本病机

IPF 的病机复杂，难以用单一病机来阐释，但总体不离虚实二端。通过长期的临床观察和理论总结，结合"肺朝百脉"理论，张六通课题组提出"气虚脉痹"是 IPF 的基本病机。

（1）外邪犯肺、肺失宣肃：《素问·调经论》言："风雨之伤人也，先客于皮肤，传入于孙络，孙络满则传入于络脉，络脉满则输于大经脉。"六淫之邪从外而入，则皮毛首当其冲，且六淫之邪无形，容易渗透侵入皮毛之中，"肺合皮毛"，皮毛之邪内传于其所内则肺必受邪，所以六淫之邪客肺是本病常见的病理变化。

温邪上受，首先犯肺。《医学三字经·咳嗽》说："肺为脏腑之华盖，呼之则虚，吸之则满。只受得本然之正气，受不得外来之客气。客气干之，则呛而咳矣。"IPF 发病多由于外感温热疫毒之邪，经口鼻而入，首先犯肺。肺卫失和，发热恶寒；热毒壅盛，高热不退。肺失宣肃，干咳少痰；肺气上逆，咳喘气促。热入营血，咯吐痰血；热毒鸱张，正不胜邪，肺气欲绝，面色发绀，呼吸浅促。

（2）肺气亏虚、痰瘀阻肺：《灵枢·百病始生》说："风雨寒热，不得虚，邪不能独伤人。"此句指出了正气虚衰在发病中的主导作用。肺气亏虚是 IPF 发生发展中的重要环节。"热伤气","炅则气泄"。外邪由表入里,热毒壅盛,更伤正气,致肺气亏虚,肺气不力、宣降失职而表现为咳嗽气短,喘促,动则尤甚等。

肺为娇脏、不耐寒热。IPF 患者"毒热炽盛,蔽其气,凝其血",肺气耗损,失于输布,津液停留,聚而生痰;肺气亏虚,肺朝百脉不利,瘀血阻滞。痰为津凝、瘀为血滞,津血同源、痰瘀相关,故痰瘀常胶结在一起阻滞脉道,导致肺脉运行功能障碍而痹阻不通。

总之,"肺朝百脉"是肺能使人体全身经络、经别、毛脉之气血朝会于肺,经肺的呼吸,进行体内外浊清之气的交换,然后将富含清气的血液通过百脉输送到全身。若"肺朝百脉不利",肺血及百脉功能受损,脏气受损,百脉失朝,而成肺虚脉痹之症。

3. 论治特发性肺纤维化

(1) 治疗法则:针对肺朝百脉不利,气虚脉痹诸证,张六通以"补肺通脉"为其治疗大法。拟补肺通脉汤,其方由黄芪、川芎、水蛭、贝母、黄芩等组成,诸药合用共奏补益肺气、活血通脉、化痰清热之功。

(2) 组方分析:方中黄芪为君药,归脾、肺经。《珍珠囊》云:"黄芪甘温纯阳,其用有五:补诸虚不足,一也;益元气,二也;壮脾胃,三也;去肌热,四也;排脓止痛,活血生血,内托阴疮,为疮家圣药,五也。"正如张介宾所释:"因其味轻,故专于气分而达表,所以能补元阳,充腠理,治劳伤,长肌肉。"

川芎性温,味辛,归肝、胆、心包经,能活血行气。《本草纲目》云:"川芎,血中气药也……辛以散之,故气郁者宜之。"《本草汇言》称川芎"上行头目,下调经水,中开郁结,血中气药。尝为当归所使,非第治血有功,而治气亦神验也。凡散寒湿、去风气、明目疾、解头风、除胁痛、养胎前、益产后,又癥瘕疾聚、血闭不行、痛痒疮疡、痈疽寒热、脚弱痿痹、肿痛却步,并能治之。味辛性阳,气善走窜而无阴凝黏滞之态,虽入血分,又能去一切风、调一切气。同苏叶,可以散风寒于表分,同耆、术,可以温中气而通行肝脾,同归、芍,可以生血脉而贯通营阴,此为要药"。血能养气，血为气之母，故养血以助君药补气之力。水蛭味咸，性寒，入血，归肝、脾、膀胱经，长于通经活络、去菀陈莝，且破瘀而不伤正气，故《本草经百种录》云："凡人身瘀血方阻，尚有生气者易治，阻之久，则无生气而难治。盖血既离经，与正气全不相属，投之轻药，则拒而不纳，药过峻，又反能伤未败之血，故治之极难。水蛭最喜食人之血，而性又迟缓善入，迟缓则生血不伤，善入则坚积易破，借其力以攻积久之滞，自有利而无害也。"川芎、水蛭二药为臣药，奏活血通脉之效。

贝母味苦，性辛，归肺、心经。《药品化义》有言："味苦能下降，微辛能散郁，气味俱清，故用入心肺，主治郁痰、虚痰、热痰及痰中带血，虚劳咳嗽，胸膈逆气，烦渴热甚，此导热下行，痰气自利也。取其下利则毒去，散气则毒解，用疗肺痿、肺痈、瘿瘤痰核、痈疽疮毒，此皆开郁散结，血脉流通之功也。又取其性凉能降，善调脾气，治胃火上炎，冲逼肺金，致痰嗽不止，此清气滋阴，肺部自宁也。"黄芩苦寒，其性清肃，《本草纲目》指出："洁古张氏言黄芩泻肺火，治脾湿；东垣李氏言片芩治肺火，条芩治大肠火；丹溪朱氏言黄芩治上中二焦火；而张仲景治少阳证小柴胡汤，太阳、少阳合病下利黄芩汤，少阳证下后心下满而不痛泻心汤，并用之；成无己言黄芩苦而入心，泄痞热，是黄芩能入手少阴、阳明，手足太阴、少阳六经矣。盖黄芩气寒味苦，苦入心，寒胜热，泻心火，治脾之湿热，一则金不受刑，一则胃火不流入肺，即所以救肺也。"贝母、黄芩二药轻虚上行，清上焦之热而为全方之佐使药。

（四）实验研究

实验采用国际通用的博来霉素（BLM）经气管内给药复制 IPF 大鼠，结果表明，大鼠气管内滴入 BLM 后第 7 天病理特点以大量炎性细胞浸润为主，至第 28 天，病理形态可见较明显的纤维结缔组织增生，肺组织以胶原沉积、肺纤维化改变为主，肺泡结构破坏或消失，肺泡间隔明显增宽，成纤维细胞增生，胶原纤维积聚成小片状，与文献结果一致。因此，本实验所需的动物模型复制是成功的。行为学研究表明，造模后 IPF 大鼠出现了呼吸急促、体力减退、体重减轻等神疲乏力之"气虚"表现。

本实验结果表明：补肺通脉汤延缓肺纤维化进程，抑制肺微血管新生，下调VEGF、内皮素 1（ET-1）、血管紧张素 Ⅱ（Ang Ⅱ）水平的效果优于阳性对照药。已有学者对清肺化痰、益气活血中药的抗血管新生作用进行研究，如何发挥中药多靶点、多方位调节血管生成的优势，更有效地阻断早期血管生成以防止 IPF发生，值得进一步研究。本次研究表明，第 28 天时模型组微血管密度明显高于假手术组，提示 IPF 病理性血管新生活跃，补肺通脉汤可抑制 IPF 病理性血管新生。

三十五、从"毒"论消渴的病因病机

糖尿病是严重威胁人类健康的常见病、多发病，已成为继肿瘤、心脑血管疾病之后第 3 位严重的慢性非传染性疾病。糖尿病属于中医学"消渴"范畴，消渴是以烦渴引饮、消谷善饥、小便频数量多或小便味甜、形体消瘦为主症的一种疾病。消渴的病因主要归于先天禀赋不足、五脏柔弱、过食肥甘、情志失调等。传统理论认为消渴的病机为阴精亏虚、燥热偏盛，以阴虚为本、燥热为标。然历代医家也提出许多不同观点，大致可归纳为以下几种学说：阴虚燥热论，肾虚论，火热论，气虚论，脾胃论，瘀血论，情志致病论。下文试从"毒"的角度论述消渴的病因病机。

（一）毒的定义及特性

毒的本义指毒草，《说文解字》载："毒，厚也，害人之草。"在古代，毒被广泛地引申运用，指苦痛或危害或毒物等。毒在中医学中主要包括 4 个方面内容：一是泛指药物或药物的毒性、偏性和峻烈之性，如《素问·藏气法时论》载"毒药攻邪，五谷（谷）为养，五果为助"；二指病证，如疔毒、丹毒等；三指治法，如拔毒、解毒等；四指发病之因，也即对机体产生毒性作用的各种致病因素，也即毒邪，如《金匮要略心典》载"毒，邪气蕴结不解之谓"，《古书医言》载"邪气者，毒也"。

现代毒理学认为，凡是物质进入机体后，能与机体组织发生某些作用，破坏正常生理功能，引起机体暂时或永久的病理状态，就称该物质为毒物。

毒邪分为外毒和内毒。外毒是指由外而来，侵袭机体并造成损害的一类病邪，主要指邪化为毒或邪蕴为毒，前者指六淫过甚转化为毒邪，后者指外邪内侵，久而不除，蕴积成毒。一些特殊的致病物质亦属外毒的范畴，如气毒、水毒、药毒、食毒、虫兽毒、漆毒等。内毒是指由内而生之毒，系由脏腑功能和气血运行紊乱，使机体内生理和病理产物不能及时排出，蕴积于体内而化生。内毒多是在疾病过程中产生的，既是原有疾病的病理产物，又是新的致病因素，既能加重原有病情，又能产生新的病症。

毒邪具有骤发性、广泛性、酷烈性、从化性、火热性、善变性、趋内性、趋本性、兼挟性、顽固性等病理特性，其致病具有虚、郁、瘀、痰、湿、燥热等特点，在疾病发生和发展过程中，这些致病因素可在病变的一定阶段同时并存或相继出现，且相互作用，相互影响，错综复杂。

（二）毒与消渴

毒邪为病，其性暴戾，伤人较甚，顽固而缠绵，且易兼挟为病，这与消渴病势深重、缠绵难愈、变证复杂、有遗传性等临床特点相吻合。毒邪导致消渴可分为4种：热毒致病，瘀毒致病，痰毒致病，湿毒致病。然而，消渴的发生、发展较为复杂，在临床上多为内外合毒，热、瘀、痰、湿毒常常兼挟而为病，现分述如下。

1. 热毒致病

早在《黄帝内经》中就已提及热毒可致消渴，后世也有论述。唐代孙思邈《备急千金要方·消渴》认为消渴乃嗜酒之人"饮啖无度……积年长夜……遂使三焦猛热，五脏干燥"所致。《备急千金要方》载方众多，黄连丸、猪肚丸治消渴沿用至今，并明确指出："内有热者则喜渴，除热则止，渴兼虚者，须除热补虚，则瘥矣。"《备急千金要方》《千金翼方》共载方74首以治消渴，用药100多种，主要为清热养阴生津药，其次为补气益肾药。其代表方黄连丸由黄连、生地两味药物组成,黄连清热解毒,生地清热养阴,奠定了热毒致病说的理论及临床基础。

热毒致消渴之源有三。一是过食肥甘致胃肠积热为毒,内耗津液。如《素问·奇病论》谓:"此肥美之所发也,此人必数食甘美而多肥也,肥者令人内热,甘者令人中满,故其气上溢,转为消渴。"二是七情不畅,肝郁气滞血瘀转为热毒。如《灵枢·五变》谓:"怒则气上逆,胸中畜(疑为"蓄")积,血气逆留(疑为"流"),髋皮充肌,血脉不行,转而为热,热则消肌肤,故为消瘅。"三是外感六淫入里化为热毒。如《灵枢·五变》谓:"余闻百疾之始期也,必生于风雨寒暑,循毫毛而入腠理……或为消瘅。""热毒"在消渴中的发病机理是热毒消灼津液。消渴初起阴精亏虚,郁久化热为毒,热毒上灼肺津,中劫胃液,下耗肾水则三消俱现,阴精亏损愈甚,则消渴之证愈甚,易生变证。

2. 瘀毒致病

消渴的发生和发展是一个漫长的病理过程,其瘀毒的形成与气血阴阳亏损等密切相关。素体阴虚者,阴津亏少,血脉失于充养,阴虚内热,煎灼津液阴血,血液凝滞,运行不畅;且阴虚则气无所附致气虚,气虚无力鼓动血行,故气阴两虚,瘀血阻滞,积聚于络脉,郁而为瘀毒。"久病多瘀",消渴无论是本病还是并发症,瘀血均贯穿始终。消渴初期阴虚燥热,耗津灼液,血涩而滞行,易形成瘀毒;而瘀毒又可致渴,致病情进一步加深、加重。如唐容川在《血证论·发渴》中曰,"瘀血发渴者,以津液之生,其根出于肾水……胞中有瘀血,则气为血阻,不得上升,水津因不能随气上布",是以发渴。"瘀毒"在糖尿病中的发病机理是瘀毒阻滞络脉。消渴初起,阴虚内热,耗伤津液,气虚血瘀,郁而成毒;瘀毒既成,则络脉受阻,气滞血瘀,运行不畅,津液失布,致消渴之症更甚,继而诸症悉重,变证丛生。

3. 痰毒致病

"百病多由痰作祟","痰为百病之母","肥人多痰",消渴患者多肥胖,多有气虚痰湿;此外,饮食不节、劳倦过度、情志失调等均可直接或间接地形成痰邪。阴虚内热,阴虚则气无所附,运血无力,津液滞行,炼津为痰;或脾虚失运,水湿内生，聚而为痰；且脾虚不能散精，精微蓄积而为痰浊，郁久而成痰毒。

痰毒形成，既可直接耗伤阴液，使津气亏损；又可痰郁化火，火盛伤阴，使阴津更亏；且痰毒能闭阻经络，使气血津液不得输布，导致脏腑组织失于濡养而现消渴之证。阴津亏损，必欲饮水以自救，故多饮，虽多饮而化生失常致痰毒日甚，津液更亏。痰毒在消渴中的发病机理是痰毒郁阻络脉。消渴初起，阴虚内热，炼津为痰，或脾虚失运，痰毒内蕴；痰毒郁积，阻滞络脉，气血津液失布，脏腑组织失养，导致消渴渐甚，乃生变证。

4. 湿毒致病

湿邪作为脏腑功能失调的病理产物，也是重要的致病因素，与脾关系尤为密切。脾胃居于中焦，主运化水湿，升清降浊，脾胃虚弱，运化不利，水湿停聚，则湿浊内生；然脾属阴土，喜燥恶湿，湿浊中阻，常先困脾，且湿属阴邪，性重浊黏滞，腻而难除；两者互为因果，脾虚则湿愈盛，湿盛则脾愈虚。

消渴与脾胃密切相关，《灵枢·本藏》曰："脾脆则善病消瘅易伤。"湿毒之形成多由于饮食不节，长期过食肥甘、醇酒厚味致脾虚运化失职，虽在早期有阴虚内热、阴津亏少的一面，但久之则脾虚湿蕴，积而不去，郁而为毒。湿毒内蕴，常先困脾，使脾阳不振，运化无权，气机升降与水液输布失常，致使消渴加重、加深。湿毒在消渴中的发病机理是湿毒困阻脾阳。消渴初起，脾虚失运，水湿内停，蕴结成毒；湿毒困脾，脾阳不振，运化无权，气机津液失布，故饮水虽多，不能化津，精血生化之源日竭，消渴愈重，则生变证。

（三）结语

综上所述，热毒、瘀毒、痰毒、湿毒既是消渴的重要病因，又是消渴日后发展变化的病理基础，可加重病情并导致变证丛生。而且四者既能单独致病，又可互相影响，相兼为患。热毒炽盛，则可消灼津液，炼津为痰，使血液凝滞，而致瘀痰湿毒，则津液更难敷布，热势更深，气机更难以疏通；同样，瘀痰湿毒阻滞络脉，困阻脾阳，郁而化热毒，热毒郁积，则病势更重；痰湿之毒均与脾虚失运相关,常常相挟为病,脾虚则痰湿内蕴而成毒;瘀毒亦可阻滞气机,致津液停聚,而成痰湿之毒,反过来,痰湿之毒亦可阻滞气血,使瘀毒加深。总之,消渴的病因病机与热、瘀、痰、湿毒密切相关,特别是后期,脏腑功能衰退,热、瘀、痰、湿裹挟一处,可导致全身各种合并症产生。

三十六、骨质疏松症病因病机探讨

中医学无"骨质疏松症"这一病名,骨质疏松症典型症状和体征与"骨痿"极其相似。《灵枢·邪气藏府病形》曰:"肾脉……微滑为骨痿,坐不能起,起则自(疑为"目")无所见。"《素问·痹论》指出:"肾痹者,善胀,尻(疑为"尻")以代踵,脊以代头。"以上描述如骨痛、畸形、筋脉拘挛、视物昏花等,几乎囊括了骨质疏松症的所有症状,这说明中医学对骨质疏松症的临床证候和病因病机均有较详尽的记载。下文就骨质疏松症的病因病机做一归纳探析。

(一)肾虚为本

历代医家多从肾与骨的关系出发,认为肾虚是骨质疏松症的主要原因。《黄帝内经》称肾"主骨生髓";《医经精义》指出:"肾藏精,精生髓,髓养骨,故骨者,肾之合也,髓者,精之所生也,精足则髓足,髓在骨内,髓足则骨强。"说明肾、骨、髓之间存在密切的生理联系。《黄帝内经》又指出"肾不生,则髓不能满""髓伤则销铄胻酸,体解㑊然不去矣""肾气热,则腰脊不举……水不胜火,则骨枯而髓虚,足不任身""腰者,肾之府,转摇不能,肾将惫矣""骨者,髓之府,不能久立,行则振掉,骨将惫矣"。这些进一步阐述了肾、骨、髓之间的病理联系,说明肾虚肾精不足、骨髓失养可致骨骼脆弱无力,临床可出现腰背酸痛、胫膝酸软等骨质疏松症状。《灵枢·经脉》也说:"足少阴气绝则骨枯……骨不濡则肉不能著也,骨肉不相亲则肉软却……发无泽者骨先死。"其认为肾虚是引起骨质疏松症的主要原因。

骨质疏松症是一种与年龄相关的退行性疾病,与衰老关系极为密切,而肾气虚损是导致衰老的主要原因和机理。肾气主人体的生长发育，决定人体的生长壮老已，是人体生命活动的原动力。《素问·上古天真论》曰："女子七岁，肾气盛，齿更发长……四七，筋骨坚，发长极，身体盛壮……七七，任脉虚，太冲脉衰少，天癸竭，地道不通，故形坏而无子也。丈夫八岁，肾气实，发长齿更……三八，肾气平均，筋骨劲强，故真牙生而长极。四八，筋骨隆盛，肌肉满壮。五八，肾气衰，发堕齿槁……七八，肝气衰，筋不能动，天癸竭，精少，肾藏衰，形体皆极。八八则齿发去。"这段经文阐述了人体生长发育和衰老的生理过程，也说明了骨的强劲脆弱与肾精盛衰、年龄的增长有密切联系。这种观点与现代有关骨生长、发育和衰老的研究结论是一致的。

现代医学对正常人的骨矿含量变化规律的研究表明，儿童到壮年期间，骨矿含量逐渐增加，男女两性骨骼第一个生长高峰均在 7～8 岁期间，第二个生长高峰，女性在 13～14 岁，男性在 15～16 岁，这一规律与"女子七岁，肾气盛"的理论也是一致的。研究还发现，男女两性骨矿含量在 27～35 岁时达到一生的最高峰，此时称为峰值骨量，这与"四七""四八"也基本接近。随后，随着年龄的增长，骨矿含量不断丢失，女性从 50 岁开始，骨矿含量迅速丢失，而男性在 64 岁以后才呈明显下降趋势，这也与女子"七七"因肾气渐衰所表现的"任脉虚，太冲脉衰少，天癸竭"、丈夫八八"齿发去""五藏皆衰，筋骨解堕，天癸尽"的表现相吻合。《素问·上古天真论》还指出："男不过尽八八，女不过尽七七，而天地之精气皆竭矣。"此与女性发生绝经后骨质疏松症，男性发生老年性骨质疏松症的年龄也相吻合。

根据"肾主骨"理论，肾虚是骨质疏松症的发病关键。现代医学有关肾虚证实质的研究已取得可喜进展。

（1）肾虚时内分泌系统功能紊乱。肾虚时，下丘脑-垂体-性腺（甲状腺、肾上腺）轴功能紊乱，而且在不同靶腺和不同环节均有不同程度的紊乱。肾虚的实质表现为垂体、甲状腺、肾上腺、卵巢、睾丸等腺体呈退行性改变，而这些腺体分泌的激素多与骨代谢密切相关。

（2）肾虚时免疫功能下降。肾虚时细胞免疫、体液免疫、补体系统、网状内皮系统吞噬功能均有不同程度的降低,而影响骨代谢的局部调节因子多与此有关。

（3）肾虚时微量元素改变。微量元素锌对人体生长、发育起着重要作用,锌在生长、发育有关的酶系统和内分泌系统中富集而执行控制功能。缺锌会影响垂体促性腺激素的分泌,使垂体组织及血浆内生长激素的含量减少,表现为性腺功能减退,发育不良。肾虚患者体内锌含量明显低于正常人。提示:肾虚患者体内锌含量降低,性腺功能低下,与骨质疏松症的发生有着必然联系。

补肾疗法可以促进下丘脑-垂体-靶腺轴系统的功能活动,纠正免疫系统的功能低下,促进骨钙沉积,抑制骨吸收,加快骨形成,延缓骨量丢失,提高骨矿含量和骨密度,达到治疗骨质疏松症的目的。

（二）脾虚是重要病机

饮食五味影响着骨的生长,而饮食五味与脾主运化的功能密切相关,因此,骨的生长、发育必将受到脾胃功能的影响。脾为后天之本,为人体气血生化之源,脾胃虚弱则化源不振,精微不能四布,脏腑、四肢、百骸无以充养。脾胃又为气机升降之枢纽,交通上下,灌溉四旁,从而维持气、血、精、津液的相互转化。若脾胃功能衰惫,气化失司,枢机滞涩,血不能化精,则骨骼因精微不能灌溉,血虚不能营养,气虚不能充达,无以生髓养骨而致骨痿。人体先天、后天相互滋生,脾为后天之本,肾为先天之本。脾之健运,化生精微,需借助肾的温煦作用,而肾中精气亦有赖于水谷精微的培育和充养才能不断充盈和成熟。脾虚可致肾亏,肾虚则无以主骨生髓而致骨痿。

《黄帝内经》有"脾主四肢"之说。《灵枢·本神》指出:"脾气虚则四支(通"肢")不用。"若饮食失调,饥饱失常,或久病卧床,四肢少动,脾气受损,运化无力,气血乏源无以化精生髓,髓枯、经脉失和不仅发为骨痿,还可导致畸形和骨折,继而出现骨质疏松症常见的临床并发症。现代研究认为,体重、肌肉发达与否均与骨质疏松症有关。有学者对黑皮肤女性总钙量（TBCa）、桡骨骨矿含量

(BMC)和肌肉量的指标——全身钾含量(TBK)进行测定,并与同龄白皮肤组女性进行比较。结果:黑皮肤女性的 TBCa、BMC、TBK 均明显高于白皮肤女性,且黑皮肤女性骨质疏松症和骨折发生率均低于同龄白皮肤组女性。机械应力(如肌肉牵拉等)可对成骨细胞产生刺激,促进成骨活性,增加骨形成,从而防治骨质疏松症。这也从一个方面证实了中医"脾主四肢"之说。

近年来,多学科、多途径临床与实验研究表明,中医学的"脾胃"可囊括消化吸收系统、营养代谢系统,以及自主神经系统、内分泌系统、血液系统、免疫系统的功能,而骨质疏松症的发病与这些系统的功能密切相关。脾虚会影响这些系统的功能,从而表现出相应的病理状态。钙、磷、镁、蛋白质及微量元素锌、氟等营养物质,在骨质疏松症的发病中起着重要作用。当脾虚致脾主运化的功能减退时,不可避免地会影响这些营养物质的吸收,从而导致骨质疏松症的发生。

(三)血瘀是骨质疏松症的促进因素

王清任所著《医林改错》指出:"元气既虚,必不能达于血管,血管无气,必停留而瘀。"血液的运行必赖元气的推动,元气为肾精所化,肾精不足,无源化气,必致血瘀。脾主气,脾虚则气的生化乏源而致气虚,气虚不足以推血,则血必有瘀。因此,气虚则血行滞缓,络脉瘀阻,即停留为瘀;或因脾虚统摄失职,血不循经,妄行脉外亦可成瘀。以上均可在肾虚和脾虚的基础上产生血瘀,继而形成脏虚络痹之证。

血瘀既是人体的病理产物,同时可作为病因阻滞人体气机的正常运行。《灵枢·本藏》曰:"经脉者,所以行血气而营阴阳,濡筋骨,利关节者也。"气滞不行,营运无力,而致诸脏筋骨失养,渐致虚损。国内学者在有关研究中认识到血瘀在衰老过程中的重要作用,认为肾虚是衰老的主要机理,而血瘀则加速了这一过程。有关中老年人的流行病学调查表明,健康老年人都有不同程度的微循环障碍。老年人临床脉诊多见弦脉、细脉,这在骨质疏松症中更为常见。实验观察认为,微循环的生理功能与络脉的渗灌气血、濡养组织,以及营血、津液的互渗作用相似。弦脉、细脉患者均会出现不同程度的微循环障碍,表现出"虚""瘀"的特点。《灵枢》在论述不尽天年的原因时,除指出"五藏不坚"等"虚"的一面外,又指出"脉不能"亦是重要原因。中医理论认为瘀不去则新不生。因此,血瘀既可由脾肾虚衰引起,又可导致肾虚、脾虚加重,从而促进骨质疏松症的发展。

荆楚中医药继承与创新出版工程·

荆楚医学流派名家系列(第一辑)

张六通

医案精选

自 1962 年起,张六通先后师从湖北中医学院(现湖北中医药大学)副院长、名老中医蒋树人,名老中医叶国芝,跟师临床和教学。在从事中医药教学、科研和行政管理等工作的同时,张六通长期断续开展中医病房和门诊等临床工作。他坚持为湖北、江苏等地基层医院提供技术指导,为基层医生提供临床医疗和诊断意见,经常为临床疑难病患者进行临床诊断和治疗,《长江医话》《常州日报》等媒体均报道了张六通治疗疑难杂症所取得的较好疗效。值得提出的是,张六通曾先后参加或主持咸宁麻疹大流行,荆州、沔阳及恩施建始急性流行性脑脊髓膜炎(简称流脑)大流行的救治工作。其中,他带领 60 级一个班的学生,在沔阳的一个多月中,用中药治愈轻型、普通型"流脑"患者 96 例,并总结了宝贵的治疗经验。

一、非温无以化气

某年初秋,张六通在某医院授课之余,诊一男青年,当时余暑未尽,常人只穿衬衣,患者竟身裹棉衣,头戴棉帽。其母述,患者刚从农村调回武汉,原泻痢已拖延二三年,起先但泻稀水,后则下坠不爽,间或夹带脓血,断续作肠炎、痢疾治疗,服过不少消炎杀菌药物,因无所调理,遂反复发作,病情日重,以至如今之状。现症一日泻下四五次,夹有白冻,腹部隐痛,周身畏寒,神疲肢软,不饥少食,每日仅吃二两稀粥。察其面色淡白无华,形体消瘦,语声低微,唇舌淡白,苔薄白滑,按其双手冰凉,尺肤欠暖,六脉沉微。综观神色症候,认定泻痢日久,真元下脱,已成形气俱衰的重症。在场同学有的提出健脾补气,谓之治本;有的主张止痢固脱,意先救标。余谓:水谷之纳运赖于脾阳,形体之充盛在于元气,患者形气俱衰,外内皆亏,是气之大伤而然。《黄帝内经》曰"阳化气""少火生气",治之惟温补脾肾之阳为先,阳化则气生,阳盛则气壮,非温则无以化气。遂以桂附理中汤加味,方中肉桂 6 克、附片 18 克、干姜 12 克,佐以参术苓等健脾益气。1 周后复诊,患者自述精神稍好转,食稍有味,中午或可脱去棉衣,泻下次数稍减,此乃阳复已现转机,按原方加减续服。1 个月后患者饮食增加,四肢转温,大便每日 2～3 次,质稀,脉沉细,仍守原法加重益气之品,又服 2 个月余,患者形气渐盛,面色转红润,饮食渐佳,大便每日 1～2 次,略稀,惟便后仍带少量黏液,此为余毒未尽,原方加银花 30 克、甘草 9 克,服月余而尽。至此,患者所服仅附片一味,已逾 4 千克,是以阳复则气充矣。(摘自《长江医话》)

二、消积扶正种双子

吴某,女,婚后 3 年余未得子,经医院检查,患"左侧卵巢囊肿"并施行切除术。1 年后,仍月经不调,经查为"右侧卵巢囊肿",大如乒乓球,因尚未生育,患者及其家属执意不做手术,遂邀余诊治。初诊,患者面白少华,声低言弱,月经 40 余日一次,经色淡黑如屋漏之水,有时夹乌黑血块,经量较多,质清稀,纳谷不香,饮食渐少,现每餐 1～2 两,自觉精神疲乏,四肢无力,且较常人畏寒,按其双手欠温,唇舌淡白,苔薄白滑,脉沉弱。询其病由经期浸冷受寒而起,显系寒湿凝聚之癥积,然邪恋已久,正气渐耗,中阳虚弱,气血化源衰少,是以有全身虚竭之候。治当先逐留恋之贼邪,若但见其虚而妄补之,则难免有关门留寇之虞,乃仿仲景温经散寒、祛瘀化症之法,用温经汤与桂枝茯苓丸化裁治疗,日服一剂。历 2 个月有余,患者经色转为淡红,经期腹痛诸症明显好转,惟白带及诸虚候仍在,是为邪已渐退,遂兼补中益气,以复气血之化源。药后,患者食纳渐增,精神好转,面色气息逐渐复常,白带明显减少。又经 3 个月余,患者忽感恶心呕吐,厌食,询其月经未行,切脉已有滑象,乃告其有喜,改作妊娠调理。其于产前检查发现为双胞胎,足月产下两男婴。产后复查右侧卵巢囊肿竟已消失,夫妻皆大欢喜。(摘自《常州日报》)

三、补中益气汤临床验案集

补中益气汤是李杲(号东垣老人)依据《黄帝内经》"劳者温之""损者益之"的治法拟订的著名方剂,是李杲脾胃论治观点在临床用药中的集中反映。几百年来,该方剂一直为历代医家所推崇,成为临床上常用的方剂之一。张六通在临床中运用本方,每获良效,故此不揣简陋,将部分病案和肤浅体会整理出来,以就正于同道。

《脾胃论》载补中益气汤的组成是黄芪、甘草、人参、当归身、陈皮、升麻、白术、柴胡。明代张介宾于原方中加入生姜、大枣。在原方药量的基础上,重用黄芪,其余可按病情增减。对于补中益气汤的运用,李杲从"饮食劳倦所伤,始为热中"立论,将其加减之法列有20余条。历代医家在临床实践中又扩大了运用范围,如《医方集解》载本方"治烦劳内伤,身热心烦,头痛恶寒,懒言恶食,脉洪大而虚,或喘或渴,或阳虚自汗,或气虚不能摄血,或疟痢脾虚,久不能愈,一切清阳下陷,中气不足之证"。方中用黄芪益气固表为君药,人参、甘草扶脾和中为臣药,当归身补血、白术健脾、陈皮理气为佐药,更以升举清阳的柴胡、升麻为使药,加生姜、大枣以和营卫,合为健脾益气升阳之剂,使脾气健运,清升浊降,气血调和,营卫以行,则诸症自去。因为本方治在中焦,所以陈修园指出阳虚于下者忌用。本方主治虚证,因此汪昂告诫"此汤惟上焦痰呕,中焦湿热,伤食膈满者,不宜服"。又华岫云在《临证指南医案》中说:"脾胃之论,莫详于东垣,其所著补中益气、调中益气、升阳益胃等汤,诚补前人之未备。""盖东垣之法,不过详于治脾,而略于治胃耳,乃后人宗其意者,凡著书立说,竟将脾胃总论,即以治脾之药,笼统治胃,举世皆然。今观叶氏之书,始知脾胃当分析而论。盖胃属戊土,脾属己土,戊阳己阴,阴阳之性有别也。脏宜藏,腑宜通,脏腑之体用各殊也。若脾阳不足,胃有寒湿,一脏一腑,皆宜于温燥升运者,自当恪遵东垣之法;若脾阳不亏,胃有燥火,则当遵叶氏养胃阴之法。"此说甚为精辟,也是指导运用本方的重要理论。

(一)益气升阳治感冒

高某,女,38岁。患者素有胃病,1周前偶感风寒,遂致恶寒,头痛,周身不适,汗出而黏,近两三天来自觉夜间发热,但口不渴、不咳,伴纳减、嗳气、脘腹隐痛、小便黄。观其面色㿠白,神疲少气,舌淡脉弱,当是中气先虚,复感风寒之证,拟益气升阳、扶正祛邪,仿补中益气汤化裁:党参 9 g、黄芪 12 g、白术 9 g、法半夏 9 g、陈皮 6 g、当归身 6 g、升麻 6 g、柴胡 6 g、甘草 6 g、生姜 10 片、大枣 10 枚。服上方 3 剂,患者头痛、恶寒、汗出及夜热诸症霍然愈,仍嗳气泛酸,腹胀痛,仿平胃散合左金丸化裁续治其胃。

按:本方之用于感冒,患者多属禀赋不足,或久病体虚,复感外邪,每每延绵难解,或服辛散之剂而病甚者,以汗出恶寒、神疲食少、舌淡脉弱为主要特征。外邪甚者加羌活、防风,头痛甚者加蔓荆子。

（二）健脾升清愈头痛

张某某,女,30 岁。患者从 1963 年开始头痛,时轻时重,反复发作。近半个月来头痛加剧,每于劳累或遇风时痛甚,痛时欲伸欠,伴头昏、精神倦怠、少气乏力、食纳欠佳、睡眠多梦等症,二便尚调,舌淡少苔,脉沉缓,诊为中气衰惫、清阳不升、浊阴上扰之证,治以益气升阳,佐以养肝祛风之品。黄芪 12 g、党参 9 g、白术 9 g、陈皮 6 g、当归身 6 g、升麻 5 g、柴胡 5 g、枣仁 12 g、柏子仁 12 g、炙甘草 6 g、蔓荆子 9 g,上方服 3 剂后患者头痛减轻,睡眠亦多,精神好转,继服上方 3 剂并补中益气丸 1 盒而头痛消失。

按:气虚头痛,本在脾胃,乃清阳不升、浊阴不降、虚风上扰所致。其证以头痛时轻时重,延绵不愈,或劳累作痛,或上午痛剧,兼神倦少气、舌淡脉弱为特征。痛在巅顶者加藁本,呕恶者加吴茱萸、生姜,畏寒者加细辛,兼头晕者加菊花、勾藤。

（三）甘温除热案

付某某,女,36 岁。患者素有头昏头痛之疾,时发咽痛、齿痛、口糜,绵延难愈。最近感冒之后,头昏似裹,耳聋似闭,鼻塞,且咽痛、齿痛、口糜加剧,食纳欠佳,大便干结,2～3 日一次,尿后小腹坠胀。察其面色萎黄,口咽不红,舌淡而脉细缓,知非肺胃实火,且其劳则病症甚,现为感冒之后,少气倦怠,是乃东垣所谓中气内伤而生虚热的“热中”证,宜甘温益气升阳,则其热自去。黄芪 12 g、党参

9 g、白术 9 g、陈皮 6 g、当归身 6 g、升麻 3 g、柴胡 5 g、炙甘草 6 g、生姜 3 片、大枣 3 枚、麻仁 15 g，服上方 1 剂，咽痛减轻，服 3 剂后齿痛、口糜基本消失，惟头昏、耳闭、鼻塞，此外感余邪未尽，上方加川芎、薄荷以为善后。

按：《素问·调经论》曰，"有所劳倦，形气衰少，谷气不盛，上焦不行，下脘不通，胃气热，热气熏胸中，故内热"。东垣据此而创"热中"之说，立甘温除热之法，以治气虚发热诸证。本案宗其法、守其方，应其变证，而获良效，是病机无异也。

（四）补中固涩治遗尿

高某某，女，10 岁。患儿从小尿床，每夜小便两三次。年初患高热（据诊为"流脑"）痊愈后，遗尿加剧，每夜小便五六次，尿量多，伴饮食日减、形体消瘦、面黄无华、少气倦怠等症，舌质淡，脉大而缓，诊为气虚下陷、脬气不固，投以补中益气固脬之剂。黄芪 9 g、太子参 9 g、白术 9 g、当归身 6 g、陈皮 5 g、升麻 5 g、柴胡 5 g、桑螵蛸 9 g、覆盆子 9 g、炙甘草 6 g，上方服 6 剂后，患儿每夜小便次数减至一两次，大人呼唤后即可不尿床，精神好转。乃以原方配补中益气丸续服，以冀全效。

按：遗尿一证，本多属肾，以肾为胃关故也，然禀体虚弱，或大病之后，因中阳下陷、气虚不固而遗尿也不乏其例，故益气升阳固脬，亦属常法。又由中气衰惫而致小便频数，尿后余沥不尽、劳淋、尿闭、小便失禁诸证，运用本方化裁治之，每多获效。

（五）补气升提愈脱肛

杨某，男，40 岁。患者自述近 1 个月来发现大便时肛门脱出，便后能自行缩回，便软成条，无血，不痛，小便呈米汤样，伴头昏、倦怠、嗜睡等，饮食尚可，腰不痛，舌质淡红，苔白。其近 2 年来曾患过泄泻、遗精，且常头昏乏力，按脉缓弱，乃从气虚下陷论治，佐以补肾。黄芪 12 g、党参 9 g、白术 9 g、生姜 3 片、大枣 3 枚、麻仁 15 g、当归身 9 g、陈皮 6 g、炙甘草 6 g、柴胡 8 g、升麻 6 g、菟丝子 12 g、覆盆子 10 g，上方服 3 剂后患者自述大便时肛门已不脱出，尿浊已消失，仍进前方配补中益气丸调理，以巩固疗效。

按：脱肛属气虚下陷者最多，初期服药可愈，以补中益气为方，久则需配合外治法，且证多反复，缓图为宜。又有气虚脏器下垂、妇人阴挺，亦属本方主治范围。脱肛属于湿热下注者，不宜运用本方。

（六）补中暖肝愈疝气

黄某某，男，4 岁，其母代诉，患儿禀性暴躁好哭，近来饮食日减，面黄乏华，偶然发现右侧阴睾肿大，晨起较轻，午后加重，哭时和活动后尤为明显，睡眠后多出汗，小便黄，大便调，舌质淡红，苔薄白，脉弱。诊为气虚下陷致疝，拟益气升提，佐以疏肝为法。黄芪 9 g、党参 9 g、白术 6 g、当归身 4 g、陈皮 5 g、升麻 5 g、柴胡 5 g、橘核 8 g、谷茴 4 g、荔枝核 9 g，上方服 6 剂后，患儿右侧阴睾已复原，仅哭叫时稍肿，饮食增加。仍以上方配补中益气丸调理。

按：气虚下陷之疝，以小孩及老人为多，因稚儿元气未充，老翁元气已衰故也。益气升提治疝，小儿轻症或可痊愈，一般多起改善体质和减轻症状的作用。

荆楚中医药继承与创新出版工程·

荆楚医学流派名家系列（第一辑）

张六通

创新成果

一、开创六淫外邪致病机理的实验研究

六淫是中医学中重要的致病因素,六淫学说是中医基础理论的重要组成部分,但六淫的实质以及其致病的具体机理长期没有定论,严重影响了中医药理论的推广应用。1992年起,张六通率先在国内开展六淫外邪致病机理的实验研究。从设计、复制动物模型,到选择、确定检测指标,再到开展实验研究,已先后主持了"外湿致病机理的实验研究""外燥伤肺的分子机制研究"等国家自然科学基金项目,教育部博士点基金项目"外湿对大鼠机体水液的影响",及"外燥致病机理的实验研究"等课题,获湖北省科学技术进步奖二等奖12项,国家中医药管理局中医药基础研究奖三等奖1项。在《中医杂志》等国内外学术期刊上发表《外湿致病机理的实验研究》等论文33篇。

张六通成功创建了"外湿""外燥""外寒"的动物模型,提出了"外湿的科学内涵是季节气候环境、生物致病因子及机体反应性相结合的综合概念,具有病因病理双重意义"等研究结论,取得了对六淫外邪实验研究的原创性成果,为科学认识中医六淫病因提供了实验证据,为进一步开展六淫研究奠定了基础。

(一)外湿研究的主要创新点

(1)首次提出了符合中医病因学说的外湿动物模型的造模方法,并成功复制外湿致病的动物模型。

(2)对外湿致病进行了多层次、多指标的观察,从细胞、亚细胞、分子水平探讨了外湿致病的病理基础和规律。从整体功能变化、局部组织改变及生物致病因子三个方面进行研究,观察潮湿环境中大鼠免疫、肠道微生物、内分泌、能量代谢、病理形态学和超微结构等方面的改变,并用中药胜湿方治疗加以反证。

(3)通过研究提出外湿的科学内涵是季节气候环境、生物致病因子及机体反应性相结合的综合概念,具有病因病理双重含义。该研究对促进中医六淫理论的客观化、科学化,使病因学说有所突破并有所发展,具有重要意义。

（二）外燥研究的主要创新点

（1）以《黄帝内经》天人合一观与外燥致病理论为基础，从现代气象医学角度，参照"候平均气温""季平均温度"，首次提出以平均气温 15 ℃和相对湿度 70％±2％模拟常温常湿气候，以（22±2）℃模拟温燥气候，以（8±2）℃模拟凉燥气候，以相对湿度 33％±2％模拟秋季干燥气候，为建立外燥小鼠模型提供理论和实践基础。确认国产 LRH-250 人工智能气候箱能达到稳定的模拟条件，提供引起昆明小鼠气道、肺组织病理和肺呼吸膜超微结构病理改变的组织细胞学证据，并作为评判确立六淫外燥之温燥与凉燥"温度-湿度"空间量化的重要指标之一。

（2）结合现代气象医学、超微组织病理、免疫学、分子生物学、血液流变学等理论与技术，以检测"肺系"生理功能为切入点，提出外燥伤肺的基本病机是减少气道液的分泌与减少肺泡Ⅱ型细胞分泌肺表面活性物质，损伤气道"纤毛-黏液毯"机械屏障，削弱气道免疫御邪屏障，肺水通道蛋白 AQP1、AQP5 表达水平下降，气道病变刺激使肺黏液素基因 Muc5ac 表达水平下调，显著抑制 NF-κB 蛋白活性，增高血液黏度并使血行滞涩不畅而综合致病。这为外燥致病机理提供了功能性分子基础。

首次发现外燥可使小鼠支气管黏液素基因 Muc5ac 表达水平上调，同期温燥组、凉燥组小鼠气管上皮细胞与肺组织 NF-κB 活性下降，表明外燥可通过抑制气道 NF-κB 蛋白活性而影响气道分泌功能与炎性细胞因子的表达等，导致外燥伤肺耗津而为病。

首次提出外燥伤肺灼津，其分子机理是减弱支气管黏液素基因 Muc5ac 表达、NF-κB 活性和炎性细胞因子的表达，进而致气道液与肺表面活性物质分泌功能下降；伴气道局部免疫与细胞因子屏障功能受损，尤其是与肺水分子转运相关的基因如 AQP1、AQP5 表达水平下降，而致气道失濡养，肺卫失和，是气道组织细胞结构受损、气道液分泌功能与黏液素基因 Muc5ac 分泌调控机理紊乱而综合为病。

（3）从整体、细胞、分子水平，提出"气道组织病理与肺呼吸膜超微结构、气道生物御邪屏障功能、血液流变学、气道液分泌与转运基因调节"4类、10种指标可以作为研究外燥伤肺的特征性评价指标，并建立外燥伤肺昆明小鼠模型。该原创性研究填补了外燥伤肺动物模型研究的"空白"，有理论创新并丰富了中医六淫"燥气先伤上焦华盖""燥易伤津""燥胜则干"经典理论和指导临床秋燥咳喘之辨证论治，具有广泛的应用价值。近30年未见国内外相同研究报道。

该研究结果为阐析外燥伤肺提供了分子致病实验依据。该原创性研究填补了六淫之外燥致病分子机理研究的"空白"，对丰富六淫病因病机理论和为指导燥证辨证论治提供了科学资料，具有理论创新和临床指导意义。

（三）外寒研究的主要创新点

（1）运用现代病理学、免疫学、分子生物学等的理论与技术，成功地复制了外寒伤肺的小鼠模型，该模型接近人类外寒伤肺的发病机理，反映了外寒导致肺阳受损，肺行水和卫外功能异常，体内津液不能正常输布，卫外不固而外邪侵肺的病机，体现了外寒伤肺，肺脏水液潴留化为水湿痰饮，肺卫外不固，炎症浸润等病证特点。

（2）通过检测 AQP1、BAFF、NF-κB 蛋白表达水平的改变，提示外寒可能通过下调 AQP1 的表达水平影响肺水转运。通过上调 BAFF 表达水平和激活 NF-κB，触发机体的获得性免疫，初步探讨外寒伤肺的可能分子机理，并运用经方对外寒伤肺之病因病机进行佐证。

（3）在理论上提出寒邪是包括气候、气象因素、物理因素、化学因素以及生物致病因子与机体的体质、反应性等的综合性概念，具有病因和病机双重内涵。

该研究的实验结果为阐述外寒伤肺的致病机理、充实六淫病因病机理论和相关病证的辨证论治提供了科学资料，具有理论创新和临床指导意义。

二、提出了"脏虚络痹"的中医衰老理论

衰老与延缓衰老是个永恒的课题,中医学对此有极其丰富的理论和实践认识。自1989年开始,张六通已指导5名硕士研究生、10名博士研究生对该研究方向,从虚、实、虚实夹杂三个方面进行课题研究,特别是以五脏为本的整体观、虚实相关的辩证观为理论指导,完成了肾、脾、肝、心、肺五脏与衰老相关性的研究,初步明确了痰、瘀与衰老的相关性,提出人体内在的衰老是随增龄而发生的以肾脾为主的五脏衰虚、痰瘀阻滞络脉、机体内外失荣、功能逐渐衰退的渐进过程,从而概括出了具有中医理论特色的"脏虚络痹"衰老理论。张六通带领团队完成衰老相关省级科研课题4项,获湖北省科学技术进步奖三等奖1项,对进一步开展中医关于衰老与延缓衰老的研究具有指导意义。

三、强调以五脏为中心的中医整体生理观

在中医临床工作和理论研究的实践中,张六通主张五脏是人体生命活动的核心,五脏概括和代表了人体五个功能系统,它们之间既明确分工又密切合作,并分别联系六腑、十二经、五体、五窍、五液等,以包含人的整体生命活动;人体以五脏为中心,又分别与自然界四时、五气、五方、五色、五味等相联系,从而形成中医学所特有的"五脏一体""人身一体""天人一体"的整体观理论,并贯穿在中医对人体生理、病理的认识过程中,指导中医对疾病的诊断和治疗。

该研究方向除了研究以五脏为本的脑衰老、脑病的理论外,有1名硕士研究生、4名博士研究生开展了对阿尔茨海默病、血管性痴呆的课题研究,完成省级科研课题4项,获湖北省科学技术进步奖二等奖1项、三等奖1项。该研究对深入研究脑病具有指导意义。张六通发表了《〈内经〉脏象学说的特点》等相关论文,主编《中医脏象学》等著作。尤其是在改革开放初期,张六通为中医藏象学说的完善和发展做出了积极的贡献。

四、中医药的学术传承与世界性学术交流

张六通长期从事中医药临床和教育教学管理工作,坚持开展中医药的学术传承与世界性学术交流。1990 年被国务院学位委员会批准为第四批内经博士研究生导师。1978 年开始参与指导硕士研究生,1984 年招收硕士研究生,1991年招收博士研究生。先后协助指导硕士研究生 24 人,博士研究生 23 人;主持指导硕士研究生 19 人,博士研究生 35 人。毕业生中除留学生外,已有 20 余人晋升正高职称,10 余人任处级业务领导干部,2 人担任副厅级业务领导。另有 1人现任美国国立卫生研究院知名科学家。几十年来,张六通先后到澳大利亚、日本、美国和韩国等地参观访问和进行学术交流,多次参加和主持国际性中医药学术大会,为中医药走向世界做出了积极的贡献。

大事记

1956.9　入湖北省武昌医校读书

1958.4　赴潜江县(现潜江市)开展血吸虫病防治工作(收集、检测粪便,治疗患者)

1958.9　转入武昌医学专科学校读书

1958.10　赴蒲圻县(现赤壁市)大办钢铁(在金龙、桂家畈建立卫生所,举办卫生员培训班)

1959.2.11　入湖北中医学院(现湖北中医药大学)读书,编入六年制本科581班。1962年被抽调转入584班,跟师蒋树人副院长、叶国芝教授

1959.5.6　加入中国共产主义共青团

1960.3　参加建设汉丹铁路

1960.10　赴荆门县(现荆门市)除害灭病(建立子陵公社医疗站并开展巡回医疗)

1961　到沙市中医院(现荆州市中医医院)进行阶段实习,跟随荆沙名医王毓青、徐辑阶、刘云鹏进行内科、妇科、温病临证

1963　在湖北中医学院附属医院(现湖北省中医院)实习,跟师叶国芝教授、洪子云教授、吴绍基教授

1964　在湖北中医学院附属医院二、三病房临床,跟师黄绳武教授、黄致知教授

1964.8　从湖北中医学院毕业,留校工作。任内经教研室教师

1965.9　主讲本科65级4个班内经课

1967　率医疗队赴沔阳县(现仙桃市)通海口救治急性流行性脑脊髓膜炎,

用中药治疗轻型、普通型"流脑"患者 97 例（痊愈 96 例，死亡 1 例）

率医疗队到恩施建始县防治流行性脑脊髓膜炎

1971 任湖北中医学院中医基础理论教研室副主任。在武汉大学中药班兼职任教 1 年

1972—1978 主讲本科班、西学中班、师资班、青年教师培训班"中医基础理论""内经选读"课，编写《中医基础理论》讲义

1974 在武汉市第一医院、湖北中医学院附属医院（现湖北省中医院）临床，跟师章真如教授、余青萍教授

1978 任内经教研室主任，晋升讲师

1978—1984 主讲 78 级、79 级、81 级、82 级、83 级、84 级研究生班"内经选读"课，编写《内经选读》讲义

1979.4.26 被中共湖北省委、湖北省革命委员会授予"模范教师"称号

1979.6.29 加入中国共产党

1980 在湖北中医学院附属医院（现湖北省中医院）内科、传染病隔离病房临床

1982.1 兼任中医基础理论党支部书记

1983.4 兼任基础部党总支委员

1984 兼任武汉市中医学会理事

1984.11 任湖北中医学院教务处处长

1985 兼任湖北中医学院教务处党支部书记、湖北中医学院学术委员会委员、湖北中医学院院务委员会委员、湖北中医学院第二届学位评定委员会委员兼秘书长、湖北中医学院体育委员会副主任

1985.2 被聘为张仲景国医大学名誉教授

1986 兼任湖北省中医药学会理事，被评为湖北省高教战线优秀思想政治工作者

1987.3.21 任湖北中医学院院长（省第 870030 号）、湖北中医学院党委常委

1987.10.6　晋升教授

1989.3　被聘为全国中医药高等教育国际交流与合作学会顾问、指导委员会委员

1989.4　被聘为湖北省卫生厅专家咨询委员会委员

1989　被聘为湖北省自然科学基金项目评审委员会委员、卫生专业组评审员，武汉市卫生技术高级职务评审委员会委员

1989　兼任全国内经专业委员会委员，湖北省中医药高等教育奖励基金会理事长，《湖北中医杂志》主编

1989—1998　当选全国中医药高等教育学会第一届、第二届、第三届理事

1989.11　外访澳大利亚（参加湖北教育代表团）。访布里斯班、图文巴、墨尔本、悉尼、堪培拉，参观大、中、小学

1990、1995　兼任湖北中医学院第三届、第四届学位评定委员会主席

1990.10　到中共中央党校进修班学习半年

1990.10　被聘为国际东方医药基金会（纽约）顾问

1990.11　被国务院学位委员会批准为第四批内经博士研究生导师

1991.1　被指定为省级重点学科内经学科学术带头人，被聘为北京中医学院（现北京中医药大学）内经专业兼职博士生指导教师（培养了2名博士研究生——黄志红、瞿延晖）

1991、1996　被聘为湖北省第三届、第四届科学技术进步奖评审委员会委员，湖北省卫生技术高级职务评审委员会副主任委员，国家中医药管理局中医药科技进步奖评审委员会委员

1992、1997　被聘为国务院学位委员会第三届、第四届学科评议组成员

1992—1999　被聘为湖北省高等学校教师职务评审委员会委员、医学学科评议组组长

1992.8.22　任"富山1992年国际传统医药研讨会"执行主席之一。顺访东京

1992.10.1　享受国务院政府特殊津贴（鄂人专〔1992〕30号）

1992.11　被聘为全国普通高等教育中医药类规划教材编审委员会委员

1993.1　被聘为中国医学院名誉院长

1993.2　兼任湖北省第一届学位委员会委员

1993.4、1998.1　先后兼任湖北省第八届、第九届人大代表

1993.7.1　外访美国，任美国纽约"第一届国际东方医学学术研讨会"主席团成员。顺访巴尔的摩、费城、华盛顿、休斯敦和明尼苏达州立大学

1993.10　被聘为"纪念李时珍逝世400周年暨国际传统医药学术研讨会"学术委员会主任委员

1993.11　被聘为国务院学位委员会学位办中医药研究生教育与学位质量评估专家考察组副组长

1993.12.11　湖北中医学院内经学科被国务院学位委员会批准为第五批博士点

1994.9　被聘为湖北省中医院分级管理评审委员会主任委员

1994.11　被聘为中国中医药学会内科延缓衰老专业委员会顾问

1994.11.12　外访韩国经络脉诊研究所。顺访首尔、大田、大丘、庆州、蔚山

1994　"益肝气功治疗乙肝的临床研究"获湖北省卫生厅科学技术进步奖三等奖

1995.2　被聘为澳洲传统中医学院名誉教授、名誉院长

1995.5　被聘为《武汉卫生年鉴》编纂委员会副主任委员

1995.5　被聘为"第二届国际传统医学与按导医学研讨会"名誉主席

1995.11、2001.9　先后被聘为湖北省学位委员会第一届、第二届学科评议组成员

1996.2　被聘为武汉市科技智囊团成员

1996.2　被聘为湖北省中医药学会疑难病专业委员会顾问

1996.4　传记被收入英国剑桥《世界名人传记辞典》（第24版）

1996.10　被聘为美国传记研究学会理事会副理事长

1997　"中医外湿致病机理的研究"获国家中医药管理局中医药基础研究奖三等奖

1997.1　兼任湖北中医学院科学技术协会副主席

1997.4　被聘为湖北省中医医疗机构评审委员会副主任委员

1997.5　当选中国中医药学会武汉分会第十二届理事会副理事长

1997.5　任中国中医药学会内经专业委员会副主任委员

1997.6　被聘为中国中医药学会养生保健专业委员会第一届常务理事

1997.8　当选中国中医药学会第三届理事会理事

1997.10　被聘为湖北省卫生厅中医药专家咨询委员会委员,湖北省中医药防治艾滋病专家组组长

1997.11　被聘为"'97 鄂·港·澳·台中医药学术研讨会"主席(武汉)

1998.2　"外湿致病机理的实验研究"获湖北省科学技术进步奖二等奖

1998.2　被聘为湖北省第二届硕士学位授予点审核会学科评议组成员

1998.9　兼任《湖北中医学院学报》主编

1998.9　被聘为湖北省高等学校中青年学科带头人评议组成员

1998.12　主持"892 号药液治疗支气管肺癌的临床和实验研究"项目,获湖北省科学技术进步奖三等奖

1999.4　当选湖北省中医药学会第三届理事会副理事长

1999.5　被聘为美国中医世界基金顾问委员会顾问、《中医世界报》顾问

1999.6　任湖北省老年学学会常务理事

1999.6　被聘为"第三届国际传统医学学术研讨会"主席(武当山)

1999.7.12　外访美国密歇根大学、底特律、尼亚加拉大瀑布、纽约、华盛顿、威斯康星州花旗参基地

2000.1.13　卸任湖北中医学院院长职务

2000.4　兼任湖北中医学院老年医学研究所名誉所长

2000.5.12　外访德国,参加 2000 年"国际老年医学研讨会"基调发言(杜塞尔多夫)。顺访德国法兰克福、海德堡、特里尔、科隆,卢森堡,荷兰阿姆斯特

丹，比利时布鲁塞尔，法国巴黎

2000.6　改任湖北中医学院第五届学位评定委员会副主席

2000.9.13　外访韩国药学会

2000.10　被聘为湖北省科学技术进步奖评审委员会委员、学科评审员

2000.11　被聘为中国武汉国际中医中药技术与产业发展研讨会主席

2001.1　获湖北省优秀博士学位论文（导师）荣誉证书

2001.6　被聘为第三届中国广州仲景中医药奖励基金会专家评审委员

2001.7　被聘为中华中医药学会内科脑病专业委员会学术顾问

2001.9　被聘为中国西部地区教育顾问

2001.12　"复方富硒魔芋精粉对过食肥甘厚味大鼠衰老模型作用的研究"获湖北省科学技术进步奖三等奖

2001.12　改任湖北中医学院学术委员会副主任委员

2002.4.26　被评为湖北中医学院优秀研究生指导教师

2002.7　被聘为《中华医学实践杂志》编委

2002.12　"醒脑益智方对 SAM-P 10 老化痴呆鼠作用的研究"获湖北省科学技术进步奖二等奖

2003.1　被聘为《中医药信息》《中医药学报》特邀专家

2003.7　被聘为《中华医学研究杂志》常务编委

2003.9　被聘为《中华现代中西医杂志》常务编委

2003.9　被聘为《中华实用医药杂志》常务编委

2004.1　被聘为武汉市中医医院特聘导师

2004.3　被聘为《中国老年学杂志》编委

2004.4　被聘为中国老年学学会衰老与抗衰老科学委员会常务委员

2004.7.15　外访美国芝加哥、拉斯维加斯、大峡谷、国家公园，参加佛罗里达州中国论坛会议并发言

2004.9.16　外访俄罗斯符拉迪沃斯托克

2005.5　被聘为湖北省新增硕士学位授予单位立项评估专家小组组长

2005.5 被聘为国家中医药管理局中南六省师承教育中期检查专家组副组长

2005.8 被聘为武汉市2005年科学技术进步奖评审专家

2005.11 被聘为中国药文化研究会老年医药委员会常务委员

2007.11 兼任湖北中医学院学术委员会副主任委员,湖北中医学院教务委员会委员

2007 获湖北省优秀博士学位论文(导师)荣誉证书

2008.5 被聘为国家中医药管理局重点研究室——武汉市第一医院中西医临床运用方法研究室学术委员会主任委员

2008.5.9 外访卡塔尔(多哈)、塞舌尔(总统接见、总理宴请)

2008.6 被聘为《中华中西医杂志》常务编委

2008.7 参与主持全国第九届内经学术研讨会

2008.12 "左归丸对MSG-肝再生-大鼠肝再生影响的基因表达谱分析"研究获湖北省科学技术进步奖三等奖

2010.5 被聘为湖北省第四批师承教育中期验收组组长

2010.2 外访美国伊利诺伊州、康涅狄格州,加拿大温哥华、落基山脉

2010.7.26 访台湾,参加中医药学术交流大会

2010.8 被聘为中南六省第四批师承教育中期督导检查组副组长

2010.9 被聘为世界中医药学会联合会自然疗法研究专业委员会筹备委员会副主任委员

2011.1 被湖北省人力资源和社会保障厅、湖北省卫生厅授予"湖北中医名师"荣誉称号

2011.1 "左归丸对MSG-肝再生-大鼠肝再生影响的基因表达谱分析"研究获2011年中华中医药学会科学技术奖三等奖

2011.5.21 被聘为世界中医药学会联合会自然疗法研究专业委员会顾问

2011.10 湖北中医学院通知正式退休。返聘至2014年底(2014届博士研究生毕业)

2011.12　被聘为湖北省第四批全国老中医药专家学术经验继承工作结业考核组组长

2012.2　被聘为湖北省第二批全国中医优秀临床人才研修项目结业考核组组长

2012.3　外访南非，参加世界中医药学会联合会首届中医药发展非洲论坛，访约翰内斯堡、开普敦和阿联酋迪拜

2012.4　湖北省下文通知晋升二级教授

2012.12　被聘为湖北省中医药科学技术奖评审委员会主任委员

2012.12　获湖北中医药大学"十一五"先进科技工作者称号

2013.7　参加英国伦敦中欧中医药论坛，参观牛津、剑桥；访芬兰赫尔辛基，瑞典斯德哥尔摩、卡尔斯库加，挪威奥斯陆、盖卢，丹麦哥本哈根、赫尔辛格

2013.12　被武汉市卫生和计划生育委员会授予"武汉中医大师"荣誉称号

2014.11　被湖北省人力资源和社会保障厅、湖北省卫生和计划生育委员会授予"湖北中医大师"荣誉称号

2015.5　"外燥伤肺及其机制的实验研究"获湖北省中医药科学技术奖二等奖

2015.12　"补肾生髓成肝治疗肝脏病的基础与临床应用研究"获湖北省科学技术进步奖二等奖

2016.3.4　当选湖北省中医师协会名誉会长

2016.6　外访日本东京、富士山、名古屋、京都、大阪

2016.11　外访新西兰，参加世界中医药学会联合会第十三届世界中医药大会，访奥克兰、哈密尔顿

2017.11　"补肾生髓成肝治疗肝脏病的基础与临床应用研究"获中华中医药学会科学技术奖三等奖

2018.2.24　被聘为健民叶开泰中医发展研究院特聘顾问

2019.3　被授予"湖北国医楷模"荣誉称号

参考文献

［1］ 张六通.试论《内经》与方药学[J].湖北中医杂志,1980(3):3-6.

［2］ 张六通.略论《内经》中的汗[J].湖北中医杂志,1981(6):1-4.

［3］ 张六通,邱幸凡.《内经》脏象学说的特点[J].湖北中医杂志,1981(3):7-10.

［4］ 张六通.谈谈学习脏腑辨证[J].山东中医学院学报,1981(4):28-30.

［5］ 张六通.《内经》脏腑"藏""泻"辨[J].河南中医,1981(3):32-33.

［6］ 张六通.漫谈《内经》中的"府"[J].河南中医,1982(2):41-43.

［7］ 张六通.谈脏腑不"相"表里[J].湖北中医杂志,1982(4):48.

［8］ 张六通.补中益气汤的临床运用[J].恩施医专学报,1985(1):64-65,63.

［9］ 张六通.非温无以化气[J].福建中医药,1986(2):56.

［10］ 祝跃平,李今庸,张六通.试论杨上善著《太素》的学术成就[J].浙江中医学院学报,1989(2):34-36.

［11］ 袁德培,张六通,邱幸丸.辨证与辨病的常见思维偏向[J].恩施医专学报,1992(1):29-30.

［12］ 张六通,沈福道.益肝气功治疗慢性乙型肝炎的临床研究[J].气功与科学,1992(11):18-20.

［13］ 袁德培,张六通,邱幸凡.老年性便秘病机与防治浅谈[J].陕西中医,1993(10):26-27.

［14］ 张六通,沈福道,冀振华,等.益肝气功治疗慢性乙型肝炎临床研究[J].中西医结合肝病杂志,1993(1):7-9.

[15] 张六通,梅家俊,黄志红.潮湿环境对大鼠骨骼肌线粒体呼吸控制率和氧化磷酸化效率的变化[J].中医研究,1994,7(2):22-24.

[16] 张六通,杨勤建,雷良蔚,等.892 号药液对诱发性昆明小鼠肺腺瘤作用的实验研究[J].中国中医药科技,1994,1(5):25-27.

[17] 瞿延飞,张六通,梅家俊.补脾抗衰老理论的形成与发展[J].江苏中医,1994,15(10):38-39.

[18] 黄志红,张六通.模拟湿邪对大鼠肠道双歧杆菌的影响[J].中国中西医结合杂志,1995(S1):135-137,381.

[19] Zhang L T,Huang Z H.Effect of dampness on the enteric bacilli,SlgA and pathological studies in rate[J].Chinese Journal of Integrated Traditional and Western Medicine,1995(4):294-296.

[20] 黄志红,张六通,梅家俊,等.外湿对大鼠 T 淋巴细胞亚群及白细胞介素-2 活性的影响[J].中国中西医结合杂志,1996(S1):253-254,308.

[21] 黄志红,张六通,邱幸凡,等.外湿浅析[J].湖北中医杂志,1996,18(1):28-30.

[22] 杨勤建,雷良蔚,潘希雄,等.自制 892 号药液对荷癌(LA—795)小鼠免疫功能影响的研究[J].中医研究,1996,9(1):15-18.

[23] 张六通,梅家俊,黄志红,等.外湿大鼠关节、肺、大小肠和肝病理学研究[J].中国中医基础医学杂志,1996,2(3):35-37.

[24] 瞿延晖,张六通,梅家俊.析中医学衰老机理——兼论多虚实因素综合致衰老[J].中国中医基础医学杂志,1996,2(1):28,62.

[25] 黄志红,梅家俊,张六通,等.潮湿环境大鼠关节、肺、肠、肾、肝的病理学研究[J].中国病理生理杂志,1996,12(6):611.

[26] 瞿延晖,张六通,梅家俊.益寿康对大脑神经元超微结构影响的研究[J].中国中医药科技,1996,3(4):31-32.

[27] 瞿延晖,张六通,梅家俊,等.抗衰老中药对人胚肺二倍体细胞传代次数影响的研究[J].中药药理与临床,1997,13(4):39-41.

[28] 瞿延晖,张六通,梅家俊,等.益寿康等抗衰老中西药对 MRC-5 人胚肺二倍体细胞传代次数的影响[J].中国中医药科技,1998,5(2):97-98.

[29] 张六通.中医药防治老年痴呆的研究现状与思路[J].湖北中医杂志,1999,21(1):3-5.

[30] 杨勤建,雷良蔚,潘希雄,等.892 药液治疗支气管肺癌的临床和实验研究[J].中国中西医结合外科杂志,1998,4(2):7-9.

[31] 张六通.关于外感湿邪致病机理的研究[J].湖北中医学院学报,1999,1(1):5-6.

[32] 张六通,梅家俊,黄志红,等.外湿致病机理的实验研究[J].中医杂志,1999,40(8):496-498.

[33] 王平,张六通,邱幸凡,等.醒脑益智方对 SAM-P/10 老化痴呆鼠行为学的影响[J].中国行为医学科学,1999,8(2):15-16.

[34] 李瀚旻,张六通,邱幸凡."疏肝达脾"对糖尿病治疗的指导意义[J].中国中医药信息杂志,1999,6(12):13.

[35] 王平,张六通.中医五神脏理论与老年痴呆发病机制探讨[J].中国中医基础医学杂志,1999,5(10):10-12.

[36] 张六通,梅家俊,黄志红,等.中医外湿致病机理的研究[J].医学研究通讯,2000,29(2):32-33.

[37] 张茂林,张六通,邱幸凡,等.补肾抗衰方防护肝损伤的实验研究[J].现代中西医结合杂志,2000,9(23):2340-2341.

[38] 李瀚旻,张六通,梅家俊,等.左旋谷氨酸单钠-肝再生-大鼠模型的建立[J].世界华人消化杂志,2000,8(7):824-826.

[39] 张六通.醒脑益智方对 SAM-P/10 老化痴呆鼠脑皮层、海马、纹状体、ACh、AChE 活性的影响[J].中国老年学杂志,2000,20(2):102-103.

[40] 李瀚旻,张六通,邱幸凡,等.左归丸改善 MSG-肝再生-大鼠肝肾精血亏虚证的作用机制研究[J].湖北中医学院学报,2001,3(4):30-33,3.

[41] 黄立武,张六通,邱幸凡.养肝活血开窍法对血管性痴呆大鼠海马 CA_1 区

LTP 的影响[J].中医药研究,2001,17(1):44-45.

[42] 王平,张六通,邱幸凡.老年痴呆发病机制探讨[J].陕西中医,2001,22
(8):479-481.

[43] 王平,张六通,邱幸凡,等.复方富硒魔芋对大鼠衰老模型血脂的影响
[J].现代中西医结合杂志,2001,10(16):1524-1525.

[44] 王平,张六通,邱幸凡.富硒魔芋精粉对过食肥甘厚味大鼠衰老模型血清
谷胱甘肽过氧化物酶活力的影响[J].中国中医药科技,2001,8(5):289.

[45] 陈刚,郭茂川,张六通,等.肾虚、血瘀、痰浊阻络为衰老的基本病机[J].
中国中医基础医学杂志,2001,7(7):9-12.

[46] 张茂林,张六通,邱幸凡,等.论线粒体与中医"气"的关系[J].中国中医
基础医学杂志,2001,7(4):60-61.

[47] 李瀚旻,张六通,梅家俊,等."肝肾精血亏虚"大鼠动物模型的建立[J].
中国中医基础医学杂志,2001,7(4):51-54.

[48] 王平,刘玲,张六通,等.加味温胆汤对 SAM-P/10 老化痴呆鼠三个脑区
递质氨基酸的影响[J].中国实验方剂学杂志,2001,7(4):24-27.

[49] 向楠,张六通,邱幸凡.血管性痴呆中医药研究现状[J].中国中医药信息
杂志,2001,8(3):9-11.

[50] 王平,周安方,张六通,等.醒脑益智方对 SAM-P/10 老化痴呆鼠脾细胞
IL-6 水平的影响[J].中国中医药科技,2001,8(2):103-104.

[51] 王平,梅家俊,张六通,等.醒脑益智方对 SAM-P/10 老化痴呆鼠海马超
微结构的影响[J].湖北中医学院学报,2001,3(2):18-19.

[52] 张茂林,张六通,邱幸凡,等.补肾防衰方对老年大鼠肾、肝、心肌、骨骼肌
线粒体超微结构的影响[J].中国中医药科技,2002,9(2):98-99.

[53] 瞿延晖,张六通,梅家俊,等.七宝美髯丹对衰老生物学影响的综合实验
研究[J].中国实验方剂学杂志,2002,8(3):20-23.

[54] 瞿延晖,文昌湖,张六通,等.七宝美髯丹对老龄鼠神经元超微结构和突
触界面结构影响的研究[J].中国实验方剂学杂志,2002,8(4):24-27.

[55] 胡冰,傅炳国,邱幸凡,等.补肾健脾活血方对去卵巢大鼠骨密度与骨强度的影响[J].湖北中医学院学报,2002,4(3):20-22.

[56] 王平,刘玲,张六通,等.加味温胆汤对 SAM-P/10 老化痴呆鼠三个脑区抑制性氨基酸的影响[J].华中医学杂志,2002,26(3):125-127.

[57] 胡冰,张胜,邱幸凡,等.骨质疏松症中医病因病机探讨[J].湖北中医杂志,2002,24(12):8-9.

[58] 杨木兰,李瀚旻,梅家俊,等.Dig 标记探针原位杂交检测 MSG-肝再生-大鼠下丘脑弓状核 TGF-β_1 mRNA[J].中国组织化学与细胞化学杂志,2002,11(2):202-204.

[59] 王平,刘玲,石学敏,等.加味温胆汤对 SAM-P/10 老化痴呆鼠 3 个脑区兴奋性氨基酸的影响[J].中国医院药学杂志,2002,22(11):645-648.

[60] 杨建新,陈志强,谭志健,等.手术后疲劳综合征证候聚类研究[J].湖北中医学院学报,2003,5(2):33-34.

[61] 张法涵,张六通,邱幸凡,等.补脾通络方对老年大鼠脑海马神经细胞线粒体超微结构的影响[J].湖北中医学院学报,2003,5(2):16-18.

[62] 王东生,胡冰,邱幸凡,等.补肾通络防衰方对大鼠脑线粒体自由基水平的影响[J].湖北中医学院学报,2003,5(2):14-16.

[63] 陈刚,张六通,邱幸凡.补肾活血开窍法对血管性痴呆大鼠行为学的影响[J].中医药信息,2003,20(5):58-60.

[64] 张茂林,邱幸凡,张法涵,等.补肾防衰方对老年大鼠肾肝心肌骨骼肌线粒体呼吸功能影响的研究[J].中医药学刊,2003,21(8):1260,1267.

[65] 李瀚旻,张茂林,张六通,等.补肾复方抗老年大鼠肝肾线粒体老化的实验研究[J].中国老年学杂志,2003,23(9):594-596.

[66] 张茂林,邱幸凡,张六通,等.脾虚络阻与衰老关系的理论探讨[J].中医药学报,2003,31(5):5-6.

[67] 胡冰,杨述华,邱幸凡,等.补肾健脾活血方对去卵巢大鼠骨转换主要生化指标的影响[J].湖北中医学院学报,2003,5(1):20-22.

[68] 李瀚旻,杨木兰,梅家俊,等.MSG-肝再生-大鼠下丘脑神经细胞凋亡及相关基因 TGF-β₁ 的表达[J].中国应用生理学杂志,2003,19(1):46-47.

[69] 杨建新,郑德全,邱幸凡,等.腹部手术后疲劳综合征证候聚类研究[J].中国中西医结合外科杂志,2004,10(2):74-76.

[70] 邱幸凡,张六通,王海燕.《内经》全息论思想及临床应用[J].湖北中医杂志,2004,26(5):3-6.

[71] 李瀚旻,杨木兰,梅家俊,等.左归丸对大鼠转化生长因子-α、β 及其受体表达的影响[J].中华肝脏病杂志,2004,12(5):307-308.

[72] 张胜,张六通.补阳还五汤治疗椎动脉型颈椎病 65 例[J].中华现代中西医杂志,2004,2(9):816-817.

[73] 丁建中,张六通.中医学的传统优势与现代发展的思考[J].医学与哲学,2004,25(8):71-72.

[74] 杨建新,邓时贵,杨明,等.大鼠手术后疲劳综合征模型的建立及其评价[J].中国普外基础与临床杂志,2004,11(5):424-427.

[75] 邱幸凡,张六通,张均克,等.祛瘀生新法对大鼠治疗性血管新生影响的实验研究[J].湖北中医杂志,2004,26(2):6-8.

[76] 陈刚,张六通,邱幸凡.血管性痴呆病机与治疗探讨[J].现代中西医结合杂志,2004,13(4):545-547.

[77] 丁建中,张六通,邱幸凡.诚纳学科互融渗,促进中医现代化[J].中华临床医学研究杂志,2005,11(7):968-969.

[78] 丁建中,张六通,邱幸凡.外燥与季节及地理之析议[J].长江大学学报(自然科学版),2005,2(9):325-326.

[79] 翟华强,张六通,邱幸凡.肺血病证的理论探讨[J].新中医,2005,37(11):6-8.

[80] 丁建中,龚权,朱慧玲,等.外燥对小鼠呼吸道分泌功能与抗体的影响[J].长江大学学报(自然科学版),2005,2(12):341-342,351.

[81] 邱幸凡,王平,胡永年,等.醒脑益智冲剂治疗老年性痴呆临床研究[J].

湖北中医杂志,2005,27(10):3-5.

［82］ 韩永明,张六通.《内经》病因学说浅析[J].光明中医,2005,20(4):3-6.

［83］ 翟华强,张六通,邱幸凡.络脉理论与特发性肺纤维化[J].中国中医药信息杂志,2005,12(10):91-92.

［84］ 丁建中,龚权,朱慧玲,等.外燥对小鼠血清与呼吸道液抗体的影响[J].湖北中医学院学报,2005,7(4):18-19.

［85］ 韩永明,张六通.中医体质学研究的特点[J].中国临床康复,2005,9(47):130-131.

［86］ 王海燕,邱幸凡,张六通,等.血管内皮生长因子与脑梗死的关系概述[J].湖北中医学院学报,2005,7(3):57-58.

［87］ 韩永明,段妍君,袁芳,等.翻白草对糖尿病大鼠胰岛形态结构的影响[J].湖北中医学院学报,2005,7(3):28-29.

［88］ 张均克,张六通,邱幸凡.祛瘀生新法的原始及其发展[J].中国中医基础医学杂志,2005,11(10):762-764.

［89］ 丁建中,张六通.外燥之理论研究探析[J].中国中医基础医学杂志,2005,11(10):724-725.

［90］ 韩永明,袁芳,段妍君,等.翻白草对糖尿病大鼠血管内皮细胞形态结构的影响[J].中医药学刊,2005,23(9):1614-1616.

［91］ 齐宝芳,黄竞菱,邱幸凡,等."脏虚络痹"防治慢性疲劳综合征的理论及临床研究[J].湖北中医学院学报,2005,7(3):43-45.

［92］ 杨建新,王华,钱聚标,等.抗术后疲劳方对手术后疲劳综合征大鼠模型的影响[J].中国中西医结合消化杂志,2005,13(4):229-232.

［93］ 王朝阳,邱幸凡,张六通.从"肾虚络痹"论治退行性骨关节病[J].河南中医,2005,25(9):5-6.

［94］ 杨建新,钱聚标,王华,等.重组生长激素对手术后疲劳综合征大鼠模型的影响[J].第三军医大学学报,2005,27(16):1694-1696.

［95］ 袁德培,张六通,王平.复方富硒魔芋精粉胶囊治疗高脂血症临床研究

［J］.中成药,2005,27(6):676-677.

［96］ 王如跃,邱幸凡,张六通.社会心理因素与妇科肿瘤关系的研究［J］.医学与哲学,2006,27(2):34-36.

［97］ 丁建中,张六通,邱幸凡.外燥与气象医学研究探析［J］.时珍国医国药,2006,17(2):284-285.

［98］ 丁建中,张六通,邱幸凡.外燥致病特点与辨证论治综议［J］.时珍国医国药,2006,17(3):442-443.

［99］ 邱幸凡,袁德培,王平,等.肾虚髓衰、脑络痹阻是老年性痴呆的基本病机［J］.河南中医学院学报,2006,21(2):11-13.

［100］ 邱幸凡,袁德培,王平,等.醒脑益智方对老年性痴呆模型大鼠大脑皮质及海马区 nNOS 表达的影响［J］.河南中医,2006,26(4):29-30.

［101］ 李晓萍,邱幸凡,张六通.化痰法与祛瘀法调脂作用的比较研究［J］.湖北中医杂志,2006,28(5):5-6.

［102］ 翟华强,叶先智,杨毅,等.从"络脉双向流动"辨治肺纤维化［J］.新中医,2006,38(5):73-74.

［103］ 金远林,王海燕,邱幸凡,等.祛瘀生新法对脑梗死大鼠治疗性血管新生作用及机制研究［J］.中国中医急症,2006,15(6):632-633,638.

［104］ 韩永明,袁芳,陈泽斌,等.翻白草对糖尿病大鼠血管内皮细胞一氧化氮合酶表达的影响［J］.中国中医药信息杂志,2006,13(6):41-42.

［105］ 丁建中,龚权,张六通,等.杏苏散对凉燥小鼠肺与肠道功能的影响［J］.中药药理与临床,2006,22(3):20-21.

［106］ 丁建中,龚权,张六通,等.桑杏汤对温燥小鼠血清与呼吸道抗体的影响［J］.时珍国医国药,2006,17(6):905-906.

［107］ 王海燕,邱幸凡,张六通,等."祛瘀生新"内涵及机理探讨［J］.中医药学刊,2006,24(8):1493-1495.

［108］ 丁建中,张六通,邱幸凡,等.外燥对小鼠气管上皮纤毛运动与呼吸道液分泌的影响［J］.中医杂志,2006,47(8):607-609.

[109] 丁建中,张六通,邱幸凡,等.外燥对小鼠红细胞流变学的影响[J].时珍国医国药,2006,17(8):1386-1387.

[110] 邱幸凡,王平,张六通,等.醒脑益智方对脑组织 NGF 表达的影响[J].中医药学刊,2006,24(9):1596-1597.

[111] 冯新玲,张六通.肾脑相关理论初探[J].湖北中医学院学报,2006,8(3):36-37.

[112] 唐年亚,陈丽琛,邱幸凡,等.从六淫邪气论毒邪[J].湖北中医学院学报,2006,8(3):34-35.

[113] 马作峰,王平,姜瑞雪,等.固本健脑方对记忆障碍模型小鼠脑组织中神经递质的影响[J].辽宁中医杂志,2006,33(9):1200-1201.

[114] 丁建中,张六通,龚权,等.桑杏汤对温燥小鼠气管纤毛运动与呼吸道液及免疫功能的影响[J].中药药理与临床,2006,22(5):4-5.

[115] 李乐军,张六通,李玉梅,等.通脉益智丸治疗血管性痴呆的临床研究[J].湖北中医学院学报,2006,8(4):48-49.

[116] 王如跃,邱幸凡,张六通.社会心理因素与妇科肿瘤关系的研究[J].医学与哲学,2006,27(2):34-36.

[117] 陈丽琛,唐年亚,邱幸凡,等.骨质疏松症的病因病机及其防治探讨[J].山西中医,2007,23(1):4-6.

[118] 陈刚,丁建中,张六通,等.细菌攻击对外燥小鼠气道与肠道分泌及免疫功能的影响[J].湖北中医杂志,2007,29(2):3-5.

[119] 王朝阳,张六通,邱幸凡.络脉理论与老年冠心病[J].河南中医,2007,27(4):13-14.

[120] 李克建,王平,张六通,等.固本化痰通脉方对痰阻血脉大鼠血脂代谢及核转录因子-κB 活性的影响[J].辽宁中医杂志,2007,34(4):517-519.

[121] 翟华强,张六通,邱幸凡.从"肺络"探讨肺纤维化的防治[J].中医杂志,2007,48(5):457-458.

[122] 张群湘,邱幸凡,张六通."久病多风"理论探讨[J].湖北中医杂志,

2007,29(6):25-26.

[123] 丁建中,张六通,陈刚,等.外燥对小鼠气管、肺与皮肤影响的病理学研究[J].时珍国医国药,2007,18(3):527-528.

[124] 陈刚,张六通.外湿模型大鼠胃肠激素变化的研究[J].中国现代医生,2007,45(10):87-88.

[125] 陈刚,张六通,邱幸凡.自拟补肾活血汤对血管性痴呆大鼠的疗效研究[J].中国医药导报,2007,4(22):125-126.

[126] 翟华强,张六通,邱幸凡.从"肺络"探讨肺纤维化的防治[J].疑难病杂志,2007,6(9):544-545.

[127] 陈娟,韩永明,张六通,等.从"毒"论消渴的病因病机[J].山西中医学院学报,2007,8(4):61-62.

[128] 章敏,陈刚,张六通,等.六淫湿邪动物模型研究[J].湖北中医杂志,2007,29(9):5-7.

[129] 章敏,陈刚,张六通,等.外湿模型大鼠肠道菌群及其黏附性研究[J].中医研究,2007,20(9):9-11.

[130] 李乐军,田金洲,尹军祥,等.三种脑缺血大鼠模型的血液流变学比较[J].中国微循环,2007,11(5):313-315.

[131] 李乐军,田金洲,尹军祥,等.脑梗死与血瘀证相关性研究进展[J].中国中医药信息杂志,2007,14(11):94-96.

[132] 丁建中,张六通,龚权,等.凉燥致病机制的实验研究[J].时珍国医国药,2007,18(11):2636-2638.

[133] 丁建中,龚权,张六通,等.温燥致病机制的实验研究[J].中医杂志,2007,48(11):1024-1026,1032.

[134] 马作峰,张六通,姜瑞雪,等.亚健康状态与中医学肝脏关系的分析[J].新中医,2008,40(2):4-5.

[135] 马作峰,张六通,姜瑞雪,等.论疲劳源于肝脏[J].广西中医药,2008,31(1):31-32.

[136] 马作峰,张六通,姜瑞雪,等.中老年记忆力减退与情志的关系探析[J].云南中医中药杂志,2008,29(2):4-5.

[137] 马作峰,姜瑞雪,张六通,等.记忆力减退与中医五脏病变的关系探析[J].中华中医药学刊,2008,26(2):395-397.

[138] 王朝阳,张六通,邱幸凡.急性心肌梗死病因病机的探讨[J].光明中医,2008,23(2):133-134.

[139] 章敏,陈刚,王勇,等.外湿致病动物模型研制探讨[J].中华中医药学刊,2008,26(4):748-750.

[140] 邹万成,胡波,张六通,等.细胞外基质与络脉相关性探讨[J].湖北中医学院学报,2008,10(1):23-25.

[141] 齐宝芳,邱幸凡,张六通.络病与血瘀证之辨析[J].湖北中医杂志,2008,30(5):16-17.

[142] 李乐军,张六通.舒郁胶囊治疗脑卒中后抑郁症的临床观察[J].湖北中医学院学报,2008,10(2):27-28.

[143] 齐宝芳,邱幸凡,张六通.化瘀通络法对脑梗死治疗性血管新生作用的理论研究[J].湖北中医学院学报,2008,10(2):22-23.

[144] 邹万成,张六通,邱幸凡.古籍中恶性肿瘤之各种称谓文义考析[J].湖北中医学院学报,2008,10(2):16.

[145] 王朝阳,张六通,邱幸凡.从"气虚血瘀络痹"论治急性心肌梗死[J].湖北中医杂志,2008,30(8):24-25.

[146] 马作峰,张六通,黄圣光,等.亚健康状态大鼠模型的研制[J].湖北中医杂志,2008,30(6):7-9.

[147] 邹万成,张六通,邱幸凡.从特发性肺纤维化探讨细胞外基质沉积与络病的相关性[J].湖北中医杂志,2008,30(6):24-26.

[148] 丁建中,胡利群,杜亚明,等.温燥对"肺主皮毛"功能影响的实验研究[J].长江大学学报(自然版)医学卷,2008,5(3):1-2,8.

[149] 胡波,邹万成,张六通,等.补气通络方及其拆方对CFS大鼠神经内分泌

免疫网络的影响[J].湖北中医杂志,2009,31(3):8-10.

[150] 齐宝芳,邱幸凡,张六通.辛味化瘀通络之机理研究[J].光明中医,2009,24(11):2087-2088.

[151] 齐宝芳,邱幸凡,张六通.中医基础理论教学语言刍议[J].光明中医,2009,24(12):2382-2383.

[152] Li L J,Tian J Z,Yin J X,et al. Comparison of hemorheology and plasma contents of TXB2,6-Keto-PGF1 alpha in model rats with three kinds of cerebral ischemia[J]. Revista Ecuatoriana de Neurologia,2009,18(1-2):32-36.

[153] 马作峰,张六通,姜瑞雪,等.固本健脑法对老年健忘模型动物海马脑区c-fos基因表达的影响[J].中医药学报,2009,37(6):18-20.

[154] 胡波,周贞迪,邱幸凡,等.补气通络解毒方配合GEMOX方案治疗中晚期胰腺癌临床观察[J].北京中医药,2010,29(10):770-772.

[155] 胡波,万细丛,邱幸凡,等.补气通络解毒方对胰腺癌模型小鼠Shh信号通路调节机制的研究[J].实用中西医结合临床,2010,10(5):88-89.

[156] 丁建中,张六通,李军川,等.外燥对小鼠肺组织水通道蛋白1表达的影响[J].时珍国医国药,2010,21(10):2669-2670.

[157] 张均克,邱幸凡,张六通.论祛瘀生新促血管新生的理论基础[J].湖北中医学院学报,2010,12(5):47-48.

[158] 王勇,章敏,张六通.高湿度环境影响人体健康理论探析[J].医学信息(上旬刊),2010,23(10):3709-3710.

[159] 胡波,周贞迪,张六通,等.补气通络方治疗慢性疲劳综合征的临床观察[J].湖北中医杂志,2010,32(8):45-46.

[160] 胡利群,丁建中,张六通,等.外燥对小鼠气道与大肠功能影响的实验研究[J].时珍国医国药,2010,21(5):1233-1234.

[161] 齐宝芳,邱幸凡,张六通.辛味化瘀通络对脑梗死大鼠脑组织微血管密度的影响[J].光明中医,2010,25(4):606-608.

[162] 韩永明,张六通,邱幸凡.从"热毒"论糖尿病的病因病机初探[J].光明中医,2010,25(4):553-556.

[163] 张六通,丁建中,李军川,等.外燥对小鼠肺组织水通道蛋白5表达的影响及意义[J].湖北中医学院学报,2010,12(1):3-5.

[164] 丁建中,胡利群,张六通,等.外燥对小鼠气道"纤毛-黏液毯"御邪屏障影响的实验研究[J].北京中医药大学学报,2010,33(1):20-22,40.

[165] 王明明,张六通,丁建中,等.中医证候动物模型研究方法探讨[J].湖北中医杂志,2010,32(2):27-28.

[166] 马作峰,姜瑞雪,王平,等.论《内经》中影响情志的十种因素[J].中国中医基础医学杂志,2011,17(11):1194-1195.

[167] 马作峰,姜瑞雪,张六通,等.固本健脑法对老年健忘模型大鼠海马脑区HSP70、NGF 和 NT-3 表达的影响[J].中医药学报,2011,39(6):27-29.

[168] 马作峰,姜瑞雪,张六通,等.固本健脑法对老年健忘模型动物大脑皮层Na^+-K^+-ATP 酶、血清 SOD 活性和 MDA 含量的影响[J].中华中医药学刊,2011,29(12):2702-2704.

[169] 马作峰,姜瑞雪,王平,等.《黄帝内经》养生方法的层次观[J].中国中医基础医学杂志,2011,17(6):599-600.

[170] 马作峰,姜瑞雪,张六通,等.补肝方对亚健康大鼠模型下丘脑单胺类神经递质含量及海马脑区谷氨酸受体基因表达的影响[J].中国实验方剂学杂志,2011,17(15):221-224.

[171] 马作峰,姜瑞雪,张六通,等.复合刺激对亚健康大鼠模型耐疲劳能力及血清 SOD、MDA 的影响[J].云南中医中药杂志,2011,32(8):54-55.

[172] 王明明,张六通,丁建中,等.中医证候动物模型研究方法探讨[J].湖北中医杂志,2011,32(2):27-28.

[173] 马作峰,姜瑞雪,张六通,等.固本健脑法对老年健忘模型动物海马脑区NR2A基因表达的影响[J].光明中医,2011,26(3):482-484.

[174] 王明明,张六通,丁建中,等.气道"燥胜则干"的机理探讨[J].湖北中医药大学学报,2011,13(1):40-42.

[175] 马作峰,姜瑞雪,王平,等.《内经》制怒方法初探[J].中国中医基础医学杂志,2011,17(2):149-150.

[176] 梁俊晖,张六通,邱幸凡,等.益气通络解毒汤治疗特发性肺纤维化的病理学观察[J].时珍国医国药,2011,22(4):930-931.

[177] 王明明,殷涛,张六通,等.外燥发生学探讨[J].中医杂志,2011,52(7):550-551.

[178] 张六通,丁建中,肖长义,等.外燥伤肺的生物学指标研究[J].中医杂志,2011,52(18):1584-1586.

[179] 殷涛,张六通,丁建中,等.外燥对小鼠肺组织 NF-κB 活性的影响[J].河南中医,2011,31(4):351-352.

[180] 张六通,丁建中,王明明,等.外燥对小鼠气道免疫分子影响的实验研究[J].中国中医药现代远程教育,2011,9(11):159-160.

[181] 张六通,丁建中,肖长义,等.外燥对小鼠肺泡 II 型细胞结构与分泌功能的影响[J].中华中医药杂志,2011,26(10):2440-2441.

[182] 王明明,张六通,丁建中.外感温燥对 BABL/c 小鼠气道 Muc5ac 表达的影响[J].时珍国医国药,2011,22(7):1751-1753.

[183] 丁建中,张六通,向光盛,等.温燥伤肺的分子机制实验研究[J].中医杂志,2012,53(11):952-955.

[184] 陈会敏,张六通,李蓉.外寒对小鼠血清与呼吸道抗体的影响[J].辽宁中医学学报,2012,14(8):147-148.

[185] 丁建中,张六通,李祥华,等.外燥对小鼠肺津 3 类组分影响的实验研究与意义[J].辽宁中医杂志,2012,39(7):1411-1413.

[186] 丁建中,张六通,黄江荣,等.外燥对两种品系小鼠血液流变学的影响与意义[J].辽宁中医杂志,2012,39(8):1645-1647.

[187] 丁建中,张六通,李侃,等.两种品系外燥小鼠对细菌攻击敏感性的评价研究[J].时珍国医国药,2012,23(6):1525-1526.

[188] 丁建中,张六通,黄江荣,等.外燥对两种品系小鼠气管纤毛运动影响的意义评价[J].时珍国医国药,2012,23(7):1758-1759.

[189] 张金玺,马作峰,张六通.《黄帝内经》中的二分思维和三分思维[J].中医药学报,2012,40(1):123-124.

[190] 张金玺,马作峰,张六通."脏气"分类中的"气分为三"假说[J].中华中医药学刊,2012,30(12):2618-2620.

[191] 陈会敏,张六通,李蓉.外寒对小鼠肺组织水通道蛋白-1 表达影响的实验研究[J].时珍国医国药,2012,23(4):1025-1026.

[192] 张金玺,马作峰,张六通."脏气"分类中的"气分阴阳"学说辨析[J].辽宁中医杂志,2012,39(8):1490-1491.

[193] 王明明,张六通,丁建中.温燥诱发咳嗽机理的实验研究[J].时珍国医国药,2012,23(8):2037-2039.

[194] 丁建中,张六通,向光盛,等.外感温燥咳喘病机的实验研究[J].辽宁中医杂志,2012,39(10):2069-2071.

[195] 丁建中,张六通,向光盛,等.温燥对小鼠气道生物屏障的影响[J].中华中医药杂志,2012,27(8):2067-2069.

[196] 丁建中,张六通,李军川,等.水通道蛋白 1、4、5 在外燥小鼠肺表达的意义[J].时珍国医国药,2012,23(3):764-765.

[197] 马作峰,姜瑞雪,王平,等.《内经》饮食养生的基本原则[J].中国中医基础医学杂志,2012,18(2):225-226.

[198] 陈会敏,马作峰,张六通.外寒对小鼠肺组织 BAFF 和 NF-κB 表达的影响[J].辽宁中医杂志,2013,40(2):345-348.

[199] 镇兰芳,宋玉,张六通.外感风寒湿热对胶原诱导关节炎大鼠白介素-17 表达的影响[J].湖北中医药大学学报,2013,15(3):15-17.

[200] 镇兰芳,张六通.外湿对胶原诱导关节炎大鼠血清和滑膜 Fas 系统表达的影响[J].长春中医药大学学报,2013,29(4):574-575,714.

[201] 陈会敏,张六通.浅议寒与寒邪[J].内蒙古中医药,2013,32(8):126.